나를 위한 약초 공부

우리나라 한방 산약초 백과

우리나라 한방 산약초 백과

목본 산약초 100가지

초판 1쇄 발행 2020년 6월 19일

편저 장기성

펴낸곳 도서출판 이비컴
펴낸이 강기원

디자인 이유진
편 집 윤다영
마케팅 박선왜
사 진 제갈영

주 소 서울 동대문구 천호대로81길 23, 201호
대표전화 (02)2254-0658 팩스 (02)2254-0634
전자우편 bookbee@naver.com

등록번호 제6-0596호(2002. 4. 9)
ISBN 978-89-6245-179-5 (14510)
978-89-6245-177-1 (세트)

· 이 도서의 국립중앙도서관 출판예정도서목록(CIP)은 서지정보유통지원시스템 홈페이지(http://seoji.nl.go.kr)와 국가자료종합목록 구축시스템(http://kolis-net.nl.go.kr)에서 이용하실 수 있습니다. (CIP제어번호 : CIP2020022576)

손바닥 약용식물 도감 2

나를 위한 약초 공부

우리나라 한방 산약초 백과

장기성 편저

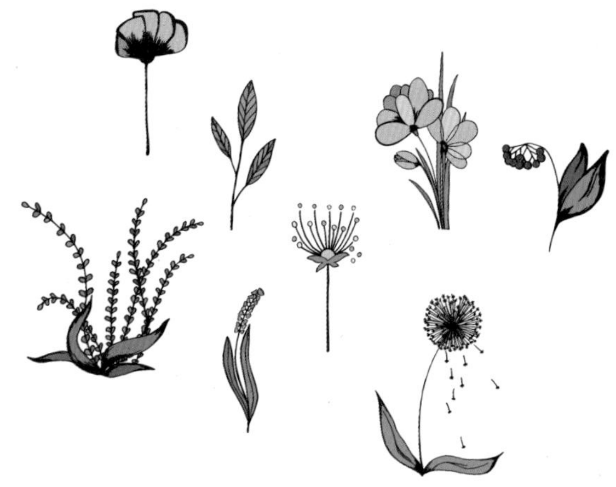

이비락

일러두기

- 이 책에는 우리나라 산과 들, 그리고 농가에서 재배하는 대표적인 약용 목본식물 기본 100종과 동종의 약성을 갖는 유사종 50여 종을 소개하고 있다.
- 식물의 분류는 기본적으로 식물의 과(科)별로 분류하여 수록하였다.
- 약용식물에 대한 사진 배치는 전초, 꽃, 잎, 열매, 뿌리 등과 약재 순으로 배치하였으며, 지면 또는 사정상 제외된 사진도 있다. 아울러 이해를 돕기 위해 약성이 비슷한 유사종을 추가한 종도 있음을 밝혀둔다.
- 식물에 대한 기본 정보는 식물명과 과명, 식물의 생육상 정보를 우선적으로 표시하였고, 해당 식물의 생약명, 이명, 효능, 이용 부위, 성미, 귀경, 용법용량, 이용법 등을 나누어 정리해두었다.
- 본문의 《TIP》 표시는 해당 식물의 다양한 이용법을 소개하되, 주 내용은 산나물, 약차, 약술, 효소 등 간단한 이용법을 소개하였다. 아울러 《민간요법》은 동의보감이나 옛 문헌을 통해 전해 내려오는 민간 처방을 참고로 소개한 것이다.
- 약용식물에 대한 초보자를 위해 이해하기 어려운 한자식 병명 등의 한방용어는 부록의 한방용어 해설을 참조하기 바란다.
- 본 도서는 산림청 국립수목원과 한국식물분류학회가 공동으로 운영하는 '국가표준식물목록'의 최근 자료에 의한 국명과 학명, 정명을 따르되, 필요에 의해 보편적으로 사용하는 견해를 반영한 것도 있음을 밝혀둔다.

머리말

인간은 자연의 섭리를 거역하여 살 수 없습니다. 인간의 면역체계를 위협하는 바이러스는 날로 변종되면서 우리에게 더욱 무섭게 다가옵니다. 최근 '코로나바이러스감염증-19'는 우리 삶의 패러다임을 상당 부분 바꾸어놓았습니다. 그러기에 우리는 자연의 위대함에 순응하며, 자연과 문명의 이기(利器)를 조화롭게 활용하며 살아가야 합니다.

병(病)이 있는 곳에 약(藥)이 있다고 했습니다. 자연에 흠뻑 빠져 틈나는 날이면 카메라 둘러매고 수목원이며 산과 들을 쏘다니길 수년. 오늘은 어떤 풀꽃나무를 만날까 하는 기대에 들떠있는 마음을 숨길 수 없었습니다. 자연에서 만난 풀꽃나무는 내 삶의 충만함은 물론, 평안함까지 가져다 주었습니다.

돌이켜, 자연과 땅이 주는 삶의 철학을 생각해보았습니다.

땅은 거짓 없이 뿌린 만큼 거둔다고 했던가요. 명약(名藥)은 멀리 있는 것이 아니라, 주변을 둘러보면 들이나 산에 핀 작은 한 송이의 풀마저 소중한 약이 되며, 일상생활의 식탁에서 소비하는 푸성귀 하나까지도 우리의 살이 되고 피가 되지 않는 것이 없습니다. 볼품 없는 작은 풀꽃이라도 다 쓰임이 있듯이 이 작은 책을 통하여 산과 들에 핀 풀 한 포기조차 가벼이 여기지 않는 마음을 갖는다면 더 좋겠습니다.

산약초의 세계는 여전히 현대 의학에서 빼놓을 수 없는 중요한 연구 대상입니다. 알면 알수록 그 신비함에 빠져드는 우리나라 산약초를 통해 유용한 삶의 질을 개선해 나가시길 바랄 뿐입니다. 배려와 도움을 주신 분들에게 감사의 말씀을 드리며 특히, 산야초 연구가이신 허백 최양수 선생님의 많은 지도와 편달에 감사의 마음을 전합니다.

2020. 4

남송 장기성

약초 사용시 주의해야 할 점

- 특정 산약초를 사용하기 전에 자신의 질병을 정확히 알아야 하며, 질병은 전문가를 통한 의료시설에서 소변검사, 혈액검사, 방사선 등 종합검진을 통해 파악할 수 있다.
- 약초는 독성(毒性) 여부를 포함해 여러 가지 성분을 함유하여 다양한 약리작용을 갖는다. 따라서 약초를 통해 필요한 처방을 받으려면 반드시 전문 한의사의 지시에 따라야 한다.
- 본 책의 분류는 해당 목본식물의 대표적인 약리작용을 기준으로 세분화하였다. 어디까지나 대체요법에 준하는 수준에서 참고하기 바라며 개인이 함부로 산약초를 남획·채취하여 오남용을 해서는 안 된다.
- 본 책에 수록한 '생약명'은 중국의 의학문헌이나 우리나라 옛 의학문헌에서 표기했던 것으로, 조금씩 견해가 다를 수 있음을 참고하기 바란다. 가급적 일반화 된 생약명이나 시중에서 부르는 생약명을 사용하였다.
- 용법용량에 표기된 용량은 1일 2~3회 복용량 기준이며, 기본요법의 약재 총 무게가 20g 이하이면 물 200ml에, 30g이면 물 300ml에 달여 복용한다. 약재의 성질에 따라 반드시 독성 여부를 파악해야 하고, 단기복용 또는 장기복용의 차이도 있으므로 이를 명확히 알고 복용해야 한다.
- 용법용량에 표기된 용량은 부작용이 발생하지 않는 한도로 표시하였으나 환자의 상태에 따라 다를 수 있음을 참고하자. 개인의 체질과 질병 상태, 약재의 성질에 따라 부작용 등이 나타날 수 있으므로 반드시 전문가의 처방을 받아 약재를 써야 한다.

이 책의 구성

이 책에는 우리나라 산과 들, 그리고 농가에서 재배하는 대표적인 약용 목본식물 100종과 동종의 약성을 갖는 유사종 50여 종을 과(科)별로 소개하였다. 기본적으로 식물명, 과명, 학명으로 구성되며, 식물의 세부 생육상 정보를 담고 있다. 그 외 약용식물 정보에 필요한 생약명, 이용부위, 효능, 성미, 사용법 등도 함께 소개하였다.

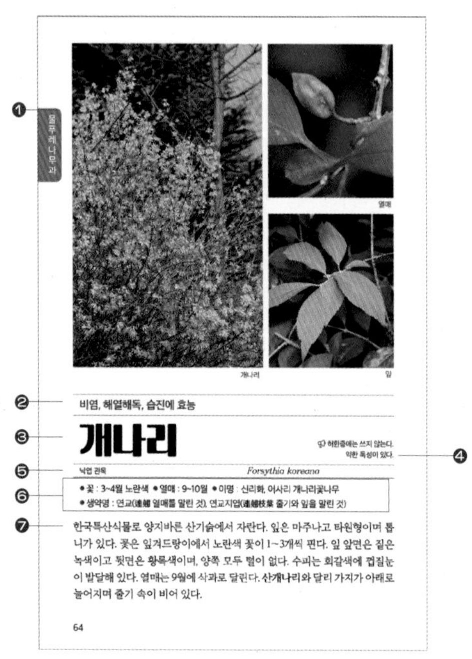

비염, 해열해독, 습진에 효능

개나리

☞ 허한증에는 쓰지 않는다. 약한 독성이 있다.

낙엽 관목 *Forsythia koreana*

- 꽃 : 3~4월 노란색 • 열매 : 9~10월 • 이명 : 신리화, 어사리 개나리꽃나무
- 생약명 : 연교(連翹 열매를 말린 것), 연교지엽(連翹枝葉 줄기와 잎을 말린 것)

한국특산식물로 양지바른 산기슭에서 자란다. 잎은 마주나고 타원형이며 톱니가 있다. 꽃은 잎겨드랑이에서 노란색 꽃이 1~3개씩 핀다. 잎 앞면은 짙은 녹색이고 뒷면은 황록색이며, 양쪽 모두 털이 없다. 수피는 회갈색에 껍질눈이 발달해 있다. 열매는 9월에 삭과로 달린다. 산개나리와 달리 가지가 아래로 늘어지며 줄기 속이 비어 있다.

64

❶ 산약초가 속한 과명을 색깔로 분류하여 표시
❷ 산약초의 대표적인 효능을 표시
❸ 산약초의 이름을 표시
❹ 식물의 부작용이나 주의할 점을 표시
❺ 식물의 수명과 학명을 표시
❻ 꽃피는 시기와 색깔, 열매 맺는 시기, 다른 이름, 생약명을 표시
❼ 해당 식물에 대한 기본적인 생육상 정보를 설명

❽ 산약초의 부위별 채취시기와 독성 여부를 표시
❾ 질병 및 증세에 대한 해당 식물의 주요 효능 범위

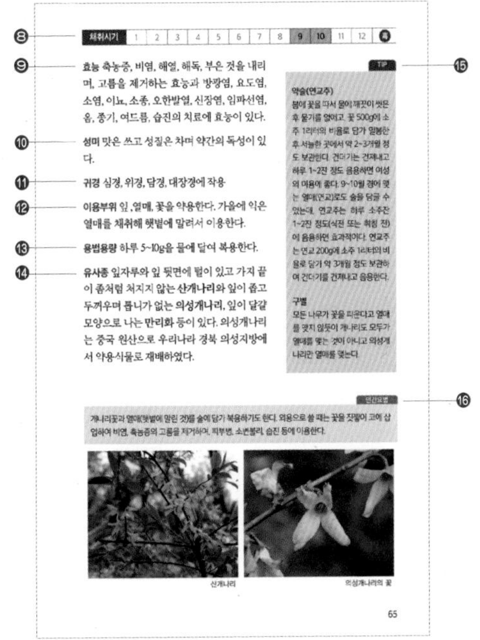

❽ 채취시기 | 1 | 2 | 3 | 4 | 5 | 6 | 7 | 8 | 9 | 10 | 11 | 12

❾ **효능** 축농증, 비염, 해열, 해독, 부은 것을 내리며, 고름을 제거하는 효능과 방광염, 요도염, 소염, 이뇨, 소종, 오한발열, 신장염, 임파선염, 옹, 종기, 여드름, 습진의 치료에 효능이 있다.

❿ **성미** 맛은 쓰고 성질은 차며 약간의 독성이 있다.

⓫ **귀경** 심경, 위경, 담경, 대장경에 작용

⓬ **이용부위** 잎, 열매, 꽃을 약용한다. 가을에 익은 열매를 채취해 햇볕에 말려서 이용한다.

⓭ **용법용량** 하루 5~10g을 물에 달여 복용한다.

⓮ **유사종** 잎자루와 잎 뒷면에 털이 있고 가지 끝이 좀처럼 처지지 않는 **산개나리**와 잎이 좁고 두꺼우며 톱니가 없는 **의성개나리**, 잎이 달걀 모양으로 나는 **만리화** 등이 있다. 의성개나리는 중국 원산으로 우리나라 경북 의성지방에서 약용식물로 재배하였다.

TIP ⓯

약술(연교주)
봄에 꽃을 따서 물이 깨끗이 씻은 후 물기를 없애고 꽃 500g에 소주 1리터의 비율로 담가 밀봉한 후 서늘한 곳에서 약 2~3개월 정도 보관한다. 건더기는 건져내고 하루 1~2잔 정도 음용하면 여성의 미용에 좋다. 9~10월 경에 맺는 열매(연교)로도 술을 담글 수 있는데, 연교주는 하루 소주잔 1~2잔 정도(식전 또는 취침 전)에 음용하면 효과적이다. 연교주는 연교 200g에 소주 1리터의 비율로 담가 약 3개월 정도 보관하여 건더기를 건져내고 음용한다.

구별
모든 나무가 꽃을 피운다고 열매를 맺지 않듯이 개나리도 모두가 열매를 맺는 것이 아니고 의성개나리만 열매를 맺는다.

민간요법 ⓰

개나리꽃과 열매(햇볕에 말린 것)를 술에 담가 복용하기도 한다. 외용으로 쓸 때는 꽃을 짓찧어 코에 삽입하여 비염, 축농증의 고름을 제거하며, 피부병, 소변불리, 습진 등에 이용한다.

산개나리

의성개나리의 꽃

65

❿ 산약초가 갖는 4기5미(四氣五味)를 표시
⓫ 해당 산약초가 인체에 미치는 주요 작용처를 표시
⓬ 해당 식물의 약리적 이용부위와 식용 여부, 이용방법 등을 표시
⓭ 보통 하루기준 또는 1회 기준의 약재 용량과 사용법을 표시
⓮ 비슷한 약성을 갖는 유사종과 구별 포인트를 소개
⓯ 산약초 활용 팁(산나물, 장아찌, 약차, 약술, 효소 등)을 소개
⓰ 민간에서 전해 내려오는 처방이나 활용 방법을 소개

차례

• 일러두기 6
• 약초 사용시 주의해야 할 점 7
• 이 책의 구성 8
• 초보자를 위한 한방 산약초의 이해와 원리 216
• 한 눈에 보는 목본 산약초 100가지 216
• 초보자를 위한 산약초의 채집 · 건조 · 저장 222
• 알기 쉬운 한방용어 227
• 주요 질환별 목본 산약초 목록 237
• 찾아보기 241

장미과

마가목 14
매실나무 16
산당화 18
모과나무 20
배나무 22
벚나무 24
복분자딸기 26
산사나무 28
살구나무 30
앵도나무 32
쉬땅나무 34
조팝나무 36
찔레꽃 38
팥배나무 40
해당화 42
황매화 44
산딸기 46

콩과

골담초 48
등 50
아까시나무 52
자귀나무 54
싸리 56
회화나무 58
박태기나무 60
칡 62

물푸레나무과

개나리 64
물푸레나무 66
수수꽃다리 68
쥐똥나무 70

층층나무과

산수유 72
산딸나무 74
층층나무 76
말채나무 78

두릅나무과

가시오갈피 70
음나무 72
두릅나무 74

운향과

산초나무 86
탱자나무 88
황벽나무 90

소나무과

소나무 92
잣나무 94

뽕나무과

무화과나무 96
뽕나무 98

갈매나무과

대추나무 100

감나무과

감나무 102
고욤나무 104

진달래과

만병초 106
산철쭉 108

노박덩굴과

사철나무 110
화살나무 112

녹나무과

생강나무 114

계수나무과

계수나무 116

마편초과

누리장나무 118
작살나무 120

버드나무과

수양버들 122
능수버들 124

범의귀과

고광나무 126
수국 128

옻나무과

옻나무 130
붉나무 132

작약과

모란 134

주목과

주목 136
비자나무 138

차나무과

동백나무 140
차나무 142

참나무과

신갈나무 144
밤나무 146

자작나무과

개암나무 148
자작나무 150

그밖의 나무

구기자나무 152
호랑가시나무 154
노린재나무 156
느릅나무 158
능소화 160
다래 162
신나무 164
두충 166
목련 168
모감주나무 170
박쥐나무 172
보리수나무 174
석류나무 176
은행나무 178
벽오동 180
측백나무 182
청미래덩굴 184
담쟁이덩굴 186
호두나무 188
가죽나무 190
으름덩굴 192
배롱나무 194
무궁화 196
딱총나무 198
오동나무 200
남천 202
오미자 204
때죽나무 206
마삭줄 208
칠엽수 210
회양목 212

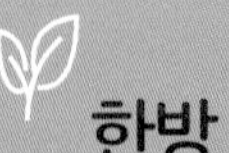

한방 산약초 백과

우리나라 목본 산약초 100가지

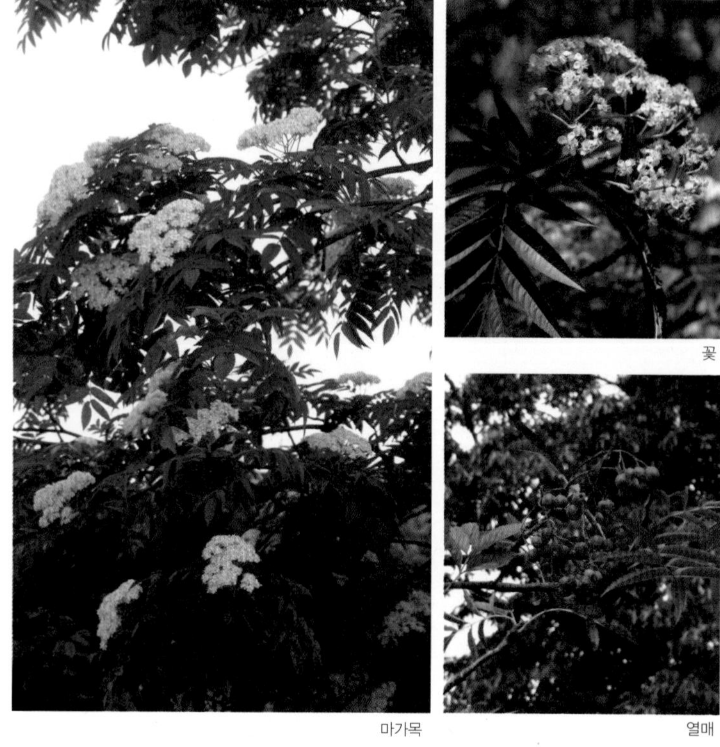
마가목
꽃
열매

관절염, 가래를 삭이고 기침에 효능

마가목

낙엽 소교목 *Sorbus commixta*

● 꽃 : 5~6월 흰색 ● 열매 : 9~10월 붉은색 ● 이명 : 은빛마가목, 마아목
● 생약명 : 정공등(丁公藤 줄기껍질 말린 것), 마가자(馬加子 열매 말린 것)

높은 산지 등에서 높이 6~8m로 자란다. 잎은 어긋나고 깃꼴겹잎이며 가장자리에 예리한 톱니가 있다. 작은 잎은 피침 모양으로 잎자루가 없고 뒷면은 흰빛이 있다. 꽃은 가지 끝에서 겹산방꽃차례에 흰색으로 피며, 열매는 둥근 이과이며 빨간색으로 달린다. 수피는 회갈색으로 잔가지에 털이 없다. 말의 이빨처럼 힘차게 돋는 새순을 가지고 있어 **'마아목(馬牙木)'이**라고도 한다.

채취시기	1	2	3	4	5	6	7	8	9	10	11	12

효능 열을 제거하고, 폐를 이롭게 하며, 기침을 멈추게 한다. 비장을 보양하고, 진액을 생성하며, 관절염 등 근육과 뼈를 튼튼하게 한다. 열매는 기침, 천식, 해수, 위염, 복통에, 나무껍질은 기침, 진해, 거담 등에 쓰인다.

성미 수피는 맵고 성질은 따뜻하며 독이 없다. 열매는 달고 쓰며 성질은 평하며 독성이 없다.

귀경 폐경, 비경에 작용

TIP

약차
꽃을 채취해 그늘에 말린 후 차처럼 달여 복용하면 피로회복, 기관지염에 좋다.

약술
열매에 같은 양의 설탕과 담금주를 붓고 3~6개월 정도 숙성시킨 후 과실주로 이용한다. 중풍, 위장병, 강장에 효능이 있다.

이용부위 잎, 꽃, 열매, 뿌리껍질을 약용한다.
잎은 봄부터 여름까지, 꽃은 꽃이 피기 전, 줄기, 뿌리껍질은 가을에서 다음해 봄까지 열매는 익었을 때 채취한다.

용법용량 잔가지나 나무껍질 10~15g을 물에 달여 복용한다.

이용방법 잎과 꽃은 그늘에 말리거나 덖어 차로 우려마시고, 열매는 가루로 만들어 환을 짓거나 술에 우려내어 복용한다.

민간요법

열매를 채취하여 햇볕에 말려 1회에 4~8g씩 200cc가량의 물에 달여서 복용하면 이뇨, 진해, 거담, 강장 등에 효능이 있다.

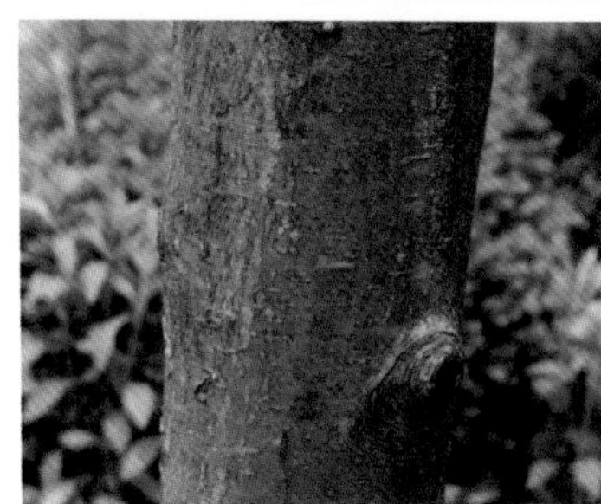
수피

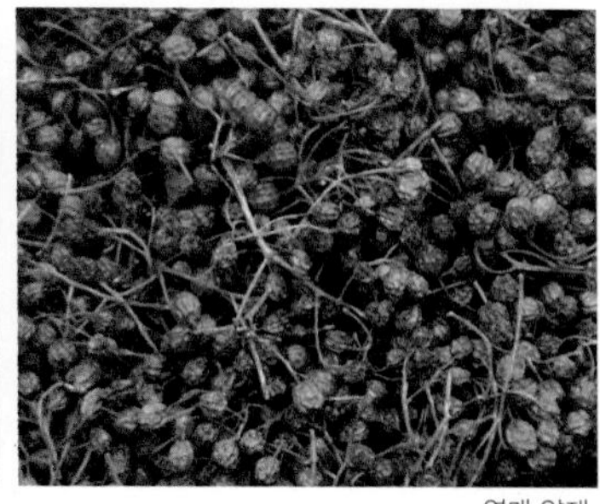
열매 약재

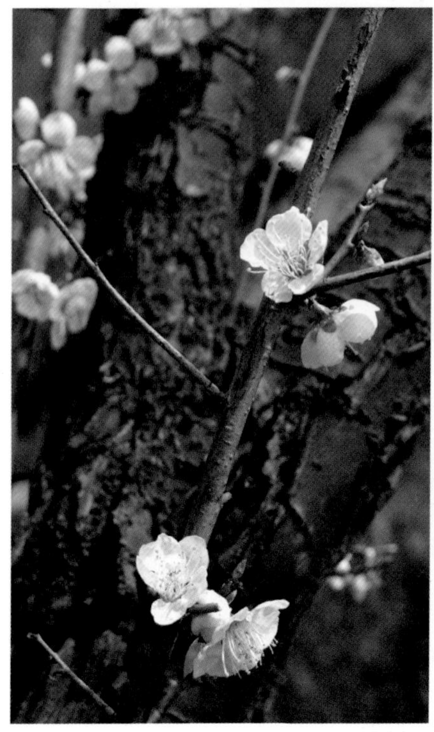
매실나무

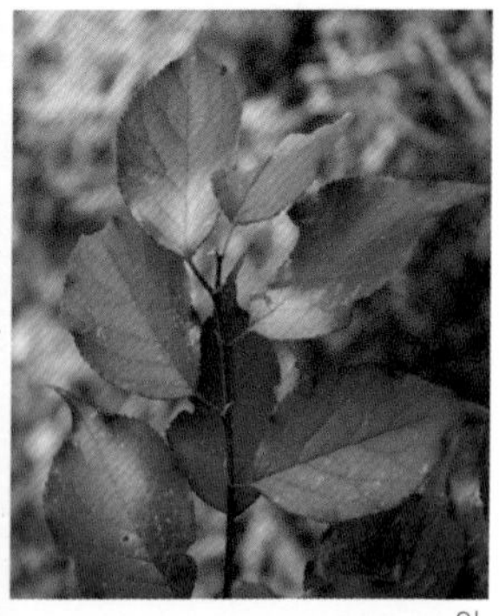
잎

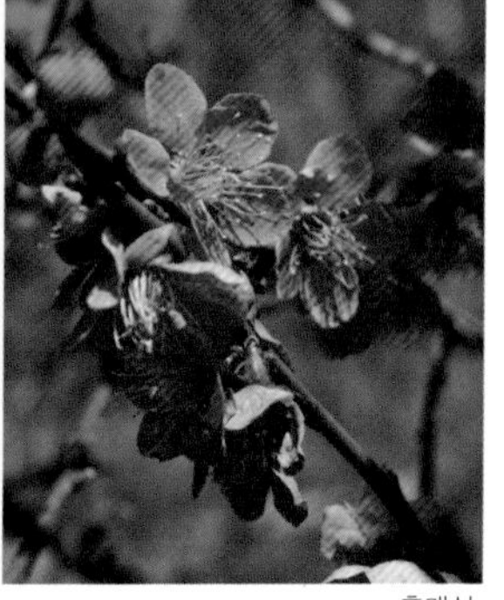
홍매실

피로회복·갈증을 없애는 효능

매실나무

실사(實邪)가 있는 사람은 복용을 금한다.

낙엽 교목 *Prunus mume*

● 꽃 : 2~4월 흰색, 붉은색 ● 열매 : 6~7월 노란색 ● 이명 : 매화나무, 훈매나무
● 생약명 : 매실(梅實 열매를 짚불에 구운 것), 매근(梅根 뿌리를 말린 것), 매인(梅仁 씨)

잎은 어긋나고 가장자리에 날카로운 톱니가 있다. 또한 털이 있으며, 짙은 녹색의 광택이 있고, 끝은 뾰족하다. 줄기는 매끄럽고 노랗거나 붉은 빛을 띤 밝은 색이며 굵고 거칠며, 작은 가지는 회록색이며 울퉁불퉁 하다. 꽃이 먼저 피고 잎이 나중에 나온다. 열매는 융모로 덮여 있고 둥근 핵과로 노란색으로 익는다.

채취시기	1	2	3	4	5	6	7	8	9	10	11	12

효능 피로회복, 위장질환, 방부효과, 수액 생성, 노폐물을 배설하는 효능을 갖고 있다. 또한 입맛을 돋우며, 해독과 살균작용이 있어 식중독을 예방하고, 정장작용이 뛰어나 설사나 변비를 치료하는데 사용된다.

성미 맛은 시고 떫으며 성질은 따뜻하고 독성이 없다.

귀경 간경, 비경, 폐경, 대장경에 작용

이용부위 열매, 꽃, 가지를 약용한다. 5월에 덜 익은 열매를, 봄에 뿌리를 채취하여 햇볕에 말려 이용한다.

용법용량 열매 5~10g을 물에 달여 복용하거나 환 또는 가루 형태로 복용한다.

이용방법 잎과 꽃은 그늘에 말리거나 덖어 차로 우려마시고, 열매는 가루로 만들어 환을 짓거나 술에 우려내어 복용한다.

제법

열매를 5시간가량 술에 담갔다가 시루에 쪄서 말려 가루를 만든다. 덜 익은 열매를 약 40℃의 불에 쬐어 과육이 갈색이 되었을 때 햇빛에 말리면 검게 되는데 이를 '오매'라고 한다.

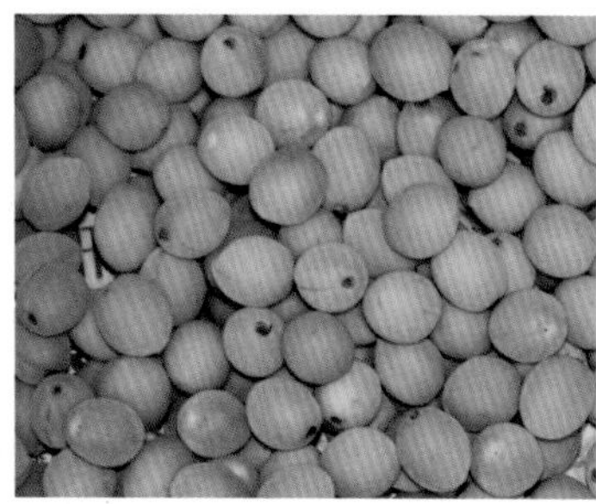

매실 열매

TIP

약차

오매육(烏梅肉 덜 익은 매실 과육을 벗겨 핵을 제거하고 연기에 건조시킨 것)을 가루로 만든 후, 꿀을 졸여 매실가루를 섞는다. 그것을 사향에 담갔다가 여름에 물에 타 먹으면 제호탕을 대신하여 갈증을 풀어준다. 《규합총서》

약주

덜 익은 열매와 같은 양의 설탕을 10배가량의 담금주에 담근 뒤, 밀봉하여 서늘한 곳에 보관하고, 숙성이 되면 음용한다.(담금주는 30도 이상의 과실주 전용이 좋으며, 숙성기간은 3개월 이상 후부터는 가능하나, 오래 숙성될수록 맛과 향이 좋다. 주로 식욕부진, 더위 먹은데 이용한다.

효소

청매실 1kg과 황설탕 1kg(1:1)을 층층이 번갈아 용기에 넣은 뒤, 맨 위는 매실이 보이지 않을 정도로 황설탕으로 덮어 밀봉한 후, 서늘한 곳에 보관한다. 숙성 기간은 기후에 영향이 많으며, 약 2~3개월 후 과육이 쪼글쪼글해졌을 때 매실을 건져내어 걸러서 밀봉하고 서늘한 곳에 나두면 숙성이 지속되어 원하는 맛이 될 때까지 발효시켜 물에 희석하여 음용한다.

민간요법

외용약으로 쓸 때는 잎을 짓찧어 환부에 붙인다.

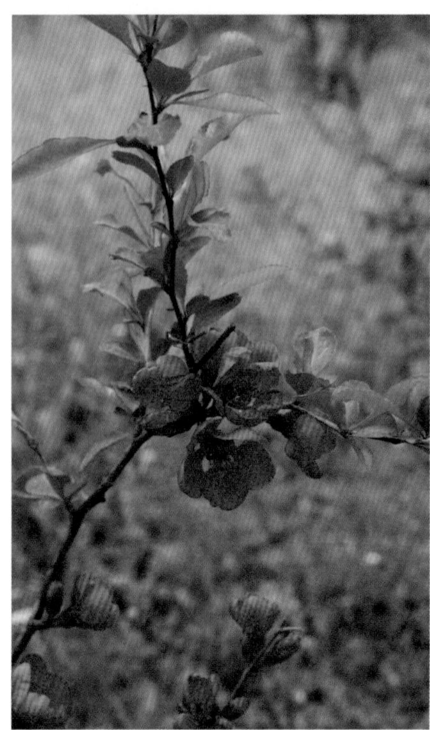
산당화

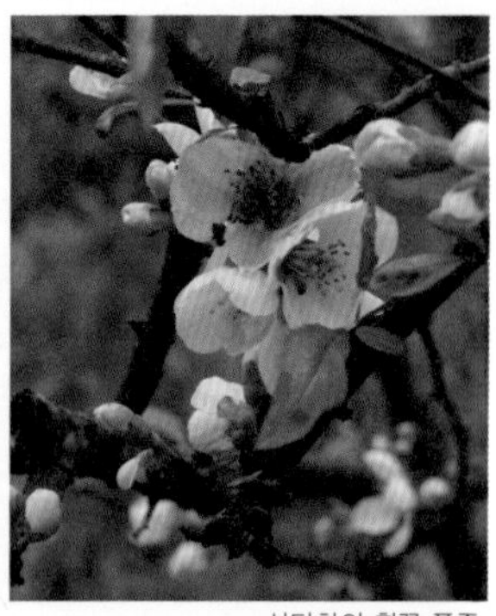
산당화의 흰꽃 품종

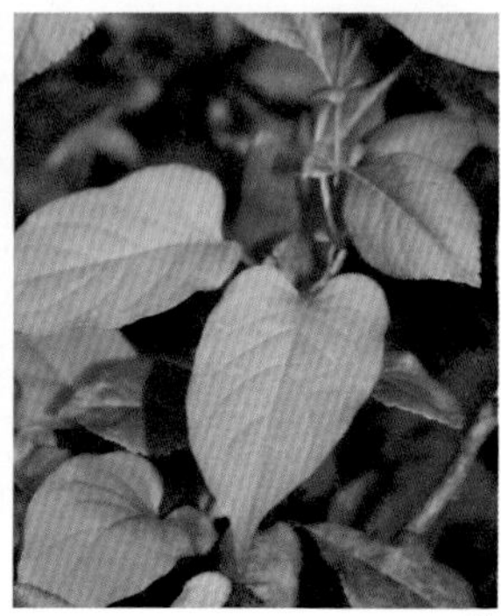
잎

신진대사를 돕고 풍습 제거의 효능

산당화

낙엽 관목 *Chaenomeles speciosa*

● 꽃 : 4~5월 붉은색, 흰색 ● 열매 : 7~8월 노란색 ● 이명 : 명자꽃, 명자, 당명자
● 생약명 : 사자(열매를 말린 것)

'명자나무'라고도 한다. 높이 1~2m로 자란다. 어긋난 잎은 타원형에 끝이 뾰족하며 가장 자리에 잔톱니가 있다. 가지 끝이 가시로 변한 것이 있고, 꽃은 짧은 가지 끝에 1개 또는 여러 개가 모여 달린다. 열매는 이과로 노란색으로 익는다. 대개 붉은색 품종으로 피나, 분홍색, 흰색 등으로 피기도 하며 겹꽃 품종도 있다. 산당화는 관상용으로 인기가 높다.

채취시기	1	2	3	4	5	6	7	8	9	10	11	12

효능 거풍습(去風濕 바람과 습을 제거), 풍습근골산통(風濕筋骨酸痛 바람과 습으로 인해 근육과 뼈가 저리고 아픈 증상), 수종, 복통, 위염, 토사곽란, 빈혈, 이질, 열매는 신진대사를 활발하게 하고, 근육통, 이뇨, 건위, 설사, 기침을 멈추게 하는 효능이 있다.

성미 맛은 떫고 시며 달고 성질은 차고, 독성은 없다.

이용부위 꽃과 열매를 말려 약용한다. 꽃은 반쯤 피었을 때, 열매는 가을에 채취하여 그늘에 말려 이용한다.

용법용량 말린 열매 6~12g을 물에 달여 환이나 가루약으로 복용한다.

TIP

약술

잘게 썬 산당화 열매 500g과 설탕 200g을 용기에 층층이 담는다. 즙이 생기면 담금주 1.8리터를 붓고 밀봉하여 서늘한 곳에 3~6개월가량 숙성시킨 후 후 음용한다.

문헌

· 열매 약의 효능은 모과와 비슷한데 토사곽란으로 쥐가 나는 것을 치료하고 술독을 풀어주며 속이 메스껍거나 생목이 올라올 때 좋다. -《동의보감》

· 모과지엽(木瓜枝葉 모과나무의 잎과 가지) 맛은 시고 떫고 성질은 따듯하고 독이 없고 곽란, 습비사기(濕痺邪氣), 관절통, 각기, 사기에 쓴다. -《본초강목》

민간요법

당명자를 짓찧어 그 즙을 소아의 설사에 쓰거나 진하게 달여서 복통과 설사병에 이용한다.

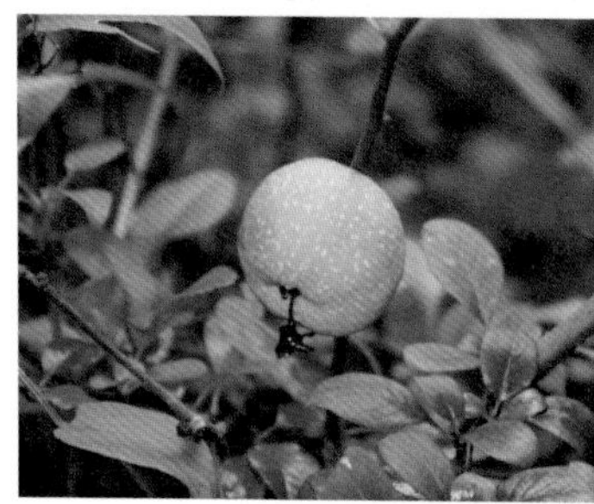

덜 익은 열매

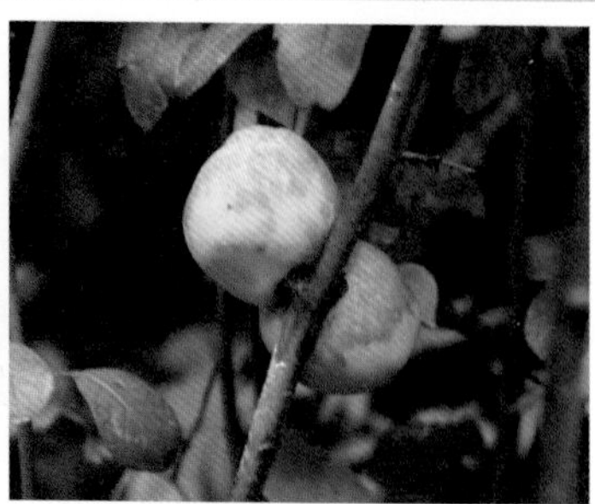

노랗게 익은 열매

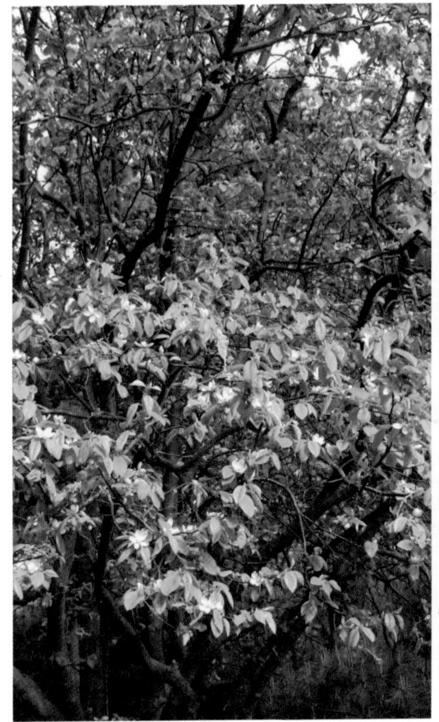
모과나무

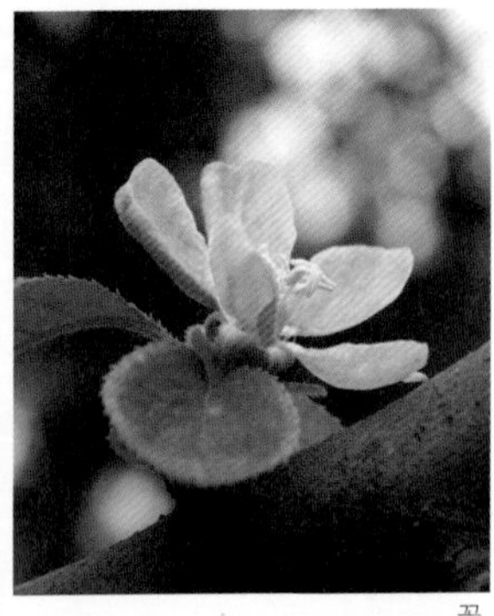
꽃

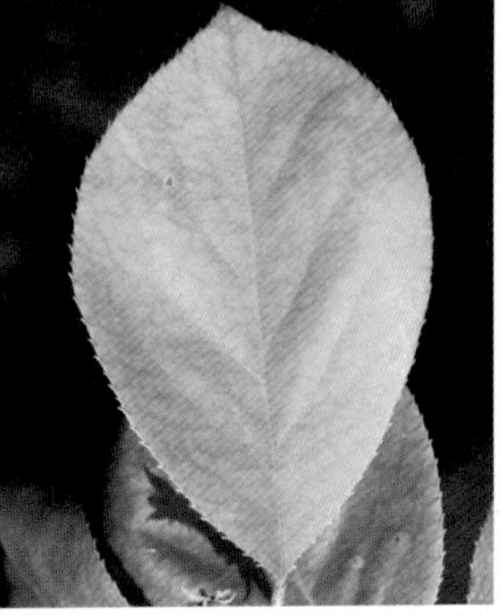
잎

뭉친 근육과 쉰목을 풀어주는 효능

모과나무

신장 및 심장질환이나 고혈압이 있는 경우에는 주의한다.

낙엽 교목 *Chaenomeles sinensis*

● 꽃 : 5월 분홍색 ● 열매 : 10~11월 노란색 ● 이명 : 목이, 목과, 산목과, 모개목
● 생약명 : 모과(木果 열매를 말린 것), 모과지엽(木瓜枝葉 가지와 잎을 말린 것)

높이 10m로 자라며, 주로 뜰에 심어 기른다. 잎은 어긋나고 긴 타원형에 끝은 뾰족하며, 가장자리에 톱니가 있다. 잎 뒷면에는 털이 있으나 점차 없어진다. 꽃은 잎과 같이 피는데 분홍색 꽃이 1개씩 달린다. 열매는 둥근 이과로 노란색으로 익고 시큼하며 떫은 맛이 난다. 수피는 묵은 껍질조각이 벗겨지면서 알록달록한 얼룩무늬가 있다.

채취시기	1	2	3	4	5	6	7	8	9	10	11	12

효능 풍습성(風濕性)으로 인한 사지마비, 동통이나 근육의 굴신이 잘 안되는 증상 및 하체(下體)의 마비, 경련 등을 치료한다. 목질환, 기침과 관절염에 특효가 있다. 뿌리는 각기를, 가지와 잎은 구토, 설사병, 종자는 번열(煩熱 열로 인해 가슴이 답답한 증상) 등을 치료한다.

성미 향기가 좋으나 신맛이 강하며 성질은 따뜻하고 독성은 없다.

귀경 간경, 비경에 작용

이용부위 열매를 약용한다. 성숙한 열매(9~10월)를 채취하여 햇볕에 말려 이용한다.

용법용량 열매를 하루 6~12g을 물에 달여 가루로 복용한다.

TIP

약차
씨를 뺀 모과를 잘게 썰어 모과와 설탕을 켜켜히 깔아 덮는다. 어느 정도 숙성이 된 후에 액에 끓인 물을 타서 마신다. 과즙이나 다른 차(구기자, 두충차, 육조용차 등)와 곁들이면 좋다.

약술(모과주)
누런 모과를 짚섬에 따 담아 두고, 이를 엷게 썰어 항아리에 차곡차곡 넣고 꿀이나 설탕을 약간 넣어 맑은 술을 채워서 밀봉한 뒤, 한 달가량 숙성시키면 좋은 모과주(木瓜酒)가 된다.

제법

끓는 물에 5분 정도 끓여 껍질에 주름이 생길 때까지 햇볕에 말린다.

민간요법

· 하루 6~12g을 물에 달여서 복용하거나, 환이나 가루로 만들어 복용한다. 외용시 달인 물로 환부를 씻는다.
· 산사(산사나무 열매)와 함께 물을 넣고 달여서 소화불량에도 복용한다. 단, 장기 복용은 피한다.
- 《한국본초도감》

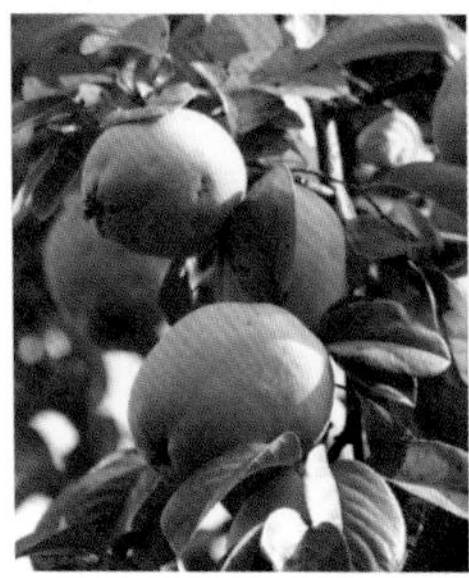
덜 익은 열매

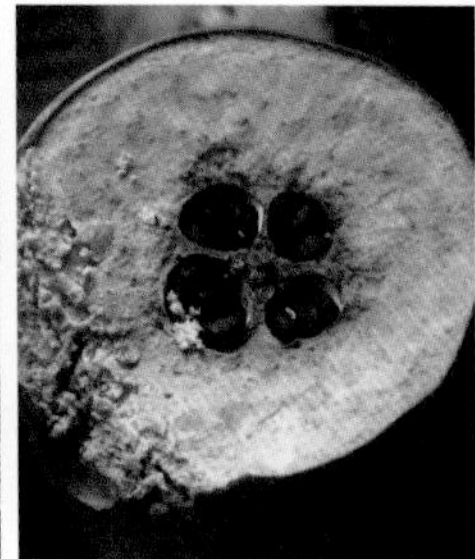
열매 속 씨

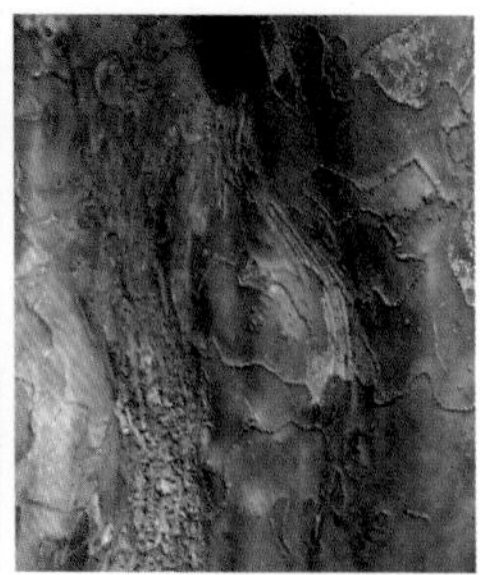
수피

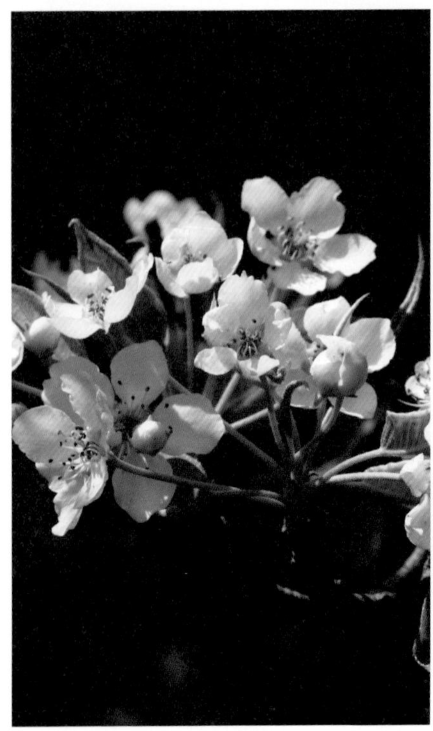

배나무 꽃

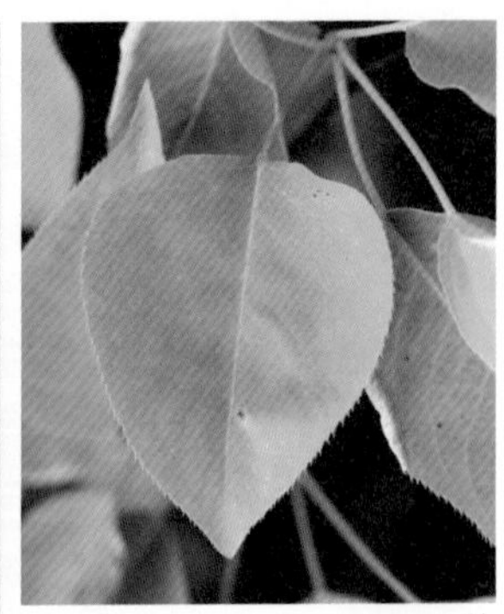

잎

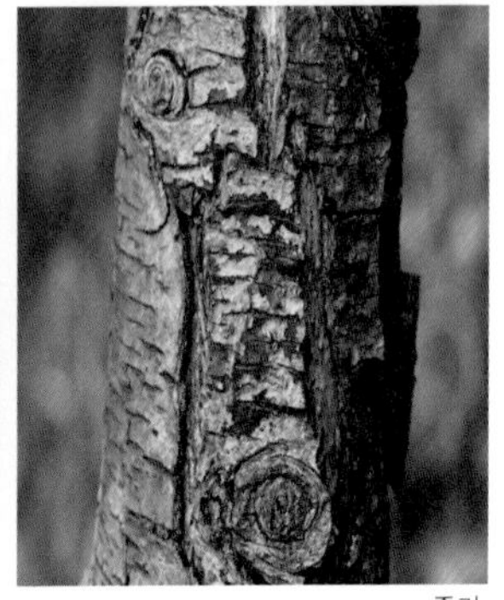

줄기

가래를 삭이고 기관지염에 효능

배나무

허약한 사람은 과다 복용하지 않는다.
대변이 묽고 기침을 할 때에는 복용을 피해야 한다.

낙엽 관목 *Pyrus pyrifolia* var. *culta*

● 꽃 : 4월 흰색 ● 열매 : 9월 황갈색 ● 이명 : 이(梨)
● 생약명 : 이(梨), 이수근(梨壽根 뿌리를 말린 것), 이목피(梨木皮 줄기 껍질을 말린 것)

일본 원산으로 열매를 얻기 위해 과실수로 심어 기른다. 잎은 어긋나고 넓은 난형에 끝은 뾰족하고 밑은 둥글며 바늘 모양의 톱니가 있다. 꽃은 가지 끝에 산방꽃차례로 흰색의 꽃이 달린다. 수피는 흑갈색이며 오래될수록 불규칙하고 굵게 갈라진다. 열매는 이과로 황갈색으로 익는다. 유사종으로 야생에서 자라는 '돌배나무(*Pyrus pyrifolia*)'는 배나무 접목의 대목으로 쓰인다.

채취시기	1	2	3	4	5	6	7	8	9	10	11	12

효능 진액을 생성하고 해열, 해독, 가래를 삭이며, 갈증해소, 구토, 이질, 설사를 멈춘다. 열매껍질은 폐를 윤활하게 하며, 기침, 천식, 소갈증, 식도암, 변비를 치료한다. 잎은 토사곽란, 설사가 그치지 않을 때 삶아 즙으로 복용한다.

부위별 효능 뿌리는 산증을 치료하며 기침을 멈추게 하며, **가지**는 곽란으로 인한 구토, 설사에 물에 달여서 복용한다. **잎**은 부스럼, 곽란에 의한 구토, 이질, 배를 많이 먹어 탈이 났을 때, 수독, 하리에, **열매 껍질**은 심기를 맑게 하고 폐를 윤활하게 하며 진액을 생성하여 부스럼, 수종에 의한 소화불량에 이용한다.

TIP

배즙

익은 배 적당 양을 물에 씻어 껍질을 벗긴 후 강판에 갈아 냉장 보관하여 마시면 기관지에 좋다. 또한 배와 함께 도라지, 대추, 생강을 곁들여 흐물흐물해질 때까지 달여 따뜻하게 마시면 기침 가래에 효과가 있다.

성미 맛은 달며 성질은 차고 평하며 독성이 없다.

귀경 폐경, 위경, 심경, 간경에 작용

이용부위 뿌리, 잎, 가지, 열매껍질을 약용한다. 열매를 썰어서 햇볕에 말려 이용한다.

용법용량 뿌리줄기를 하루 40~80g 정도 물에 달여 복용한다.

민간요법

- 외용시 짓찧어 환부에 붙이거나 바른다. 즙을 눈에 넣거나 그대로 복용하며, 엿처럼 만들어 먹기도 한다. -《동의학사전》
- 배를 짓찧은 즙을 달여 복용하거나, 어린아이가 배가 차고 아플 때, 배 잎을 한 묶음 삶아 그 물을 마시게 한다. 성대가 상해 목소리가 나지 않을 때, 배즙을 복용한다.

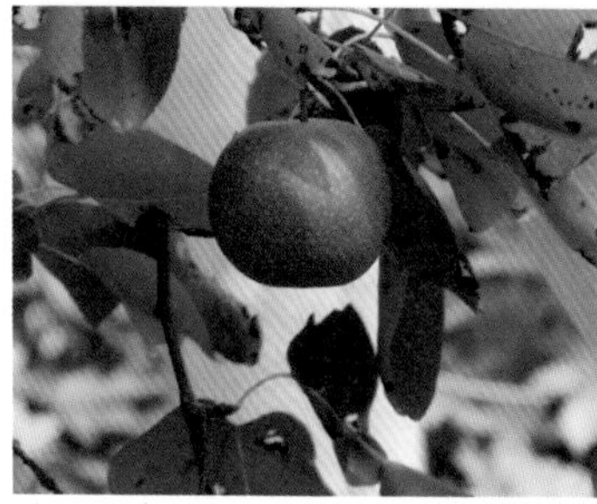
익은 배 열매

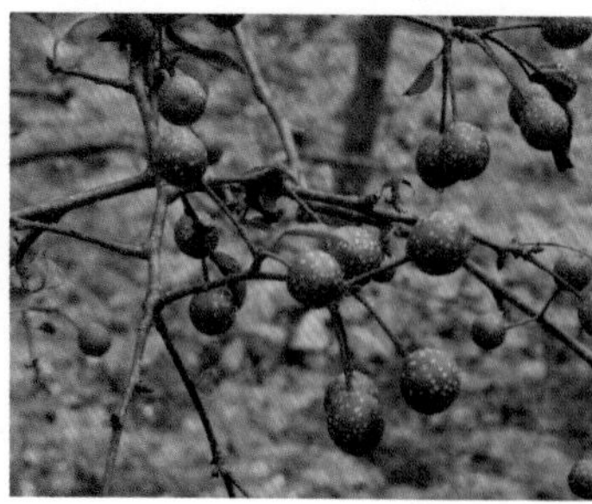
돌배나무의 열매

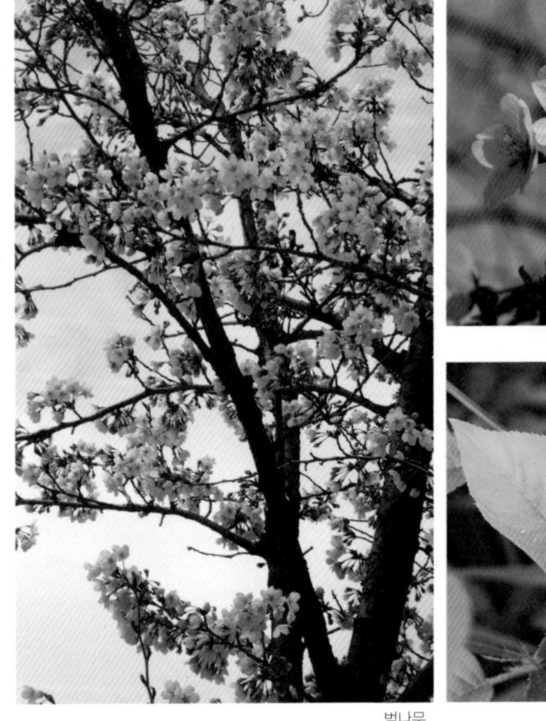

벚나무

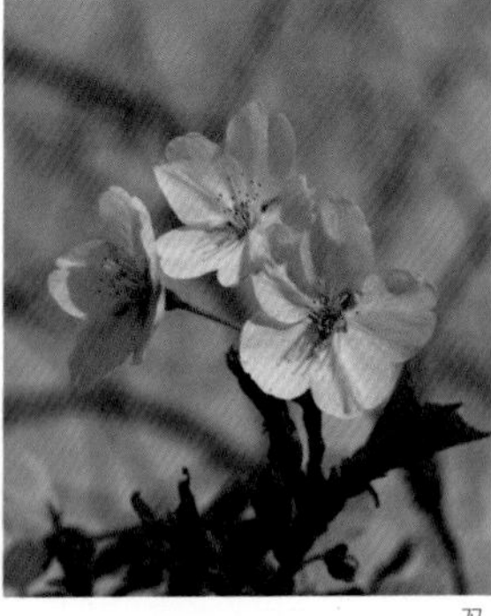

꽃

잎

해수·천식·피부병, 소화불량에 효능

벚나무

낙엽 교목 *Prunus serrulata* var. *spontanea*

● 꽃 : 4~5월 흰색 또는 분홍색 ● 열매 : 6~7월 검은색 ● 이명 : 참벚나무

● 생약명 : 앵피(櫻皮 벚, 산벚, 왕벚의 나무껍질), 화피(樺皮 가지껍질을 말린 것)

높이 10~20m로 자란다. 잎은 어긋나며, 피침 모양으로 끝이 뾰족하고 밑은 둥글거나 가장자리에 겹톱니가 있다. 뒷면 맥 위와 잎자루에 털이 있다. 수피는 벗겨지며 검은 자갈색이고 작은 가지에 털이 없다. 꽃은 산방상 또는 총상꽃차례로 2~5송이씩 달린다. 열매는 둥근 핵과이며, 흔히 **'버찌'**라 하여 먹을 수 있고 검은색으로 익는다.

채취시기	1	2	3	4	5	6	7	8	9	10	11	12

효능 해수, 천식, 피부병, 위장과 폐기능을 강화하며 편도선염, 속껍질은 기침, 식중독, 소화불량 설사, 체기(滯氣)가 있을 때 쓴다.

성미 맛은 달며 약간 떫고 성질은 차며 독성이 없다.

귀경 폐경, 위경에 작용

이용부위 열매, 잔가지, 나무껍질을 약용한다. 봄에 껍질을 벗겨 햇볕에서 말려 이용한다.

용법용량 어린가지는 하루 20~25g을 물에 달여서 복용한다. 나무껍질은 기침약으로 사용하며, 3~5g을 물에 달여 복용한다.

민간요법

벚나무의 속껍질을 기침약으로, 나무껍질은 두드러기, 홍역, 습진, 땀띠, 기침, 편도선염 등에 사용한다. 그 외 떡으로 또는 술을 담가 먹으며 익은 열매로 잼을 만들어 먹기도 한다.

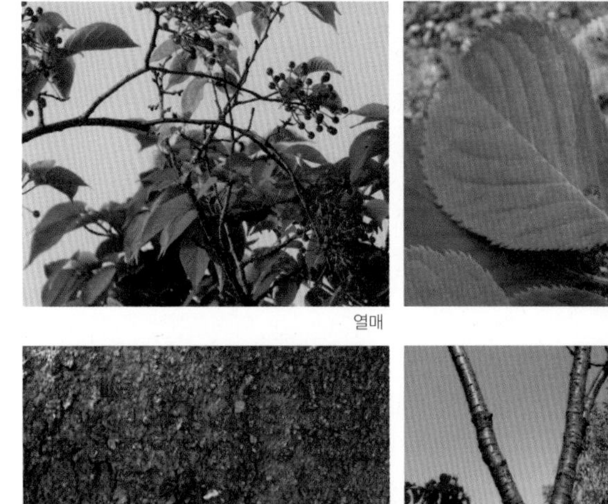

열매

열매(버찌)

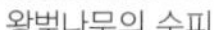

왕벚나무의 수피

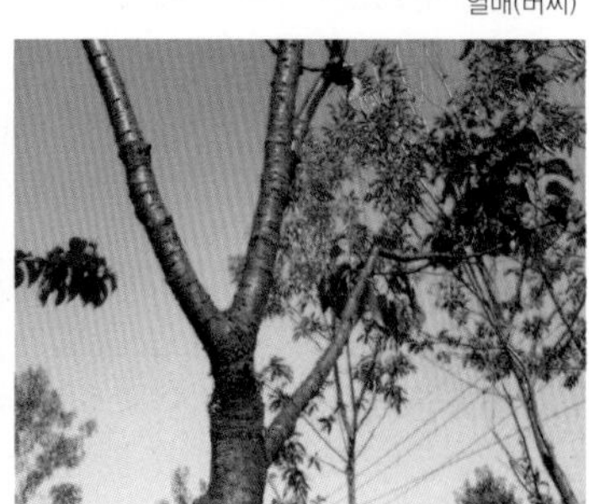

산벚나무

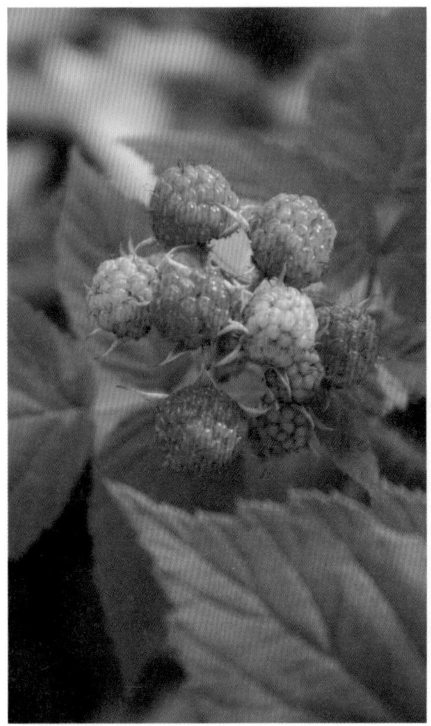
복분자딸기

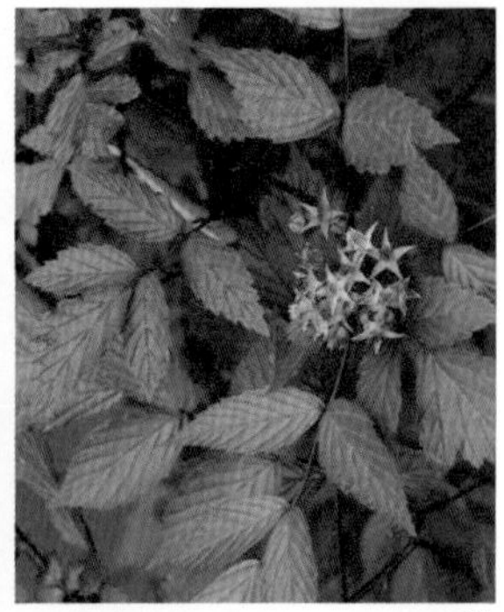
꽃

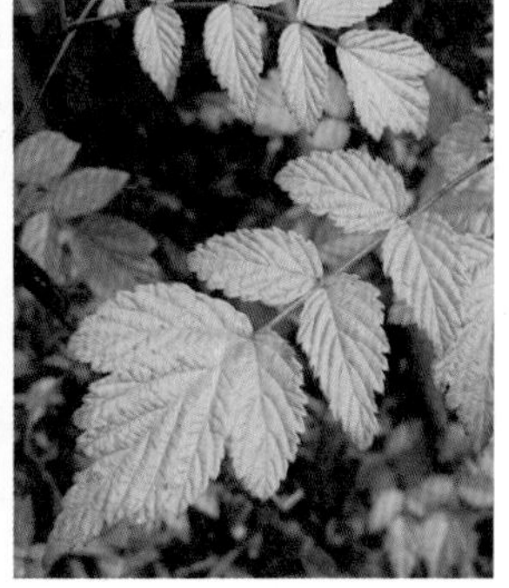
잎

자양강장, 신장, 피부미용에 효능

복분자딸기

과다 복용하지 않는다. 소화장애가 올 수 있고, 얼굴이 화끈거리고 손발이 따끈한 사람도 주의를 요한다.

낙엽 관목 *Rubus coreanus*

● 꽃 : 5~6월 연한 붉은색 ● 열매 : 7~8월 검은색 ● 이명 : 결분자, 곰딸, 삽전표
● 생약명 : 복분자(覆盆子 덜 익은 열매를 말린 것)

주로 산기슭에서 높이 3m 내외로 덤불을 이루며 자란다. 잎은 어긋나고 깃꼴겹잎이며 잎자루에 가시가 있다. 또한 잎 가장자리에는 톱니가 있다. 꽃은 가지 끝에 분홍색의 산방꽃차례로 달린다. 새콤달콤한 열매는 취과로 둥글고 붉은색에서 검은색으로 익으며, 흰 가루가 덮여 있다. 열매의 맛이 좋아 술과 약재로 많이 이용한다.

채취시기	1	2	3	4	5	6	7	8	9	10	11	12

효능 신장(腎)기능 원활, 자양강장, 유정(遺精), 몽정, 유뇨(遺尿), 몸을 가볍게 하며 머리를 검게 한다. 사포닌 성분이 있어 항암효과가 있고, 비타민이 풍부하여 피부미용에 좋다. 잎과 꽃은 신경쇠약, 고혈압에, 뿌리는 천식, 기관지염, 습진, 설사 등에 이용한다.

부위별 효능 잎은 지사, 지혈, 꽃을 달인 액은 자궁염증, 급성 및 만성 감염성 질병에 쓰며, 뿌리는 알레르기, 천식, 기관지염, 습진에 쓴다.

성미 맛은 달며 시고 성질은 따뜻하며 평하고 독성이 없다.

귀경 간경, 신경에 작용

이용부위 잎, 꽃, 열매를 약용한다. 가을에 덜 익은 열매를 채취해 그늘에 말려 이용한다.

용법용량 덜 익은 열매 8~16g을 물에 달여 복용한다.

TIP

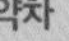

약차
봄에 말린 복분자 5~10g을 끓는 물에 타서 하루 2~3잔을 음용한다.

약술
복분자 200g, 파극천, 육종용 각각 100g을 잘게 썰어 담금주 1리터에 넣고 1~2개월 숙성시켜 건더기를 건져낸 후, 음용한다. 1회에 5~10ml씩 하루 2~3회 음용하면 신경쇠약이나 음위증, 유정, 몽설 등에 효과적이다.

민간요법

설사 또는 뱀이나 벌레에 물렸을 때 지혈제로 잎을 달여 사용한다.

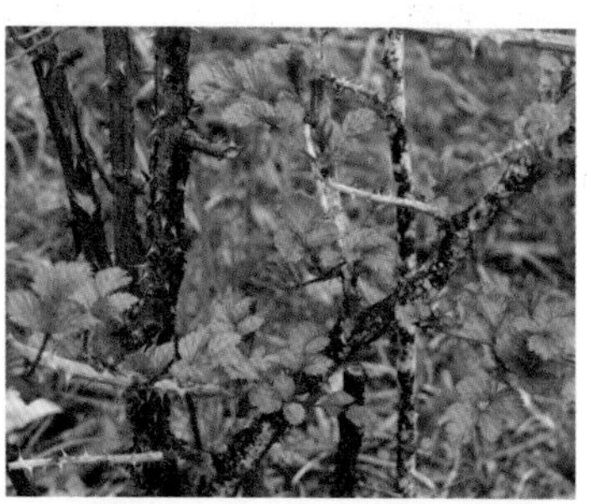

줄기

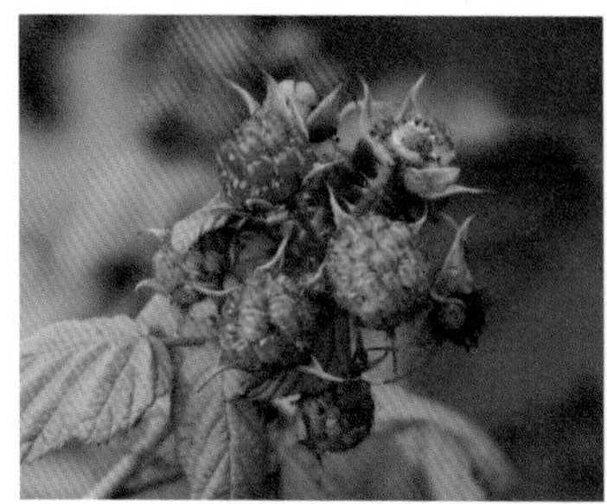

열매

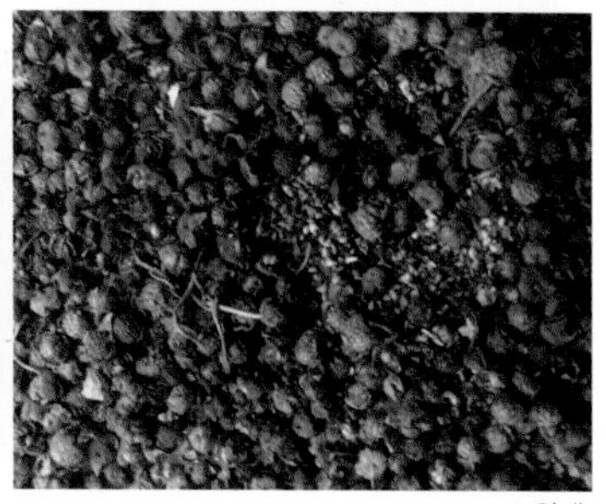

약재

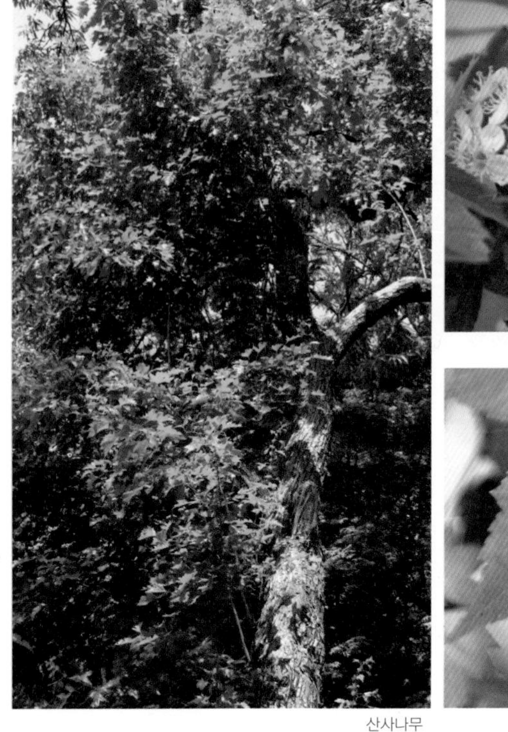
산사나무

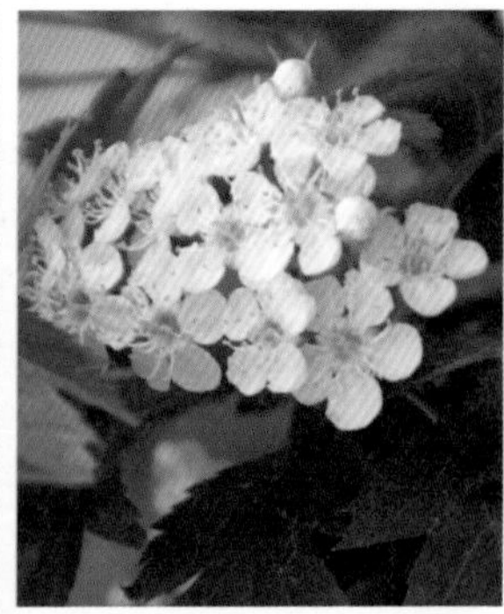
꽃

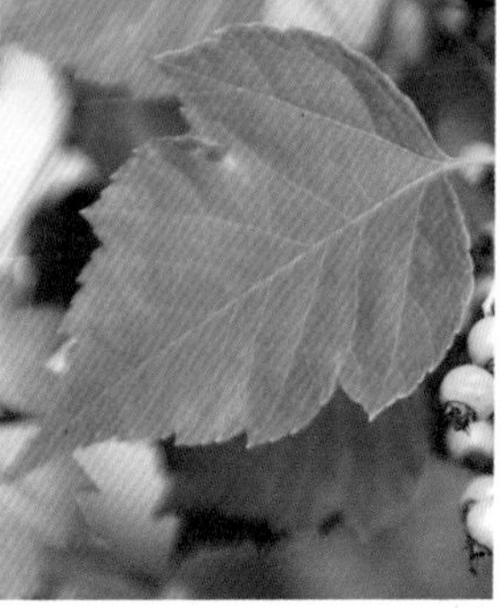
잎

소화와 이뇨작용에 효능

산사나무

위산과다, 위궤양 환자는 사용하지 않는다.

낙엽 소교목 *Crataegus pinnatifida*

● 꽃 : 5월 흰색 ● 열매 : 9~10월 붉은색 ● 이명 : 아가위, 찔광이, 이광나무
● 생약명 : 산사자(山査子 열매를 말린 것)

전국의 산지에서 6~8m 높이로 자라며, '아가위나무'라고도 한다. 잎은 어긋나며 난형이고, 잎 가장자리는 깃처럼 갈라지며, 불규칙한 톱니가 있다. 가지에는 가시가 있다. 꽃은 산방꽃차례로 흰색으로 달리며, 열매는 이과로 둥글며 흰 반점이 있고, 붉은색으로 익는다. 열매인 **'산사자(山査子)'**는 기름진 음식을 먹었을 때 소화를 돕기 위해 주로 차(茶)로 마신다.

채취시기	1	2	3	4	5	6	7	8	9	10	11	12

효능 소화를 돕고 설사를 멎게 하며, 위장질환, 고혈압, 고지혈증, 이뇨작용, 산후 복통, 숙취에 효능이 있다. 꽃은 혈압강하, 뿌리는 적취를 다스리고 육류 섭취로 인한 소화불량이나 식중독, 항암, 동맥경화증, 신물이 올라오는 역류성 식도염 등을 치료하는 효능이 있다.

성미 맛은 달며 시고 성질은 약간 따뜻하며 독성이 없다.

귀경 위경, 대장경에 작용

이용부위 **열매, 잎, 꽃, 뿌리**를 약용한다. 가을철 익은 산사 열매를 채취해 씨를 제거하고 햇볕에 말려 이용한다.

TIP

약술
산사나무 열매(말린 것)에, 5배 정도의 담금주로 3~6개월 가량을 숙성시켜 소주잔으로 하루 2~3회 정도 음용한다. 소화불량, 식욕부진, 설사, 위장질환에 좋다.

약술
산사자 10g에 물 500㎖의 비율로 달여 차로 이용한다. 참고로 너무 오래 끓이지 않는 것이 좋다.

이용방법 열매를 쪄서 씨를 버리고 말려서 쓴다(오래된 것일수록 좋다).

용법용량 하루 10~15g을 달여 복용한다.

민간요법

외용시에는 탕약으로 씻거나 짓찧어서 바른다. 육류를 먹고 체한 데 산사자(열매) 8~15g을 물에 달여 복용한다. 또한 인삼, 대추를 가미하여, 위 무력증으로 인한 소화불량을 치료한다. 고혈압에는 산사 잎을 말려서 달여 복용한다.

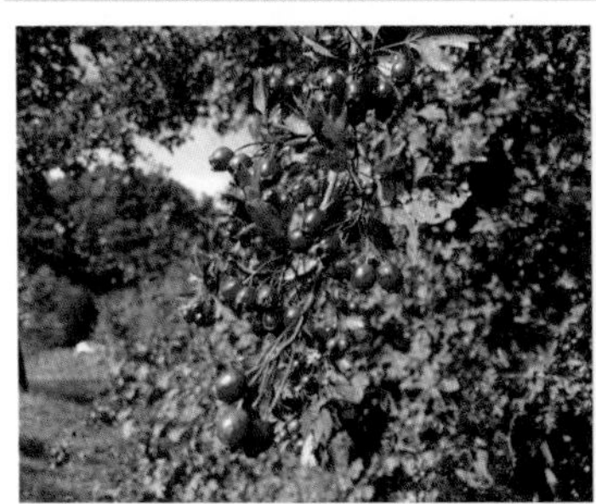

열매

약재

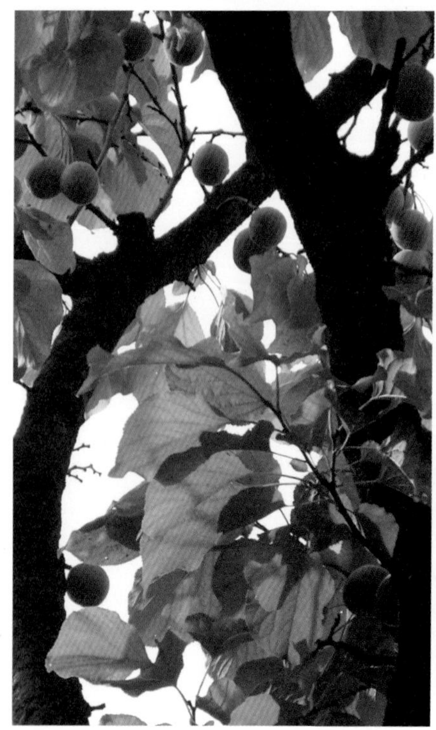

살구나무

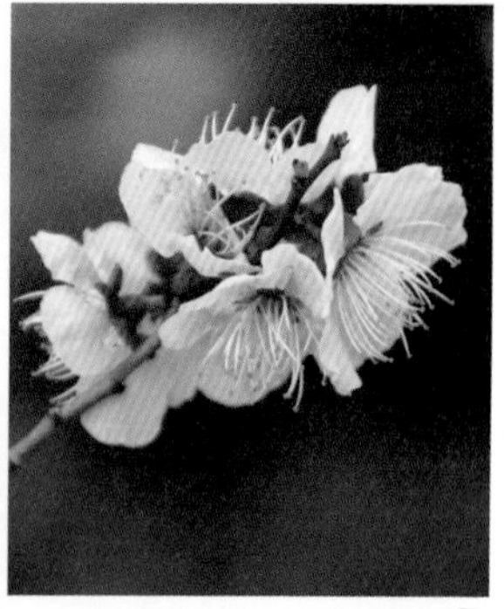

꽃

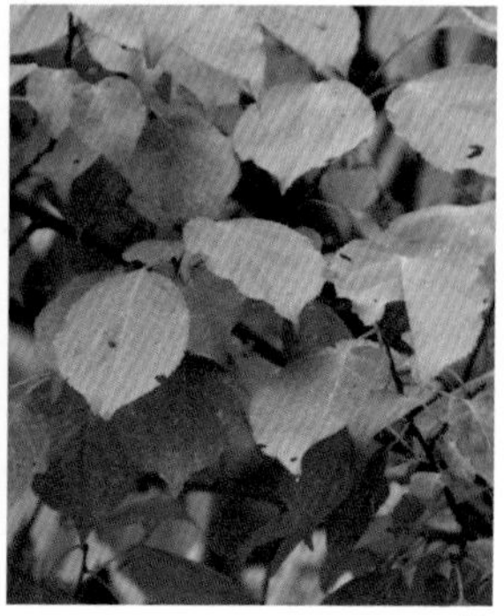

잎

기침을 멈추고 가래를 없애는 효능

살구나무

임산부는 피한다. 향기와 맛이 좋으나 많이 먹으면 해롭다. 살구씨에 약간의 독성이 있으므로 용량에 주의해야 한다.

낙엽 소교목 *Prunus armeniaca* var. *ansu*

● 꽃 : 3~4월 연분홍색 ● 열매 : 5~6월 노란색 ● 이명 : 행수, 고행인
● 생약명 : 행인(杏仁 씨를 말린 것)

중국 원산의 높이 5m로 자라는 과실수이다. 잎은 어긋나고, 타원형으로 끝이 뾰족하며 털이 없고 가장자리에 불규칙한 톱니가 있다. 수피는 적갈색으로 세로로 갈라진다. 꽃은 연분홍색으로 잎보다 먼저 핀다. 단맛이 나는 열매는 핵과이고 둥글며 노란색으로 익는다. 살구는 매실에 비해 열매살이 씨와 잘 분리된다.

채취시기	1	2	3	4	5	6	7	8	9	10	11	12	毒

효능 진해, 거담, 해열, 소종, 기침, 천식, 급만성기관지염, 인후염, 급성폐렴, 변비 등을 치료한다. 특히 비타민 C와 유기산이 많아 피로회복과 갈증해소를 돕고, 항노화, 항암작용에 효과적이어서 폐암과 유선암에 좋다.

성미 맛은 달며 쓰고, 성질은 따뜻하며 약간의 독성이 있다.

귀경 폐경, 대장경에 작용

이용부위 과육은 과일로 이용하고 주로 씨(종자)를 약용한다. 여름철에 과실이 성숙한 후에 과육과 핵을 제거하고 종자를 햇볕에 말려 이용한다.

용법용량 하루 종자 6~12g을 물에 달이거나 환제 또는 산제로 복용한다.

TIP

약술
덜 익은 살구 600g을 물에 깨끗이 씻어 물기를 뺀 후, 설탕 150g을 넣고 하루 정도 재웠다가 담금주 1.8리터를 붓고 6개월이 지나면 건더기를 걸러서 음용한다. 식욕증진, 피로회복, 장복하면 기침을 멎게하는 효능이 있다.

제법

껍질과 꼭지를 버리고 밀기울과 같이 볶아 쓴다.

민간요법

민간에서는 개고기를 먹고 체했을 때, 종자를 달여 마시거나, 가루 또는 환으로 복용한다. 외용약으로 쓸 때는 짓찧어 환부에 붙인다. 말린 살구를 삶아 갈아서 육류 요리에 넣으면 고기를 부드럽게 완화시켜주는 통리성(通利性)이 있다. 하지만 돼지고기와 행인(살구씨)을 배합하면 행인에 함유된 황동류(유기화합물의 일종) 때문에 복통을 일으킬 수 있으므로 주의해야 한다.

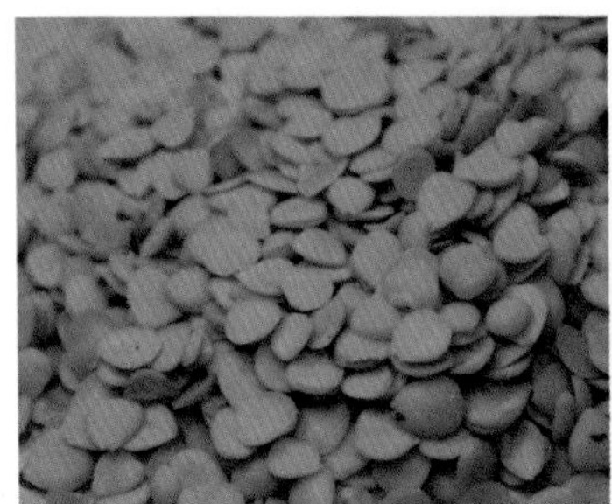
씨(행인) 약재

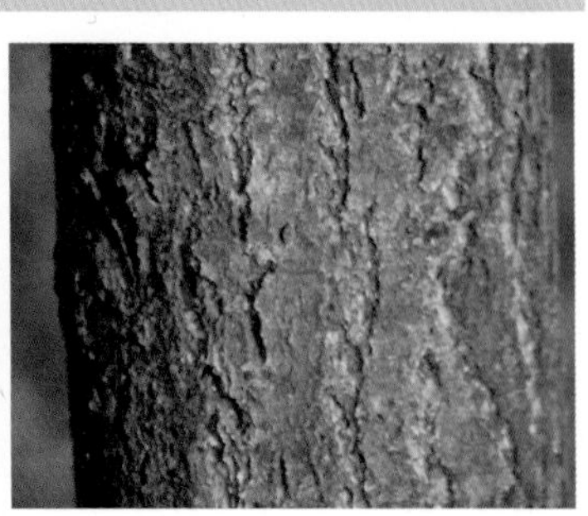
수피

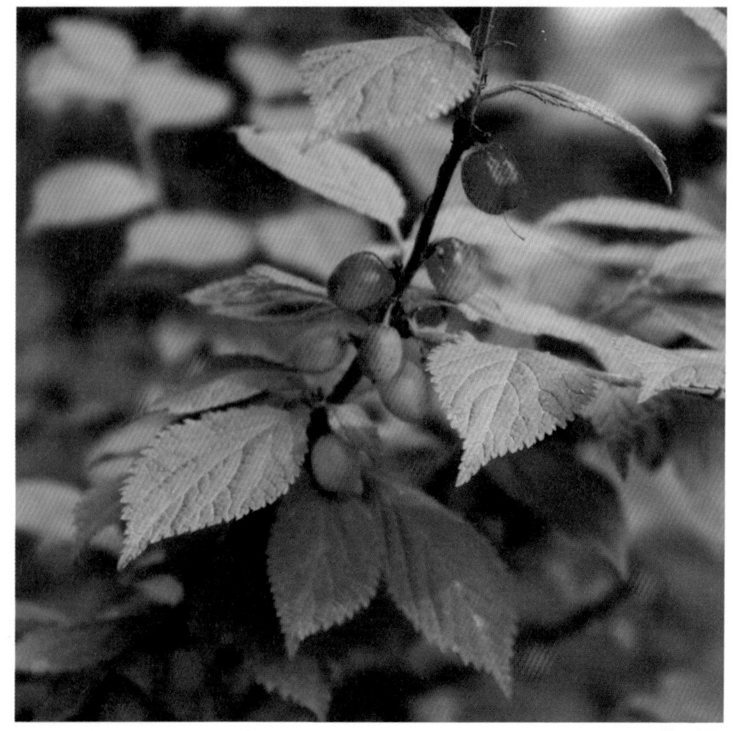

앵도나무

피로회복, 전신통, 설사를 멈추는 효능

앵도나무

낙엽 관목 *Prunus tomentosa*

● 꽃 : 4~5월 흰색, 붉은색 ● 열매 : 6~7월 ● 이명 : 앵두나무, 함도, 매도영도
● 생약명 : 욱리인(郁李仁 씨를 말린 것)

열매가 복숭아와 닮았다 하여 '앵도(櫻桃)나무'라고 부른다. 잎은 어긋나고 타원형으로 끝이 뾰족하며 가장자리에 톱니가 있다. 꽃은 잎보다 먼저 피고, 흰색 또는 연한 붉은색이다. 나무껍질은 검은빛을 띤 갈색이고 가지가 많이 갈라진다. 열매는 핵과로 둥글며 붉게 익는다. 산중턱에서 자라는 **'산앵도나무'**는 진달래과다. 꽃은 다르지만 앵두같은 열매를 맺는다 하여 붙여진 이름이다.

채취시기	1	2	3	4	5	6	7	8	9	10	11	12

효능 열매는 기운을 돋우며, 이질과 설사, 가지는 진정, 진해, 복통과 전신통, 불에 탄 가지의 재를 술에 타 마시면 복통과 전신통, 피로회복에 효능이 있다.

성미 맛은 달며 성질은 따뜻하다.

이용부위 열매, 뿌리, 가지를 약용한다. 여름철에 덜 익은 열매를 채취하여 햇볕에 말려 이용한다.

용법용량 열매 10g을 물에 달여 복용한다.

TIP

약술
앵도 열매 500g을 물에 씻어 물기를 뺀 후, 담금주 1.8리터를 붓고 서늘한 곳에 6개월~1년 이상 보관하여 건더기를 걸러내고 음용한다.

민간요법

생잎 30g을 흑설탕에 버무려 물에 달여 복용한다. 하루기준 욱리인 2~4g을 약한 불로 달이거나 가루로 복용한다.

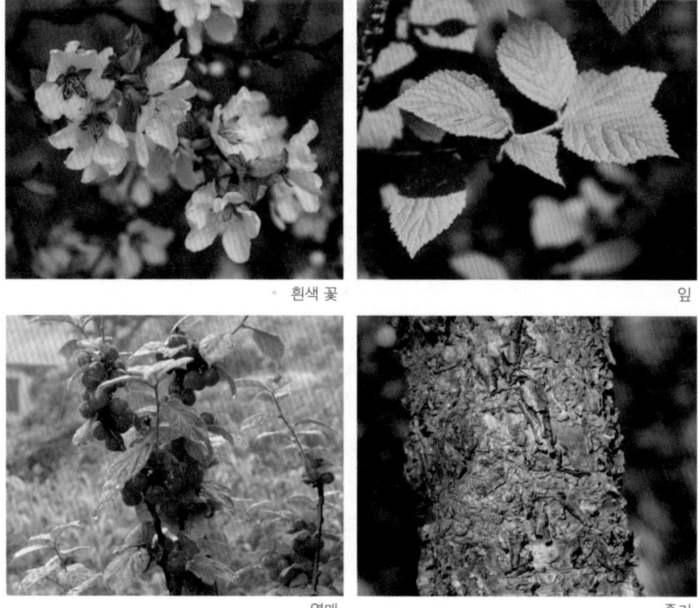

흰색 꽃

잎

열매

줄기

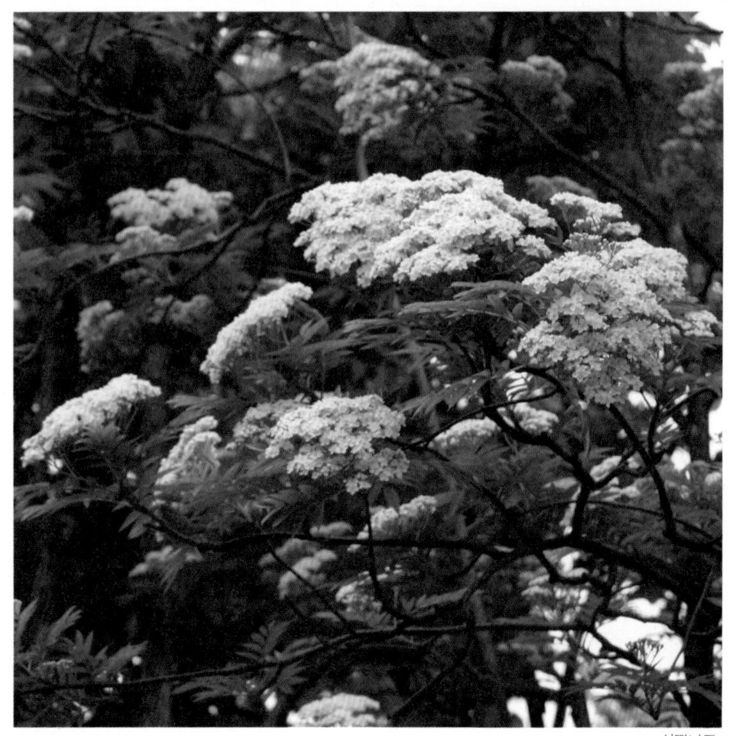

쉬땅나무

혈액순환, 타박상에 효능

쉬땅나무

몸이 차거나 체력이 약한 사람은 복용하지 않는 것이 좋다.

낙엽 관목 *Sorbaria sorbifolia*

● 꽃 : 6~7월 흰색 ● 열매 : 9월 ● 이명 : 청쉬땅나무, 개쉬땅나무
● 생약명 : 진주매(珍珠梅, 줄기껍질을 말린 것)

'개쉬땅나무'라고도 부른다. 높은 산의 능선이나 계곡, 하천가에서 자란다. 잎은 어긋나고 깃꼴겹잎이다. 끝이 뾰족하며 겹톱니가 있으며, 잎자루에 털이 있다. 잎자루의 기부에 있는 탁엽은 1쌍이고 피침형이다. 꽃은 원추꽃차례로 자잘한 흰색 꽃이 핀다. 열매는 골돌과로 긴 타원형이며 9월에 익는다. 꽃차례가 마치 수수 이삭 같다 하여 붙여진 이름이다.

채취시기	1	2	3	4	5	6	7	8	9	10	11	12	毒

효능 통증완화, 혈액순환, 타박상, 구토, 꽃은 구충, 치풍, 보혈, 뿌리와 줄기껍질, 가지와 열매이삭은 골절, 타박상, 염좌상 등에 쓰인다.

성미 맛은 쓰고 성질은 차며 독성이 있다.

이용부위 줄기껍질을 약용한다. 봄과 가을에는 경피(莖皮 줄기껍질)와 가지를 채취하여 햇빛에 말려 쓰고, 가을 겨울에 과수(果穗 열매와 이삭)를 채취하여 햇빛에 말린 후 분말로 만들어 활용한다.

용법용량 경피(莖皮)는 하루 1g 정도를 가루로 만들어 따뜻한 물에 복용하며, 과수(果穗)는 0.6~1.2g, 가지는 10~15g을 가루를 내어 이용한다.

민간요법

어린순은 나물로 무쳐 먹으며, 꽃은 구충, 치풍 등에 약용한다.

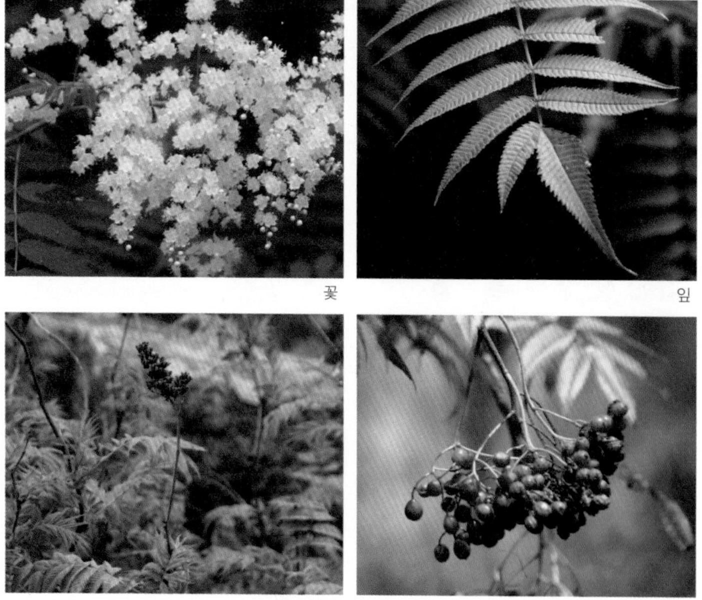

꽃

잎

열매 이삭

열매

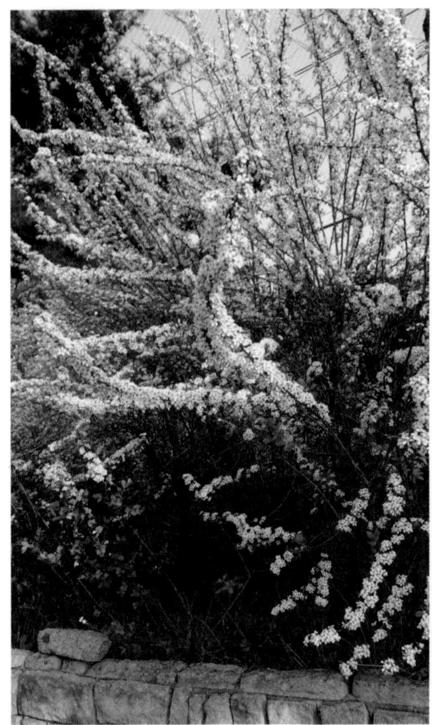
조팝나무

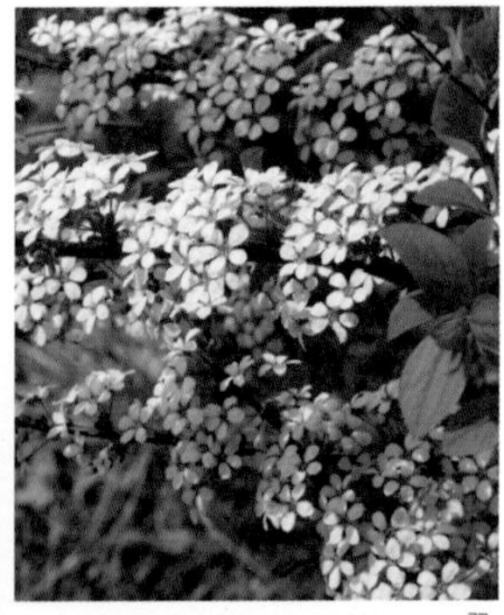
꽃

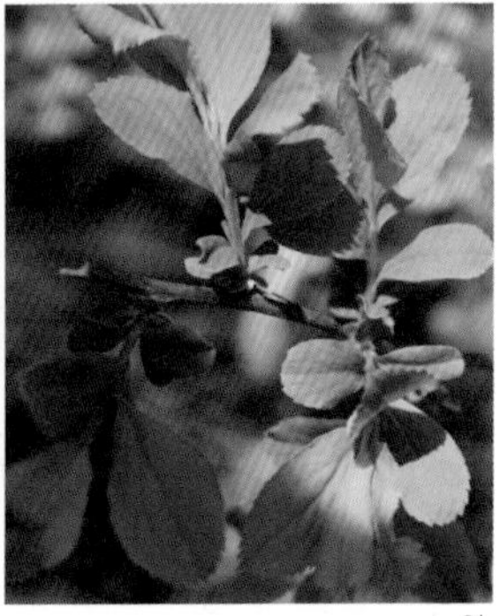
잎

신경통, 인후통, 해열에 효능

조팝나무

정기가 허약한 사람은 복용에 주의를 요한다.

낙엽 관목 *Spiraea prunifolia* f. *simpliciflora*

● 꽃 : 4~5월 흰색 ● 열매 : 9~10월 ● 이명 : 수선국, 조밥나무, 싸리나무
● 생약명 : 목상산(木常山 뿌리를 말린 것)

흰색으로 피는 꽃이 마치 튀긴 좁쌀처럼 보여 '조밥나무'에서 변한 이름이다. 잎은 어긋나고 타원형이며 가장자리에 톱니가 있다. 수피는 회갈색이며, 껍질눈이 있다. 꽃은 가지에 촘촘히 붙는 산형꽃차례에 3~6개의 흰색 꽃이 가지를 덮는다. 꽃에서는 달콤한 향기가 난다. 열매는 골돌과로 작고 털이 없으며 익으면 저절로 터진다. **'가는잎조팝나무'** 등 유사종이 많다.

채취시기	1	2	3	4	5	6	7	8	9	10	11	12

효능 진통, 학질, 인후통, 가래, 설사, 대하증, 뿌리는 해열, 강장, 구토, 신경통, 감기로 인한 열 등에 이용한다.

성미 맛은 맵고 시고 성질은 차다.

귀경 간경, 심포경에 작용

이용부위 줄기, 뿌리, 꽃을 약용한다. 가을에 뿌리를 채취해 햇볕에 말려 이용한다.

용법용량 하루(꽃, 줄기, 뿌리) 4~8g을 물에 달이거나, 가루로 복용한다.

TIP

효소
어린줄기를 물에 씻어 어느정도 물기를 제거하고 1:1비율로 설탕을 켜켜이 재운다. 이를 약 6개월간 숙성시켜 건더기를 건져내고 서늘한 곳에 두어 하루1~2잔 음용한다. 강장, 해열, 인후통, 신경통 등에 좋다.

민간요법

어린순은 나물로 식용하며, 말린 뿌리를 1회 기준 5~10g 정도 약한 불에 달여 복용한다.

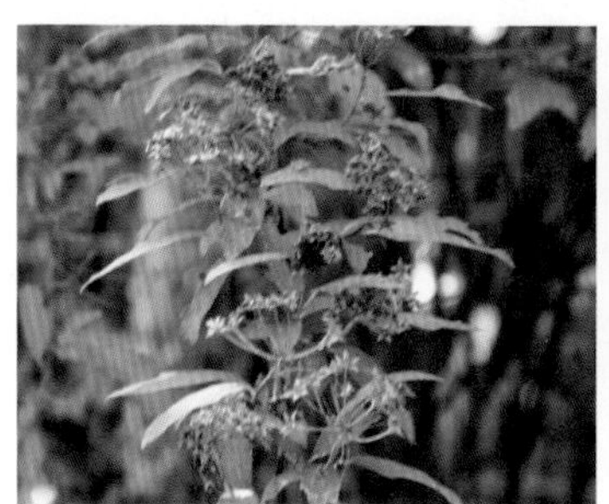
조팝나무의 열매

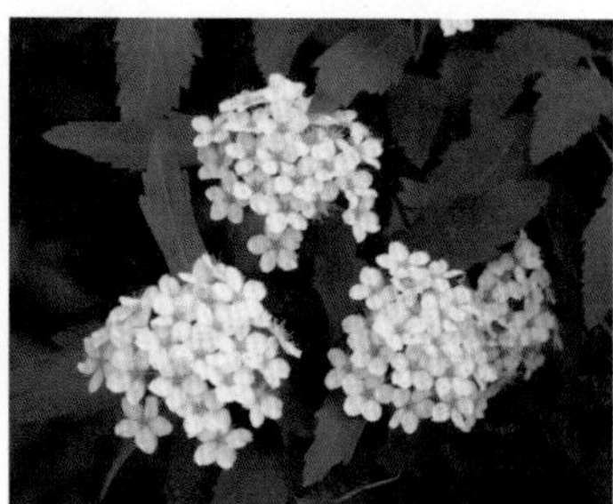
가는잎조팝나무

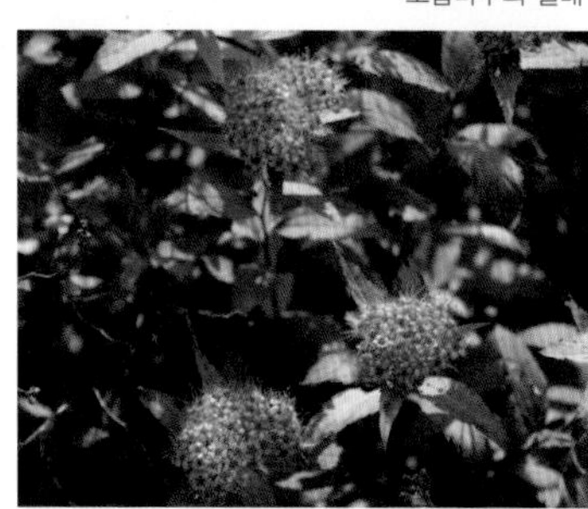
일본조팝나무

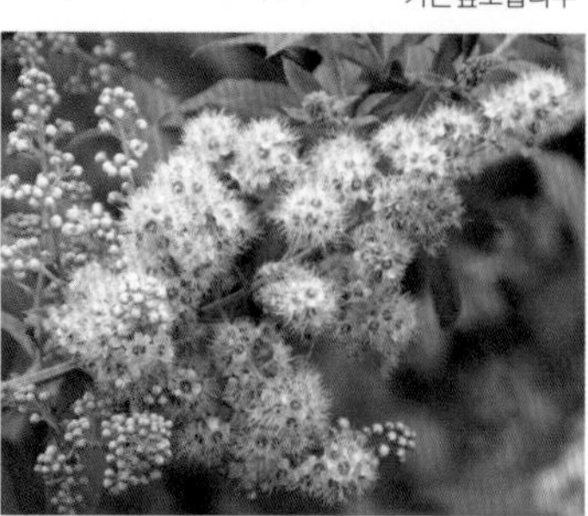
꼬리조팝나무

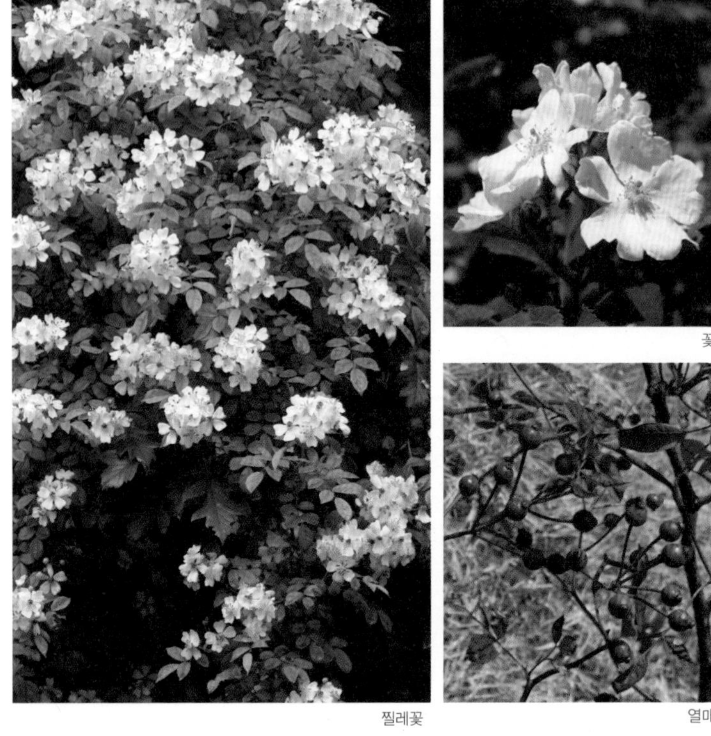

찔레꽃

꽃

열매

면역력 강화와 해독해열에 효능

찔레꽃

무, 겨자 등 시큼한 음식은 피한다.
과다 복용은 설사가 심하게 나므로 주의한다.

낙엽 관목 *Rosa multiflora*

● 꽃 : 5~6월 흰색 ● 열매 : 9~11월 붉은색 ● 이명 : 장미자, 야장미, 찔레나무

● 생약명 : 영실(營實 반쯤 익은 열매), 석산호(石珊湖), 색미자(薔薇子)

높이 2~3m로 자란다. 잎은 어긋나고 타원형에 깃 모양의 겹잎이며, 가장자리에 톱니가 있고, 잎 뒷면에 잔털이 있다. 수피는 흑갈색이며 줄기에 가시가 있다. 꽃은 원추꽃차례로 흰색 또는 연한 붉은색으로 피며, 향기가 좋다. 열매는 둥글고 붉은색으로 익는다. 열매 껍질은 홍갈색으로 내피는 두껍고, 씨는 황갈색이다. 향기가 좋아 비누나 향수의 원료가 되기도 한다.

채취시기	1	2	3	4	5	6	7	8	9	10	11	12

효능 불면증, 해독해열, 소화불량, 자양강장, 이뇨, 전신부종, 당뇨, 열매는 생리통, 생리불순, 변비, 신장염, 방광염, 각기, 수종 등, 뿌리는 청혈(淸血 피를 맑게 함), 요실금, 변비, 습(濕)과 풍을 제거, 산후풍, 부종 어혈, 관절염 등을 치료한다.

성미 맛은 시고 성질은 서늘하다.

귀경 신경, 비경, 위경에 작용

이용부위 열매와 뿌리를 약용한다. 가을에 반쯤 익은 열매를 따서 그늘에서 말려 이용한다.

용법용량 하루(열매와 뿌리) 10~20g을 물에 달여 복용하거나 가루 내어 복용한다.

TIP

약차
찔레꽃을 그늘에서 3일 정도 말린 후 설탕을 재워서 한 달 정도 지난 뒤 차로 음용한다.

약주
반쯤 익은 열매에 3배 정도의 담금주를 넣고 3~6개월 정도 숙성시켜 음용한다. 향기가 일품이다.

효소
새순이나 열매를 흑설탕이나 꿀, 생강, 대추, 감초를 진하게 달인 액과 함께 3~6월 정도 발효시켜 음용한다. 생장조절 호르몬이 많이 들어 있어 아이들의 성장 발육에 효과가 있다.

제법

열매를 말려 술에 풀어 시루에 쪄서 말리기를 아홉 번 반복하여 쓴다.

민간요법

· 열매 4~12g을 물에 달여 복용하거나 술에 담가 복용한다.
· 외용시 찧어서 바르거나 달인 물로 씻는다. 하루(열매) 10 ~ 15g을 세 번으로 나누어 복용한다. 주로 여성의 생리통, 생리불순 등과 변비, 신장염, 방광염, 각기, 수종 등에 좋다.

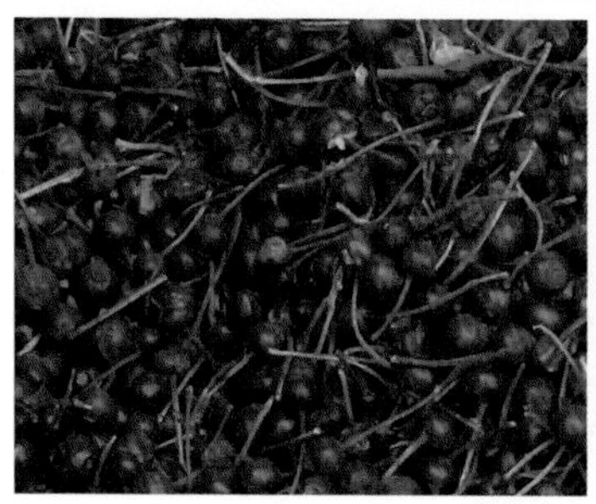
열매 약재

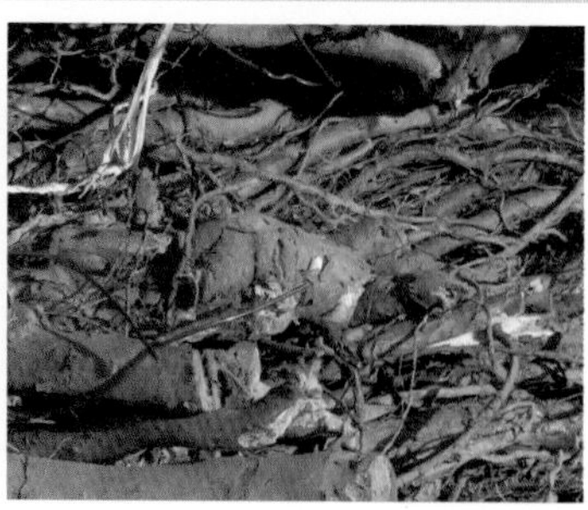
뿌리 약재

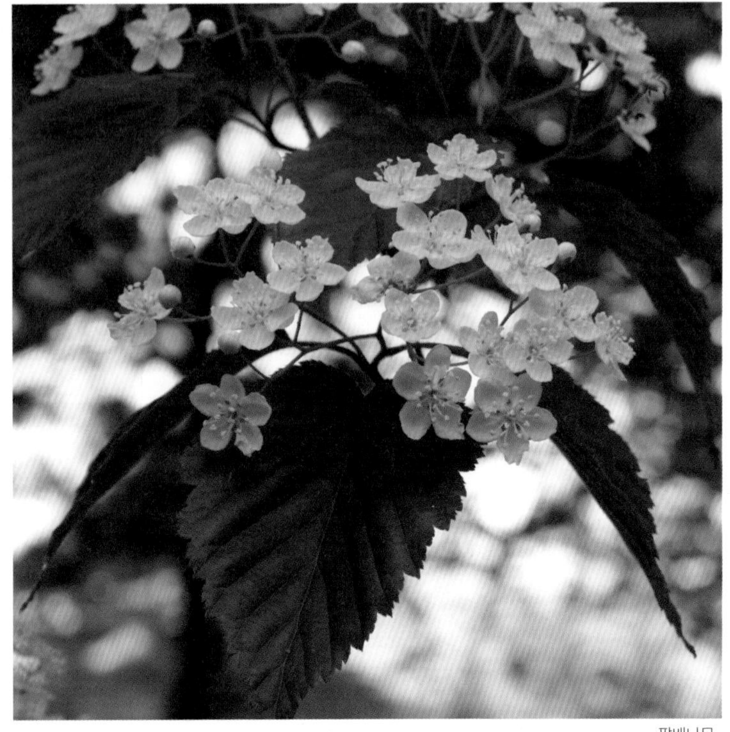

팥배나무

혈당조절과 허약체질, 강정에 효능

팥배나무

과량 복용은 설사, 구토 증상이 올 수 있다.

낙엽 교목 *Sorbus alnifolia*

● 꽃 : 5~6월 흰색 ● 열매 : 9~10월 붉은색 ● 이명 : 운향나무, 물앵두나무, 벌배나무
● 생약명 : 수유과(水榆果 열매를 말린 것)

잎은 어긋나고 달걀 또는 타원 모양이다. 잎 가장자리는 불규칙한 겹톱니가 있으며, 끝은 뾰족하다. 꽃은 산방꽃차례로 흰색의 꽃의 6~10개씩 달린다. 수피는 회갈색 또는 흑갈색으로 세로결 무늬가 있다. 열매는 타원형에 반점이 뚜렷하고 붉은색으로 익는다. 열매가 팥알같이 작고 붉은데다가 꽃이 배나무 꽃처럼 생겨 팥배나무라고 한다. 시큼한 열매는 새들의 먹이가 된다.

채취시기	1	2	3	4	5	6	7	8	9	10	11	12

효능 양음보혈(養陰補血 혈을 보하면 음이 보양이 되는 증상), 토사곽란, 해열, 빈혈, 강정, 진해, 거담, 껍질과 잔가지는 기침, 폐농양에, 열매는 빈혈, 혈허로 인한 과로, 허약체질, 혈당조절, 위장질환에 이용한다.

성미 맛은 달며 성질은 따뜻하다.

이용부위 열매를 약용한다. 열매를 채취해 과육과 껍질을 제거하고 햇볕에 말려 이용한다.

용법용량 열매 120~150g을 황주(20℃ 이하의 양조주)를 가미하여 달여 복용한다.

민간요법

어린잎을 나물로 식용하기도 하며 차를 끓여 마시기도 한다. 잎은 쓴맛이 있다. 그 외 과실주를 담그거나, 달여 먹기도 하며, 나무껍질과 잎을 붉은색의 천연염료를 얻을 수 있어 염료식물로 이용하기도 한다.

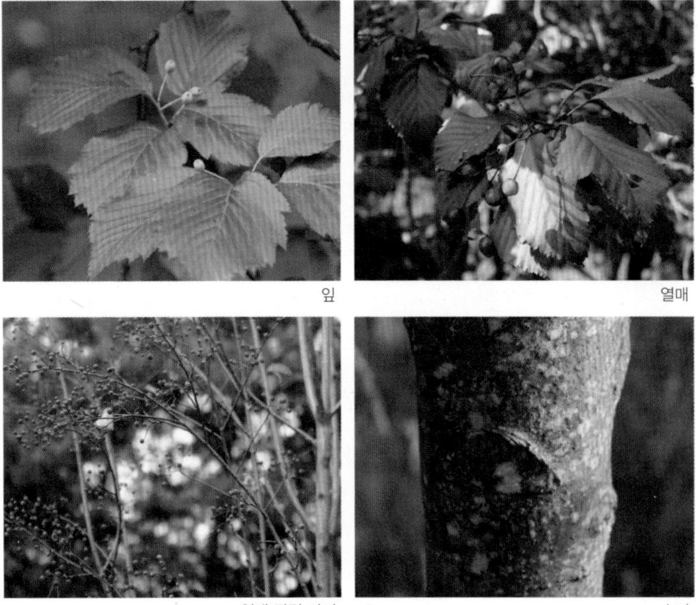

잎

열매

열매 달린 가지

수피

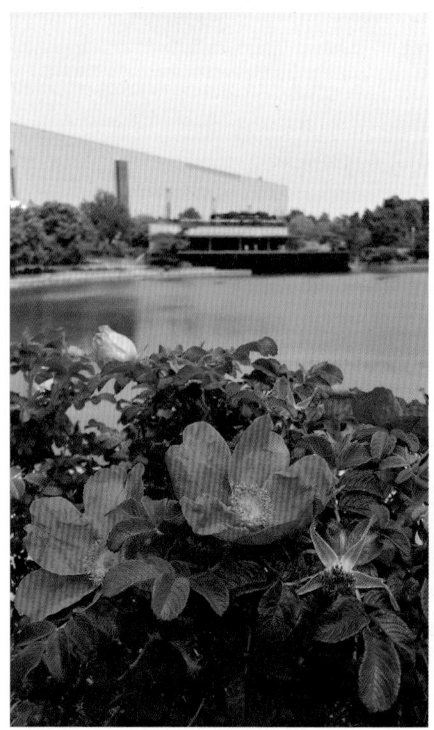
해당화

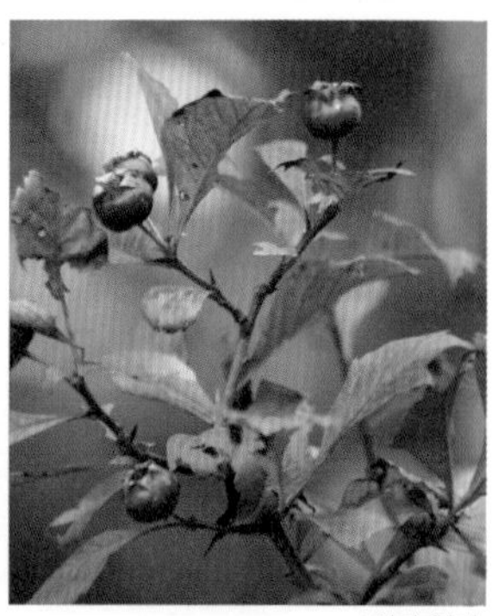
잎과 열매

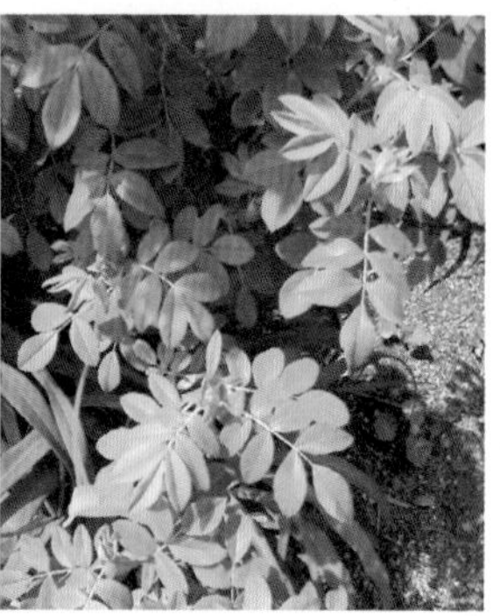
잎

정신불안·두통·당뇨에 효능

해당화

음(陰)이 허하여 열이 있는 환자는 복용을 하지 않는다.

낙엽 관목 *Rosa rugosa*

● 꽃 : 5~7월 홍자색 ● 열매 : 8~10월 붉은색 ● 이명 : 때찔레, 울괴화, 필두화
● 생약명 : 매괴화(꽃을 말린 것) 매괴화근(뿌리를 말린 것)

바닷가 모래땅이나 바위틈에서 자란다. 잎은 어긋나고 타원형으로 깃 모양의 겹잎이며, 두껍고 가장자리에 톱니가 있다. 털이 밀생하고 샘점이 있으며, 줄기는 불규칙하게 서며 가지에 날카로운 가시털이 많다. 꽃은 가지 끝에 1~3개의 홍자색 또는 흰색의 꽃이 핀다. 열매는 편구형 수과로 붉게 익으며 육질부는 먹을 수 있다. 흰색 꽃이 피는 개체를 **'흰해당화'**라고 한다.

채취시기	1	2	3	4	5	6	7	8	9	10	11	12

효능 당뇨, 소화불량, 타박상. 항암, 항균작용, 답즙분비촉진, 꽃은 설사, 월경불순, 열매는 피로회복, 어혈을 제거하며, 뿌리는 당뇨, 풍습통, 관절통, 적백대하, 월경불순, 오심구토, 소화불량에 이용한다.

성미 맛은 달고 약간 쓰며 성질은 따뜻하다.

귀경 간경, 비경에 작용

이용부위 꽃봉오리를 약용한다. 늦은 봄 꽃봉오리를 채취해 약한 불에 쬐어 말리거나 그늘에서 말려 이용한다.

용법용량 열매 3~8g을 달이거나 술에 담근 후 고제(고약)로 복용한다.

민간요법

봄에 어린순을 나물로 식용하고, 꽃봉오리를 채취하여 약한 불에 쪼여 건조시키거나, 그늘에 말려 이용한다.

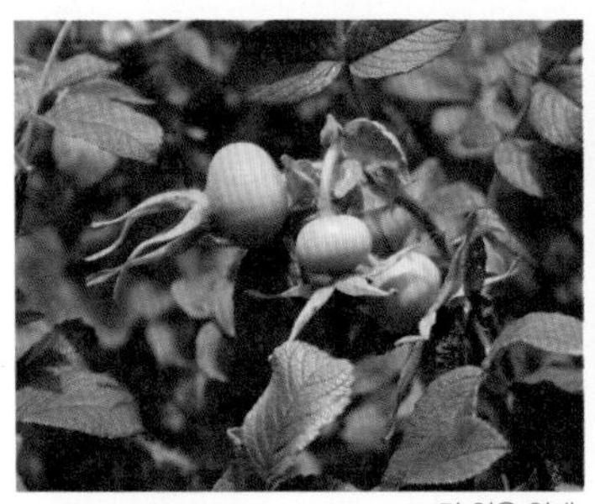

덜 익은 열매

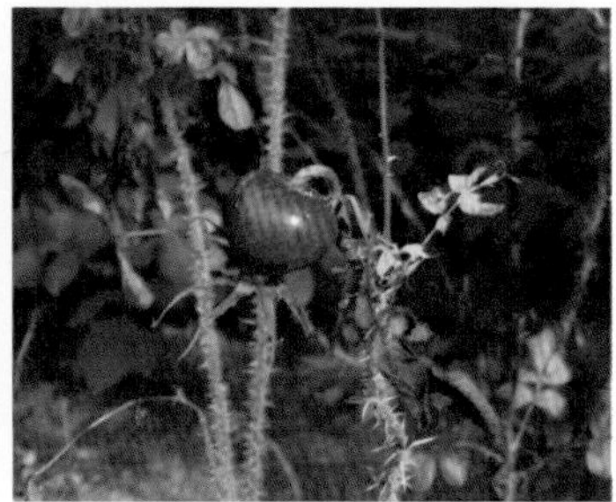

익은 열매

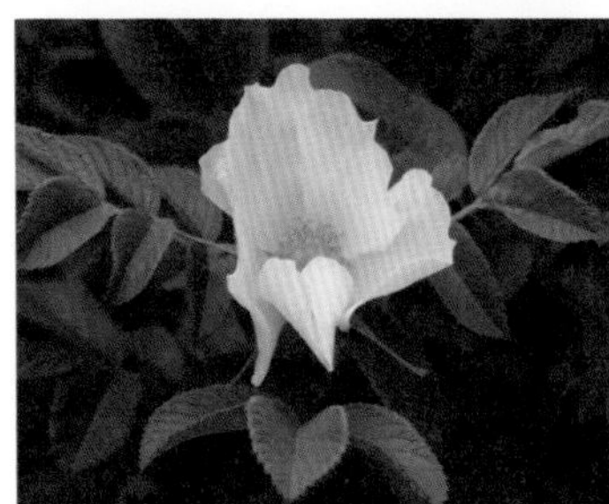

흰해당화

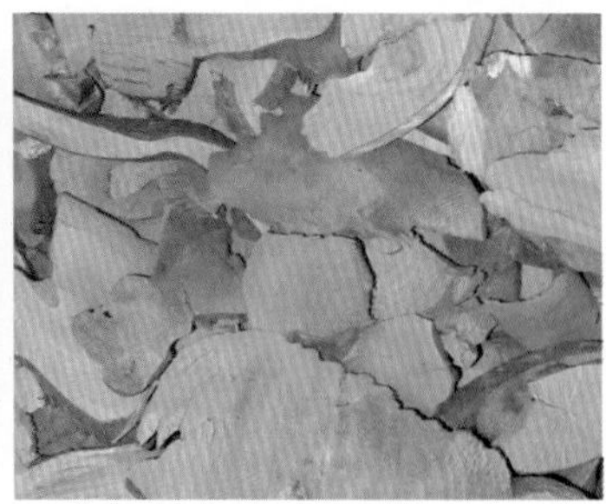

약재

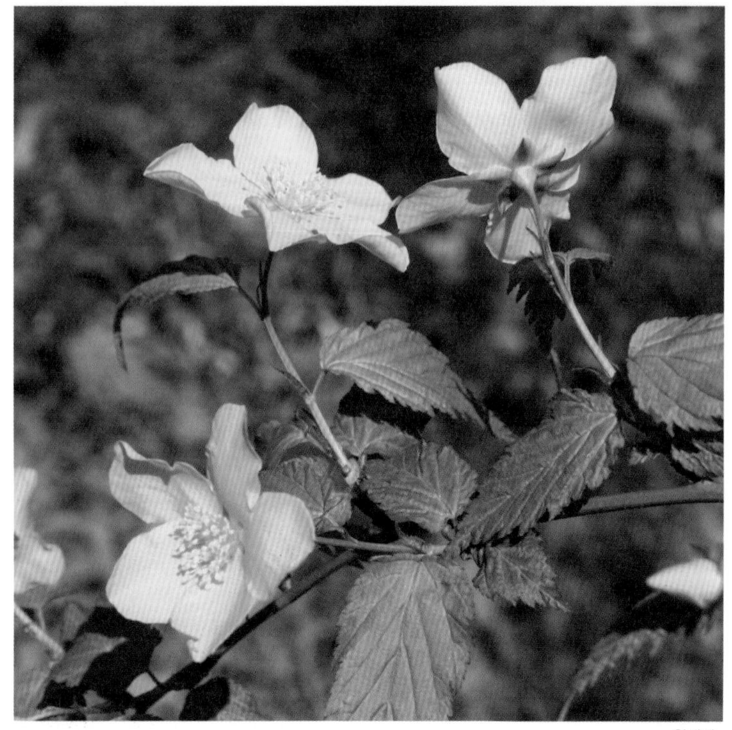
황매화

풍을 제거하고 기침을 멈추는 효능

황매화

과량 복용하지 않는다.

낙엽 관목 *Kerria japonica*

● 꽃 : 4~5월 노란색 ● 열매 : 8~9월 갈색 ● 이명 : 지당, 황매, 죽도화
● 생약명 : 체당화(꽃을 말린 것)

잎은 어긋나고 타원형 또는 난형이며, 끝이 뾰족하다. 가장자리에 겹톱니가 있고, 뒷면은 털이 있으며 엽맥이 나와 있다. 꽃은 곁가지 끝에서 노란색의 꽃이 1개씩 핀다. 5개로 갈라진 꽃잎을 가지며 수술대는 실 모양이며, 여러 개의 수술과 5개의 암술이 있다. 열매는 수과로 검은 빛을 띤 갈색으로 익는다. 겹꽃으로 피는 품종을 '**죽단화(f. *plena*)**'라고 한다.

채취시기	1	2	3	4	5	6	7	8	9	10	11	12

효능 거풍윤폐(祛風潤肺 풍을 제거하며, 폐를 윤활하게 함), 지해화담(止咳化痰 기침을 멈추게하며 담을 제거), 피부질환이나 두드러기, 꽃과 잎은 해수, 이뇨, 잎은 만성기침, 소화불량을 다스린다.

성미 맛은 약간 매우며 떫고 성질은 평하며 독성이 없다.

이용부위 꽃, 줄기, 잎을 약용한다. 꽃은 봄철(4~5월)에, 줄기와 잎(7~8월)은 가을에 채취하여 햇볕에 말리거나 불에 말려 이용한다.

용법용량 전초(꽃, 줄기, 잎) 12~20g을 달여 복용한다.

TIP

약차
꽃을 봉오리째 따서 말린 후 한 번 정도 덖음하고 다시 그늘에 일주일 이상 말린다. 이를 밀폐용기에 보관하여 말린 꽃봉어리 1~2개를 찻잔에 넣고 끓는 물을 부어 우려낸 뒤 마시면, 기침이나 가래에 좋다.

효소
꽃봉오리째 따서 설탕과 1:1의 비율로 넣고 밀봉하여 재운 뒤 3~6개월간 숙성시켜 건더기를 건져내고 짜낸 원액을 물에 타서 음용한다.

유사종 황매화와 달리 겹꽃으로 피는 **죽단화**는 꽃이 황매화에 비해 풍성하게 피어 주로 관상을 목적으로 심어 기르며, 열매를 맺지 못한다. **겹황매화**라고도 한다.

민간요법

꽃은 하루 기준 4~8g을 물에 달여서 복용하고 외용으로 쓸 때는 기름에 담가 바르거나 가루로 만들어 환부에 붙인다. 뿌리와 줄기는 8~12g을 달여서 복용한다.

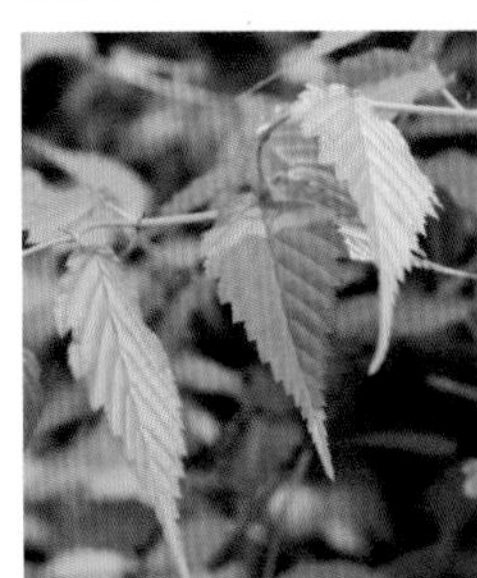
잎

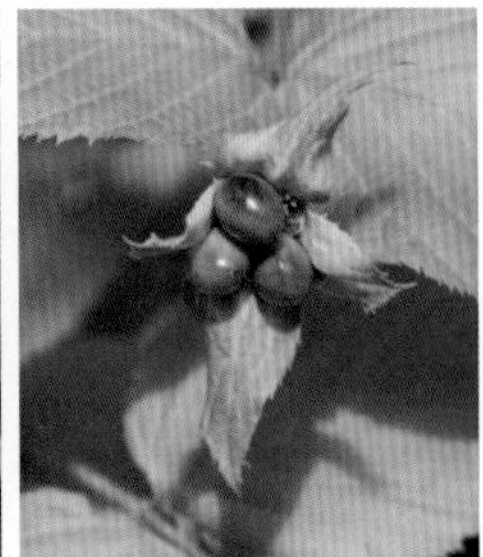
열매

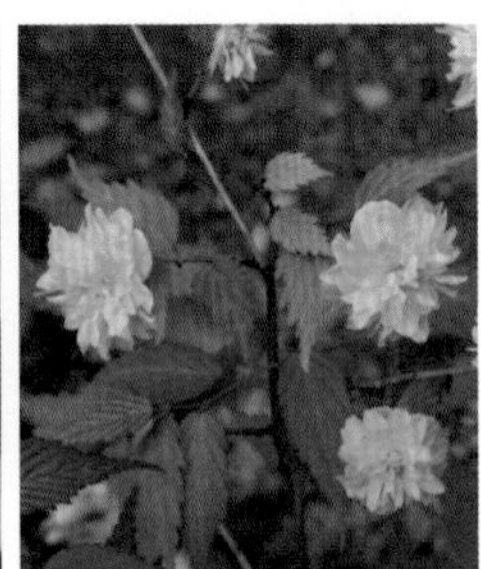
죽단화

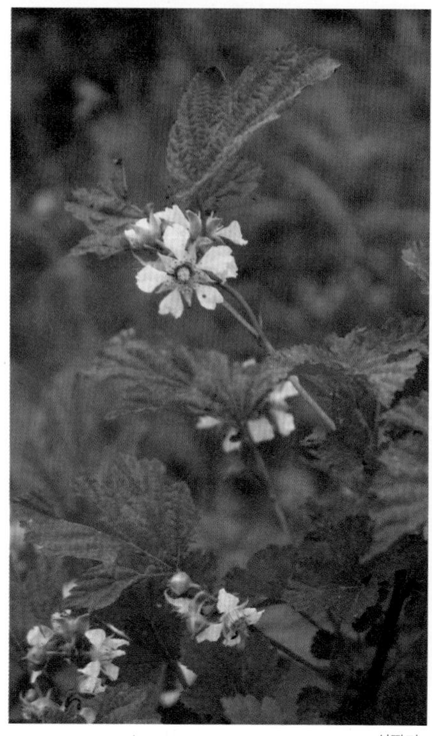
산딸기

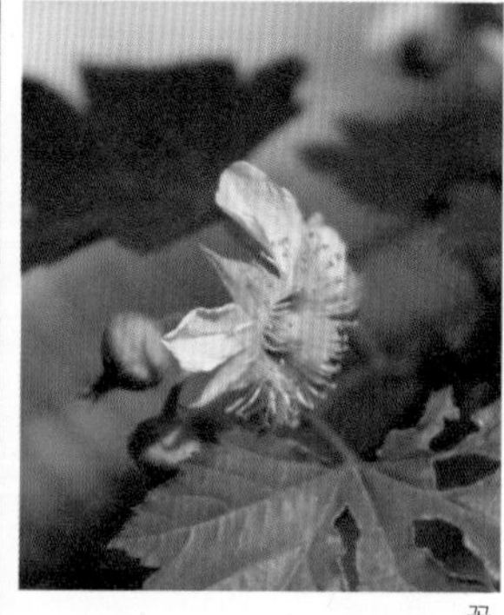
꽃

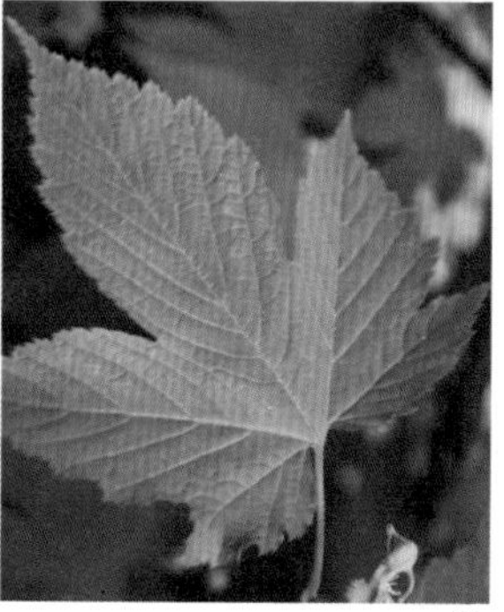
잎

자양강장, 가래를 삭이는 효능

산딸기

과량 복용하지 않는다.

낙엽 관목 *Rubus crataegifolius*

●꽃 : 5~6월 흰색 ●열매 : 6~8월 붉은색 ●이명 : 나무딸기, 산매, 참딸
●생약명 : 현구자(懸鉤子), 복분자(覆盆子)

전국의 산과 들에서 높이 1~2m로 자란다. 잎은 어긋나고 달걀 모양이며 끝은 뾰족하다. 줄기 전체에 가시가 드문드문 나 있으며 가지에서 뿌리가 나온다. 꽃은 가지 끝에 산방꽃차례로 흰색의 꽃이 2~6개씩 달리고 꽃잎은 타원형이다. 수피는 붉은빛이 도는 갈색이며, 가시가 있다. 열매는 집합과로 둥글고 짙은 붉은색으로 익는다.

채취시기	1	2	3	4	5	6	7	8	9	10	11	12

효능 간장과 신장을 보하며, 자양강장, 유정(정액이 줄줄 흐르는 증상), 피로 회복, 몸을 따뜻하게 하며, 강심, 이뇨증, 진해, 거담, 진통, 해독, 월경불순, 이질, 치질, 피부를 부드럽게 하는 효과가 있다.

성미 맛은 달고 떫으며 성질은 따뜻하며 독성이 없다.

귀경 간경, 신경에 작용

이용부위 뿌리줄기, 잎, 열매를 약용한다. 가을철 열매가 익기 시작 할 때 채취해 햇볕에 말려 이용한다.

용법용량 하루 뿌리줄기나 잎 10~20g을 물에 달여 환이나 가루약 형태로 복용한다.

TIP

약차

현구자, 꿀 각 300g을 담금주 800ml에 넣고, 밀봉하여 3~4개월을 숙성시킨 후 음용한다. 눈을 맑게 하며 신장 기능을 개선하고 피로회복에 도움을 준다.

산딸기 vs 복분자딸기

산딸기는 줄기가 붉은 갈색에 곧추서며, 잎은 보통 3개로 갈라져서 한 잎자루에 한 개의 잎이 달리는 반면, 복분자딸기는 덩굴성이며 잎은 한 잎자루에 3~5개가 달린다. 줄기는 밀가루를 발라 놓은 것처럼 흰색이며, 열매가 익으면 까맣게 되는 점이 다르다.

민간요법

고기나 생선을 먹고 체했거나 뱃속에 덩어리가 있을 때에는 산딸기(뿌리)를 3~4시간 푹 달여서 음용한다.

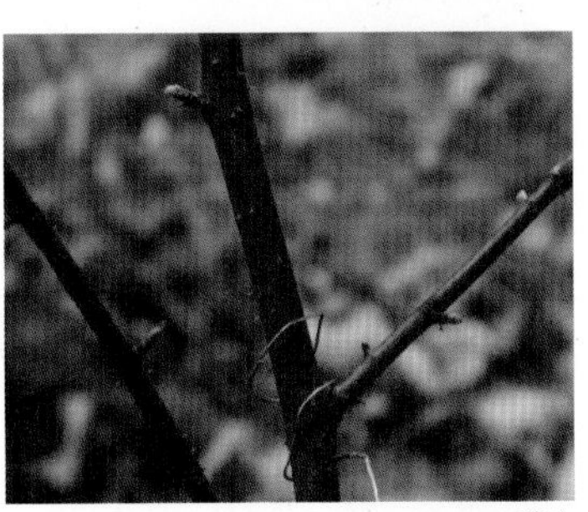

가지

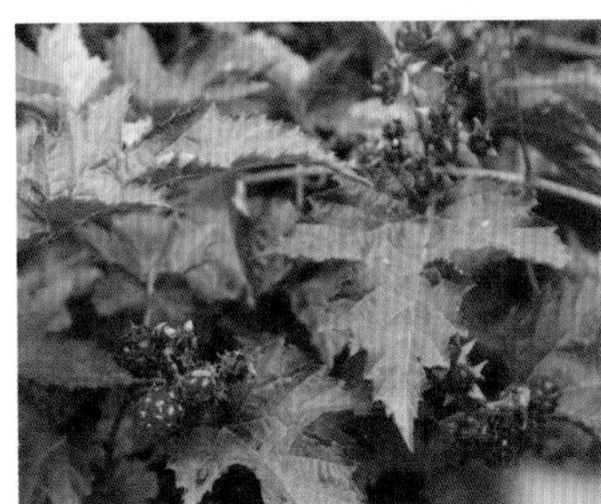

열매

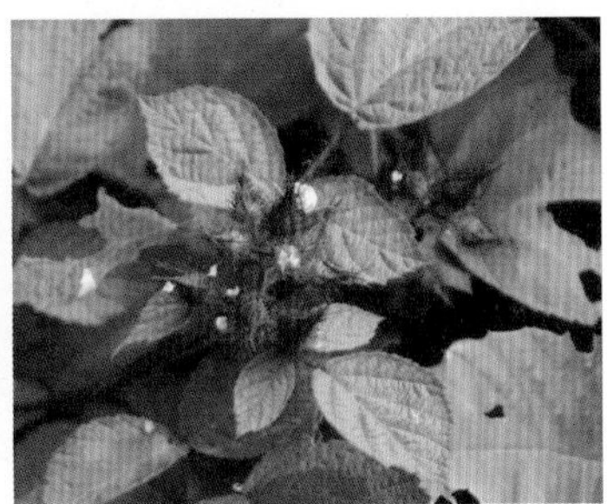

곰딸기

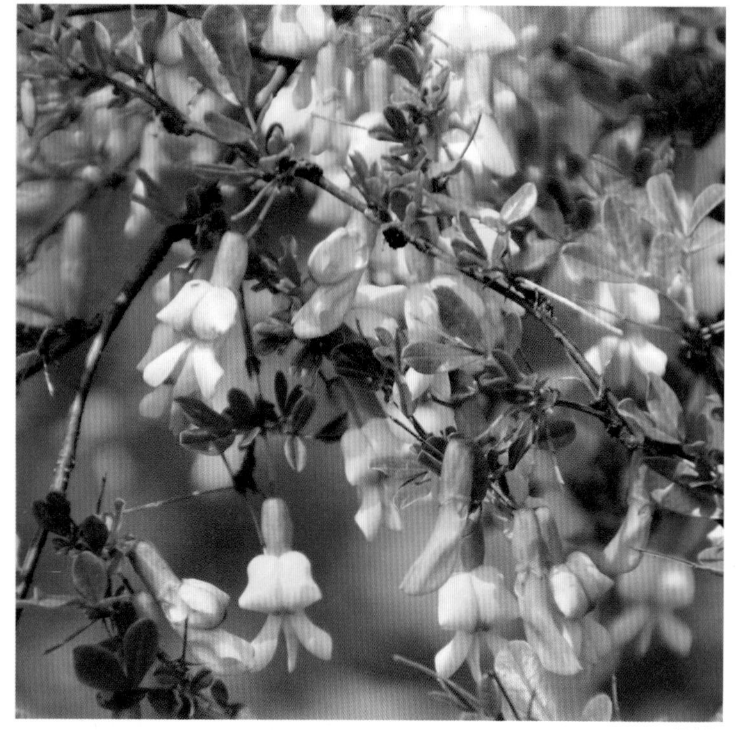

골담초

관절염과 신경통, 고혈압에 효능

골담초

독성이 있어 과다 복용을 금한다. 피부소양증, 알레르기성 피부염 등이 있을 수 있다.

낙엽 관목 *Caragana sinica*

● 꽃 : 4~5월 노란색 ● 열매 : 7~8월 ● 이명 : 버선꽃, 선비화
● 생약명 : 골담초(骨膽草 뿌리를 말린 것), 금작화(金雀花 꽃을 말린 것)

골담(骨痰 관절염)에 잘 듣는 풀이라는 뜻에서 붙여진 이름이다. 잎은 어긋나고 깃꼴겹잎이며 가장자리는 밋밋하다. 꽃은 잎겨드랑이에서 한 송이씩 노란색의 총상꽃차례로 피고 줄기에는 가시가 있으며 단맛이 나므로 먹을 수 있다. 수피는 회갈색이며, 가지에 모가 나 있다. 열매는 협과로 원기둥 모양이고 털이 없다. 씨는 흑갈색으로 익는다.

채취시기	1	2	3	4	5	6	7	8	9	10	11	12	毒

효능 혈액순환 개선, 어혈 제거, 폐질환, 강심 작용을 통한 심장질환 예방, 여성의 자궁질환(백대하), 고혈압, 지통, 류마티스 관절염, 타박상, 염좌, 근골통, 통풍, 신경통, 생리통, 월경불순, 항염증, 관절염, 진통, 습진 등에 효과가 있다.

성미 맛은 쓰고 매우며(뿌리), 성질은 약간 따뜻하다(꽃). 약간의 독성이 있다.

귀경 폐, 비경에 작용

이용부위 뿌리, 꽃을 약용한다. 가을에 뿌리를 채취하여 햇볕에 말려 이용한다.

용법용량 뿌리 10g 정도를 물로 달여 복용하거나, 술에 담가 복용한다.

TIP

약차
말린 골담초 꽃 12~150g을 물 600cc에 넣고 끓여서 우려낸 뒤 식혀서 음용한다. 오랜 기침이나 신경통에 좋다.

약술
가을에 수확한 뿌리의 겉껍질을 벗겨낸 뒤 말린 뿌리 100g에 설탕 100g을 1:1의 비율로 섞어 넣고, 담금주 1.8리터를 부어 밀봉하여 3개월 정도 서늘한 곳에 보관하였다가 건더기를 걸러내고 다시 밀봉하여 3개월 정도 숙성시킨다. 아침 저녁으로 한잔씩 음용하면 신경통, 혈액순환에 좋다.

제법

흙과 세미(細尾)를 제거하고 절편하여 말려서 쓴다.

민간요법

타박상에 뿌리 생것을 짓찧어 환부에 붙이거나 골담초 꽃 생것을 짓찧어 붙이며, 습진에 골담초 달인 물로 환부를 닦아준다. 단방으로 골담초 생즙을 술에 타서 복용(혈액순환 개선으로 타박상을 치료)한다.

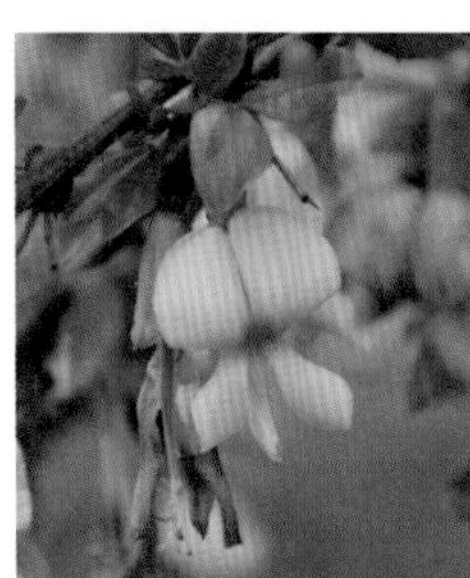
꽃

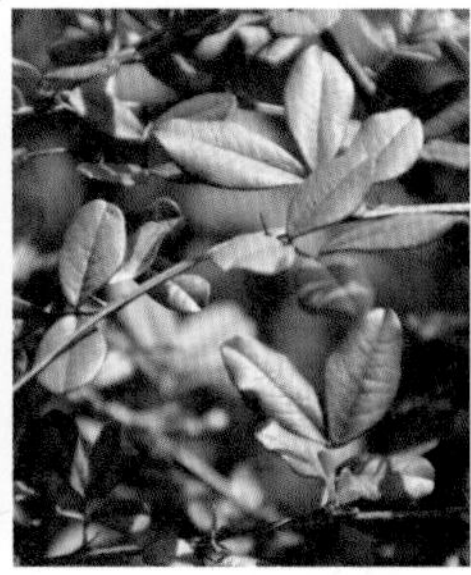
잎

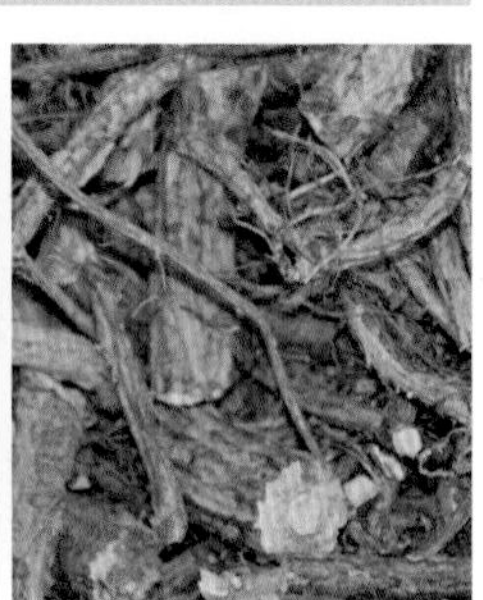
뿌리 약재

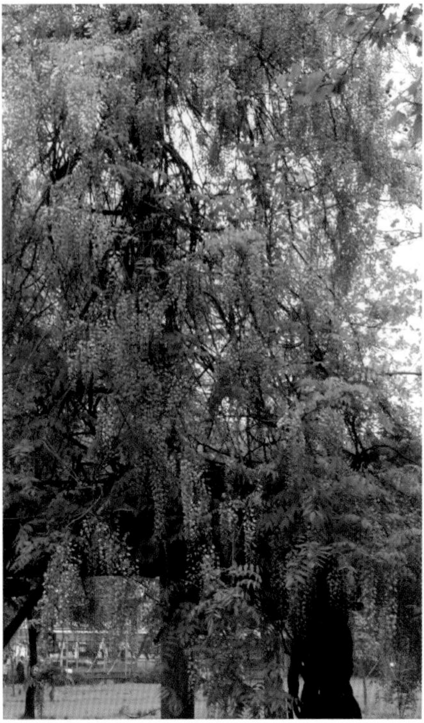

꽃

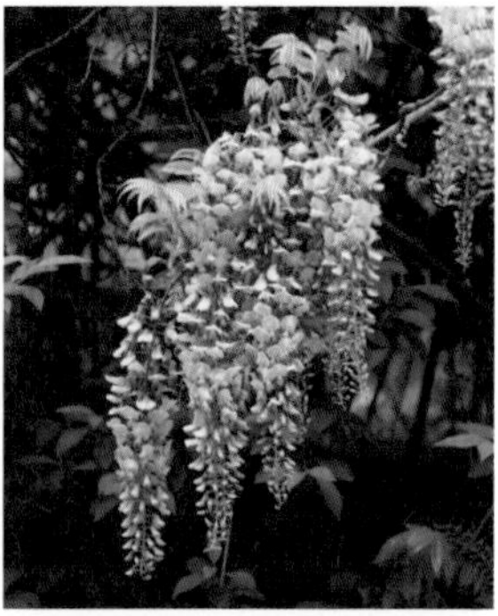

등

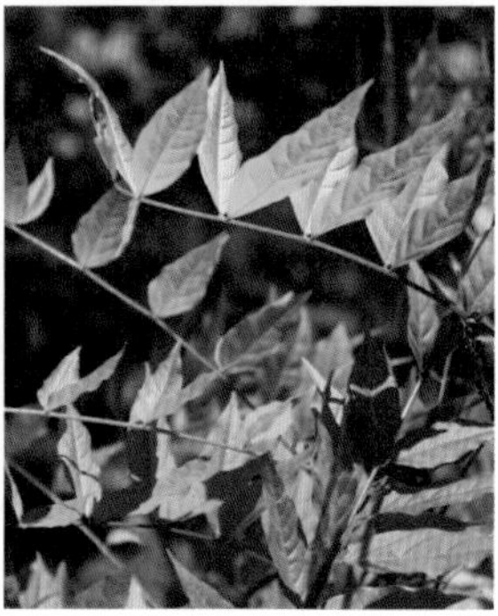

잎

부인병, 항암, 근골통증을 다스리는 효능

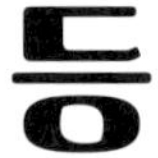

몸이 찬 사람은 과다 복용하지 않는다.

낙엽 만목 *Wisteria floribunda*

- 꽃 : 5~6월 연보라색 ● 열매 : 10~11월 갈색 ● 이명 : 등나무, 참등
- 생약명 : 등채(藤菜 새순), 등화채(藤花菜 꽃을 말린 것)

흔히 '등나무'라고 부른다. 길이 10m로 자란며 주로 관상수로 심어 기른다. 잎은 어긋나고 타원형으로 깃꼴겹잎이며 끝은 뾰족하고 가장자리는 밋밋한 편이다. 잎의 앞뒤에 털이 있으나 자라면서 없어지고, 줄기는 오른쪽 또는 왼쪽으로 감아 올라간다. 꽃은 잎겨드랑이에서 총상꽃차례로 연한 보라색꽃이 달린다. 열매는 협과이며 부드러운 털로 덮여있다.

채취시기	1	2	3	4	5	6	7	8	9	10	11	12

효능 해열, 부인병, 항암(자궁암), 이뇨, 피로회복, 대장과 소장을 이롭게 하며, 꽃은 약술로, 변비, 근육통, 관절염에, 뿌리는 이뇨, 근골통증, 부스럼에 이용한다.

성미 맛이 약간 시고 성질은 차며 독성이 없다.

이용부위 잎, 꽃, 덜 익은 씨앗을 약용한다. 5월 초 꽃이 완전하게 피기 전 채취해서 이용한다.

이용방법 어린잎을 살짝 데쳐 나물로 식용하거나 씨는 볶아서 먹으면 고소한 맛이 난다.

용법용량 등나무혹 또는 전초 20~30g을 물에 달여 복용한다.

TIP

효소

깨끗이 씻은 등의 꽃을 물기를 어느 정도 빼고 잘게 썰어서 꽃과 흙설탕을 1:1비율로 켜켜히 섞는다. 밀봉 후 3~6개월간 숙성시킨 뒤 건더기를 건져내고 원액을 다시 3개월 이상 숙성시켜 물에 타서 음용한다. 등꽃 효소는 숙취해소는 물론, 근육통, 관절염, 위장질환에 효과가 좋다.

약술

봉우리와 함께 딴 꽃을 깨끗이 씻어 말린 후 용기에 넣고 2배 정도의 담금주를 부어 밀봉한다. 이를 2개월 정도 숙성시키면 잿빛을 띤 담황색의 술이 익는다. 건더기를 걸러내고 물에 타서 먹거나 다른 음료와 섞어 마셔도 좋다.

민간요법

등나무혹과 등나무 혹벌레는 민간에서 항암치료제로 알려져 있다. 또한 뿌리는 근육통, 관절염, 부인병에 달여 먹으면 효과가 있는 것으로 알려져 있다.

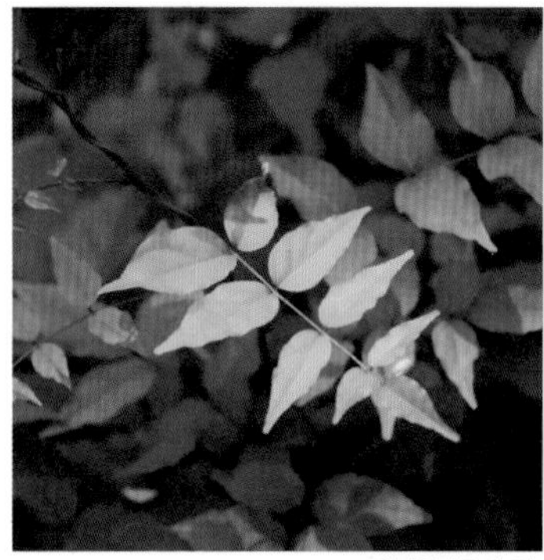
애기등나무의 잎

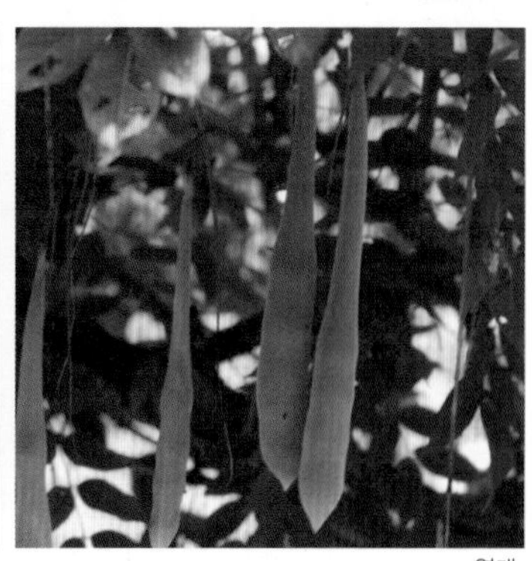
열매

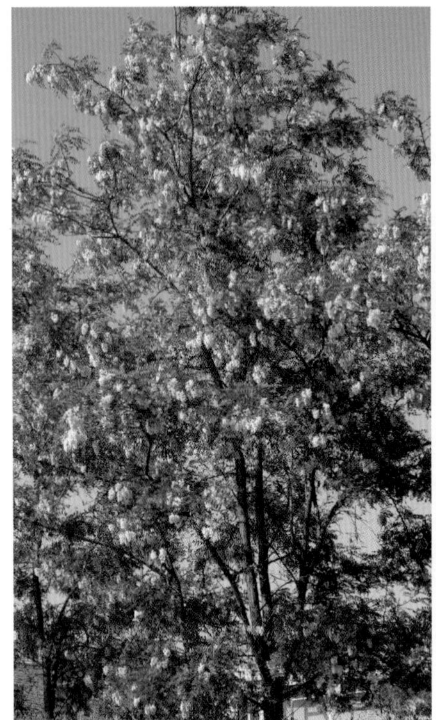
아까시나무

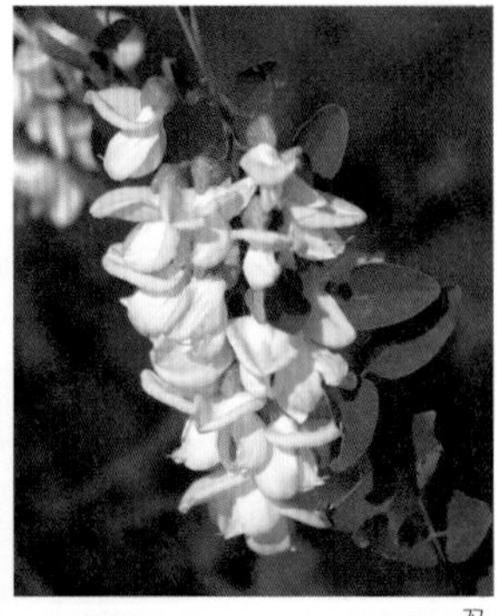
꽃

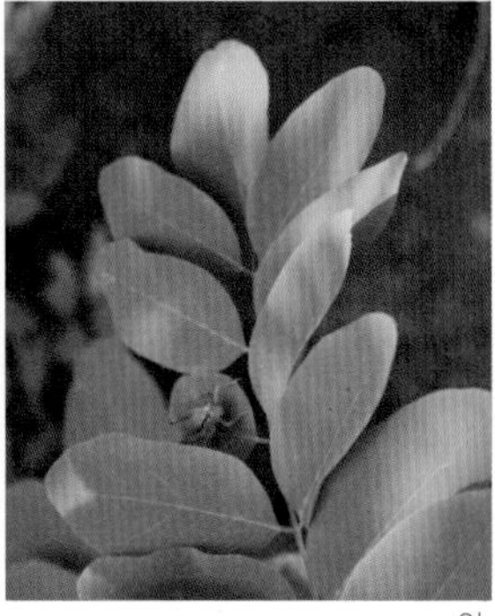
잎

지혈, 해열과 통풍을 다스리는 효능

아까시나무

⚠ 과다 복용은 설사를 유발할 수 있다.

낙엽 교목 *Robinia pseudoacacia*

● 꽃 : 5~6월 흰색 ● 열매 : 9~10월 적갈색 ● 이명 : 아카시아나무, 아가시나무
● 생약명 : 자괴화(自槐花 꽃을 말린 것)

북미 원산으로 높이 10~25m로 자란다. 잎은 어긋나고 깃꼴겹잎이며, 가장자리가 밋밋하다. 잎 끝은 둥글거나 약간 파져있고 턱잎은 가시 모양이다. 꽃은 총상꽃차례로 원통의 나비 모양의 흰색으로 달린다. 꽃에서 꿀 향기가 나며, 꽃을 먹기도 한다. 열매는 협과로 납작하고 긴 구형으로 적갈색이며 종자는 1~13개이고 신형에 흑색이다.

채취시기	1	2	3	4	5	6	7	8	9	10	11	12

효능 신장의 열을 내리며 가래를 없애고, 붓기를 가라앉히고, 통풍, 대장출혈, 토혈, 위장병, 피부질환, 기침, 이뇨, 수종, 변비, 씨는 기침과 기관지 천식에 효과가 있다.

성미 맛은 달고 성질은 평하며 독성이 없다.

귀경 신경에 작용

이용부위 꽃을 약용한다. 봄철 어린잎은 나물이나 샐러드로 이용한다. 늦은 봄, 꽃이 필 때 채취하여 햇볕에 말려 이용한다.

용법용량 여름에 채취한 아까시나무 꽃을 말린 후, 하루 12~20g을 물에 달여 복용한다.

TIP

효소
아까시꽃 1, 흑설탕 1의 비율로 재워서 2~3일에 한번씩 뒤집어 준다. 그리고 약 한달 정도 숙성을 시킨 후, 그 액을 음용하면 신장이 안좋아 붓거나, 기관지 천식, 통풍치료 등에 효능이 있다.

약술
아까시꽃을 설탕에 버무려 숨을 죽인 뒤 담금주를 붓고 약 한 달 후에 건더기를 건져내고 음용한다.

약술
건조시키거나 살짝 찐 꽃을 용기에 보관하여 끓는 물에 우려낸 뒤 하루 1~2회 음용한다.

문헌

대장출혈 및 각혈을 멎게 하고, 부녀자의 냉대하를 치료한다.
-《귀주민간방약집》

민간요법

아까시꽃은 미래의 항생제로 알려져 있으며 발효시켜 발효액을 통풍치료제로 쓴다. 민간에서는 꽃을 신장질환, 방광염, 신석증에, 씨를 기침과 기관지 천식에 쓴다.

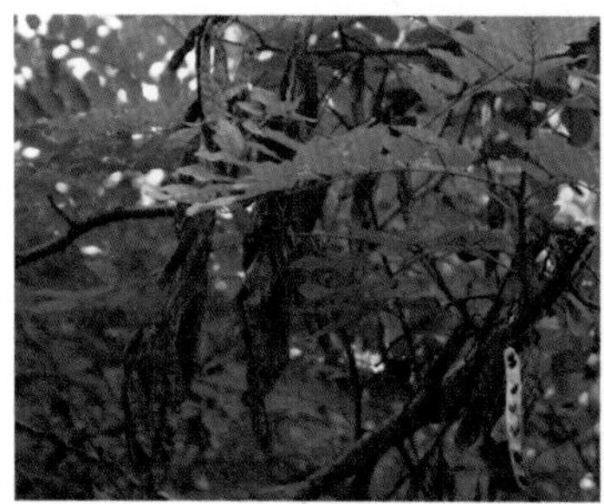
열매

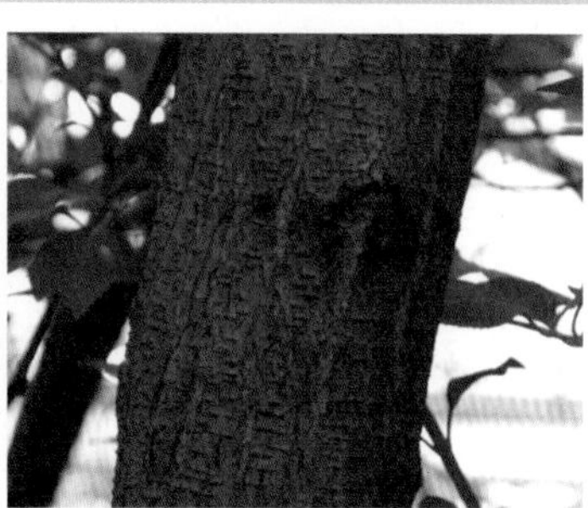
수피

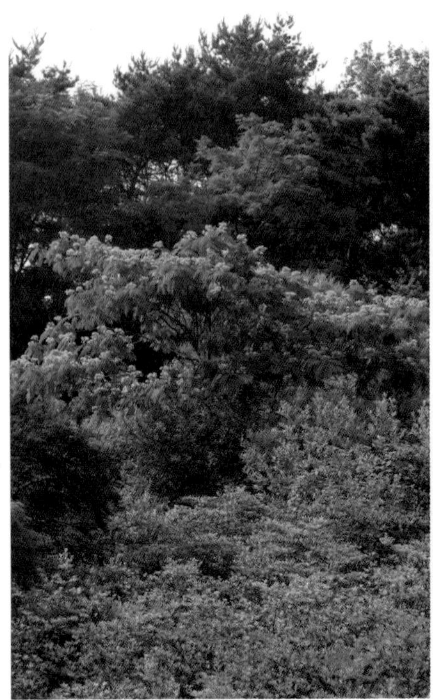

자귀나무

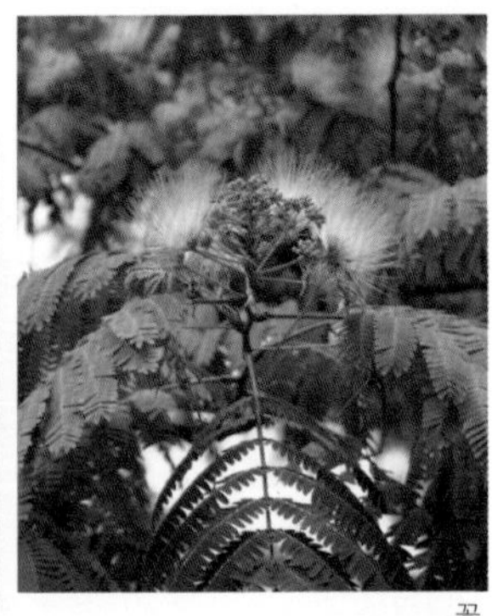

꽃

잎

신경쇠약·피부종기·항암에 효능

자귀나무

식은 땀과 감기로 인한 불면증에는 복용하지 않는다.

낙엽 소교목 *Albizzia julibrissin*

● 꽃 : 6~7월 연분홍색 ● 열매 : 9~10월 ● 이명 : 합환수, 좌귀목, 야합수, 여설목
● 생약명 : 합환피(合歡皮 수피를 말린 것), 합환화(合歡皮 꽃을 말린 것)

잎은 어긋나고 2회 깃꼴겹잎이다. 가장자리가 밋밋하며, 양면에 털이 없거나 뒷면의 맥 위에 털이 있다. 꽃은 가지 끝에서 원추꽃차례로 분홍색의 꽃이 모여 달린다. 수피는 회갈색이고 껍질눈이 많다. 열매는 협과이고 편평한 꼬투리이며 5~6개의 종자가 들어 있다. **합환수(合歡樹)**라 하여 부부의 금실을 상징하는 나무로 알려져 있다.

채취시기	1	2	3	4	5	**6**	**7**	8	9	10	11	12

효능 나무껍질은 신경쇠약, 불면증, 항암작용, 어혈을, 잎은 항균작용, 통증완화, 꽃은 기를 잘 돌게 하며, 목의 통증, 폐결핵, 해수, 요통, 골절통, 해독, 신경쇠약, 부종, 타박상을 다스린다.

성미 맛은 달고 성질은 평하다.

귀경 심경, 간경, 비경에 작용

이용부위 나무껍질, 꽃을 약용한다. 가을에 나무껍질을 채취해 수피를 벗겨서 햇볕에(약성이 강해짐) 말린다. 꽃이 필 때 꽃을 채취해서 그늘에 말려 이용한다.

용법용량 나무껍질은 하루 10~20g을, 꽃은 3~10g을 물에 달이거나 산제 또는 환 형태로 복용한다.

이용방법 나무껍질은 겉껍질을 벗겨 절편하여 이용한다.

TIP

약차
자귀나무 꽃봉오리와 꽃을 함께 채취하여 햇빛에 말린 것을 찻잔에 뜨거운 물을 붓고 꽃 3~4송이를 띄워서 1~2분 정도 우려낸 뒤 음용한다.

약술
꽃의 3~4배에 해당하는 담금주를 붓고 밀봉하여 어둡고 서늘한 곳에 3~6개월 간 보관한 뒤 건더기를 건져내고 음용한다.

제법

껍질에 약간 독성이 있기 때문에 흐르는 물에 약 5일 정도 담가두었다가 쓰는 것이 좋다.

민간요법

껍질을 가루로 만들어 기름에 갠 후, 환부에 붙이거나 말린 꽃을 달여 복용하며, 술에 담가 먹을 수 있다. 달여 복용 할 때는 꽃 20g을 물 1리터에 넣고 1/2 정도가 될 때까지 달여 복용한다.

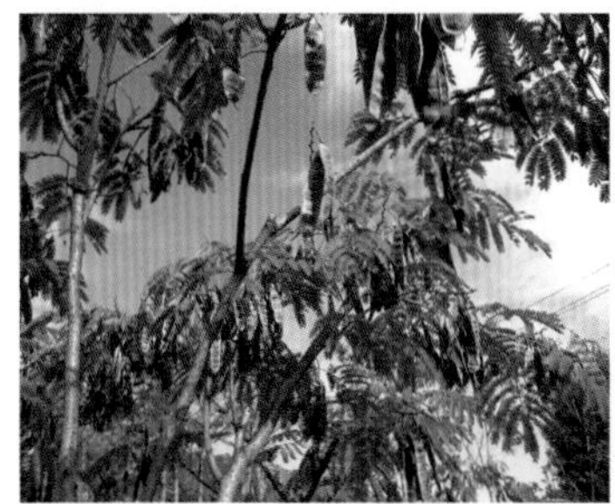

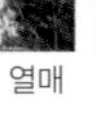
열매

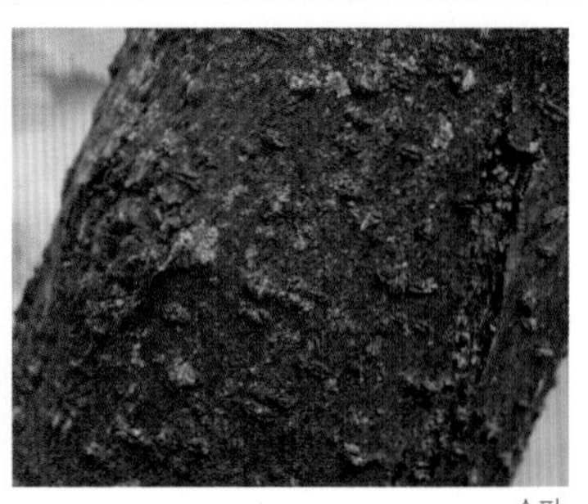
수피

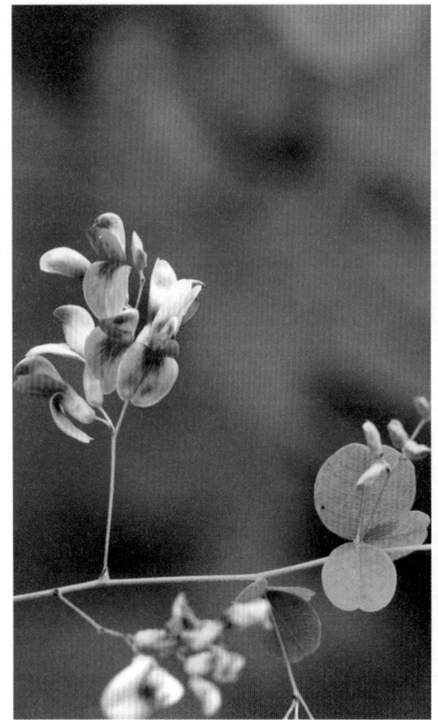
싸리

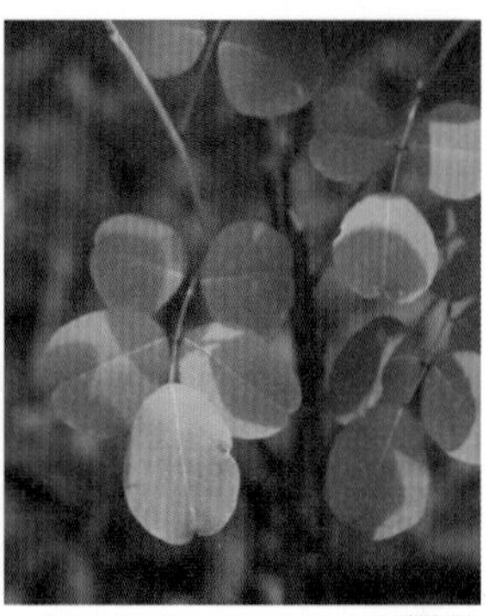
어린 잎

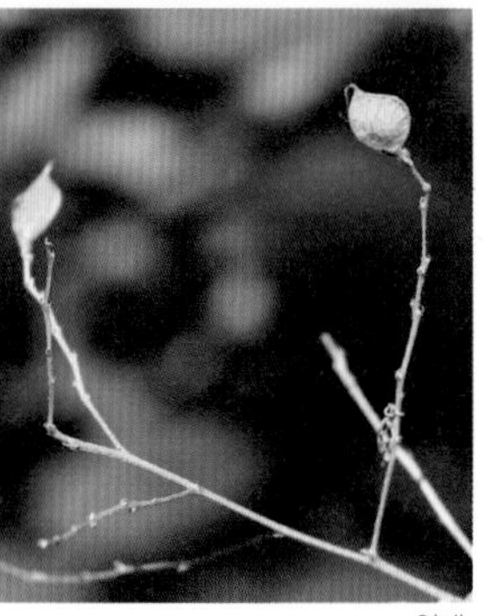
열매

열을 내리고 해수·어혈을 제거

싸리

낙엽 관목 *Lespedeza bicolor*

● 꽃 : 6~7월 흰색 ● 열매 : 9~10월 붉은색 ● 이명 : 좀풀싸리, 녹명화, 야합초, 야화생
● 생약명 : 호지자(胡枝子 줄기를 말린 것)

전국의 산과 들에서 1~3m 높이로 자란다. 잎은 어긋나며 3출엽의 타원 모양으로 된 쪽잎이고, 어린가지는 암갈색으로 능선이 있다. 꽃은 가지 끝이나 잎겨드랑이에서 총상꽃차례로 홍자색의 꽃이 모여 피고 꽃받침은 4갈래로 갈라진다. 수피는 적갈색으로 껍질눈이 발달해 있다. 열매는 협과로 비스듬한 달걀 모양이고 빽빽하게 유모(柔毛)가 있으며, 둥근 씨앗이 달린다.

채취시기	1	2	3	4	5	6	7	8	9	10	11	12

효능 윤폐청열(潤肺淸熱 폐의 열을 내리고 폐를 깨끗하게 함), 폐열해수(肺熱咳嗽), 백일해, 비뉵(폐열이나 위열로 코피를 자주 흘리는 증상), 임병, 기침, 잎, 줄기, 씨는 콩팥질환, 두통, 뿌리는 어혈, 관절염 등에 이용한다.

성미 맛은 달고 성질은 평하며 독성이 없다.

이용부위 잎, 줄기, 뿌리, 가지, 꽃을 약용한다. 가을에 잎, 줄기, 뿌리와 가지를 채취하여 햇볕에 말려 이용한다.

용법용량 하루 12~20g(신선한 것은 50~100g)을 물에 달이거나 산제(가루약)로 복용한다.

유사종 싸리에 비해 **땅비싸리**는 꽃받침이 5갈래로 갈라지고 잎은 깃골겹잎이다. **조록싸리**는 잎이 싸리에 비해 넓은 타원형에 끝이 뾰족하다. 타원형 또는 난형의 잎은 어긋나게 달리고, 3출엽이며 끝이 뾰족하고 바늘 모양의 작은 돌기가 있다. 가장자리는 밋밋하다.

TIP

약차
싸리의 잎이나 꽃을 흐르는 물에 씻은 후 그늘에서 말려서 약불로 덖어 말려 끓는 물에 우려마시면, 두통과 신장질환에 좋다.

화장수
꽃을 50도 이상의 담금주에 담가 우려내어 그 물을 화장수로 이용한다.

제법

잎, 줄기, 뿌리, 씨를 물에 불려 겉껍질을 벗겨내고 이용한다.

민간요법

말린 뿌리 20~40g을 물에 달여서 복용한다. 이는 풍습으로 인한 마비, 타박상, 종기에 쓴다. 꽃을 달인 물을 입욕제로 쓰면 피부 속의 노폐물을 제거하는데 효능이 있고, 골다공증이나 관절염에도 효능이 있다. 그외 싸리꽃과 잎을 우려낸 물에 30분 정도 발을 담그면 무좀에 효과적이다.

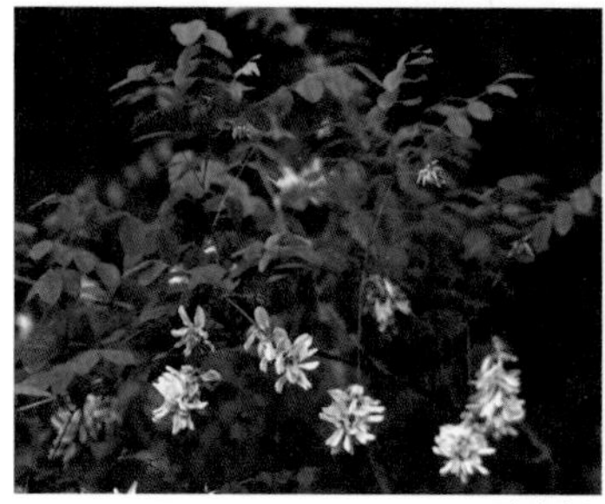
땅비싸리

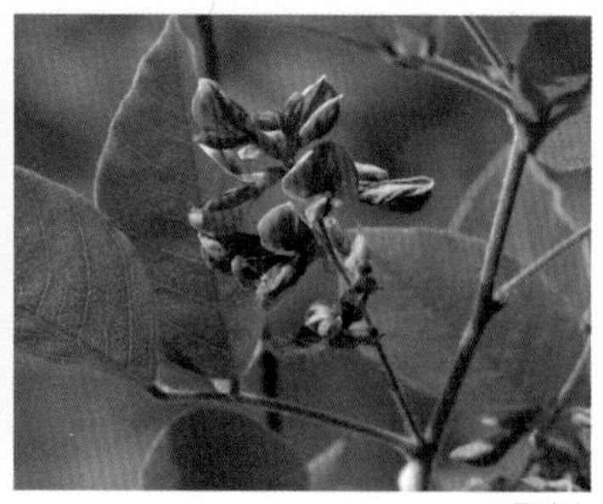
조록싸리

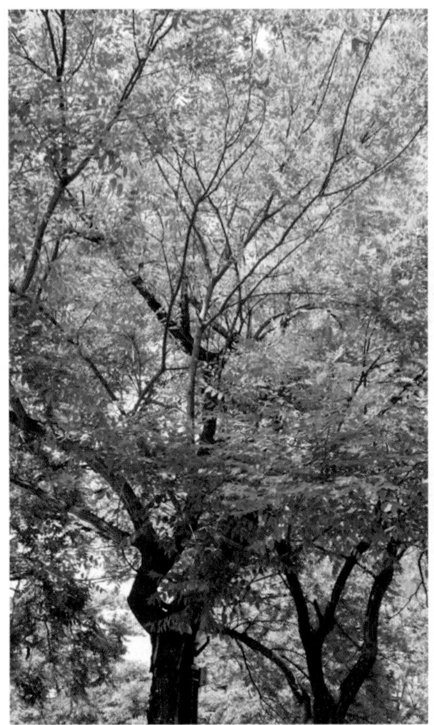
회화나무

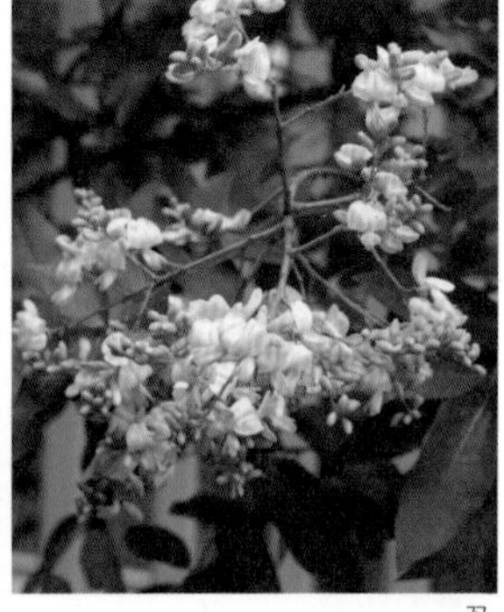
꽃

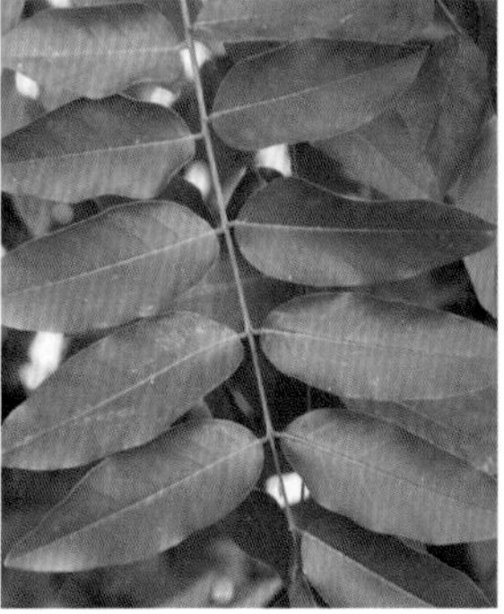
잎

어혈, 동맥경화, 고지혈에 효능

회화나무

소화기관이 찬 사람, 비위가 허한 증상, 임산부는 복용하지 않는다.

낙엽 교목 *Sophora japonica*

- 꽃 : 7~8월 황백색 ● 열매 : 10월 붉은색 ● 이명 : 홰나무, 괴화나무, 학자수
- 생약명 : 괴화(槐花 꽃을 말린 것), 괴근(槐根 뿌리를 말린 것), 괴실(槐實 열매를 말린 것)

잎은 어긋나고 달걀 모양에 깃꼴겹잎이며, 뒷면은 흰빛이 있다. 꽃은 가지 끝에 총상꽃차례로 황백색으로 핀다. 수피는 회갈색이며 세로로 깊게 갈라지고 어린가지는 초록색으로 자르면 냄새가 난다. 열매는 염주 모양으로 기다란 꼬투리로 울룩불룩하다. 잎과 열매의 맛이 매우 쓰다. 중국명 괴화(槐花)에서 '괴'의 중국어 발음이 '홰/회'인 것에서 변한 이름이다.

효능 혈압강하, 고혈압 예방, 동맥경화, 당뇨, 치질, 인후통, 강심, 이뇨증, 탈항, 탈모, 자궁출혈, 혈액 내 콜레스트롤 저하, 꽃은 염증(부스럼), 해열, 뿌리는 풍습을 제거하며, 열매는 눈의 출혈(망막염), 지혈에 이용한다.

성미 맛은 맵고 쓰며 성질은 평하고 독성이 없다.

귀경 간경, 대장경에 작용

이용부위 꽃과 열매, 뿌리를 약용한다. 꽃이 피기 시작할 때 꽃봉오리, 꽃을 햇볕에 말려 이용한다.

용법용량 열매는 하루 5~10g을 물에 달이거나 가루나 환 형태로 복용한다.

TIP

약술
꽃이 활짝 피기 전 꽃봉오리째로 따서 물에 잘 씻은 후 물기를 빼낸다. 거기에 3배 가량의 담금주를 부은 후 밀봉하여 서늘한 곳에 2~3개월 정도 보관하였다가 건더기는 건져내고 음용하되 다른 음료와 섞어서 마셔도 좋다. 혈압을 내리고, 피로회복, 진정, 변비, 해열 등에 좋다.

제법

늦은 가을에 익은 여문 열매를 따서 햇볕에 말려 이용한다.

민간요법

꽃은 하루 7~11g을 물에 달여서 복용하는데, 염증, 지사제, 지혈제로 효과가 있다. 그 외 태워서 가루로 만들어 이용하기도 한다.

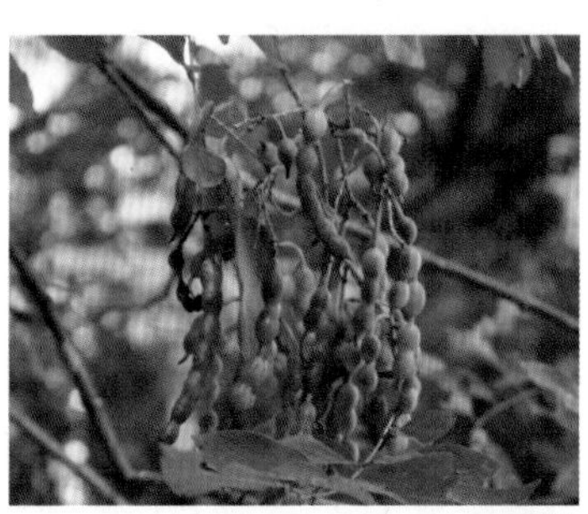
열매

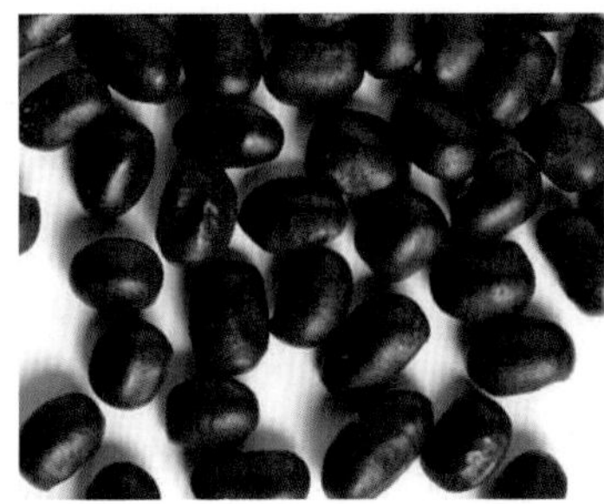
열매껍질 속의 검은 씨

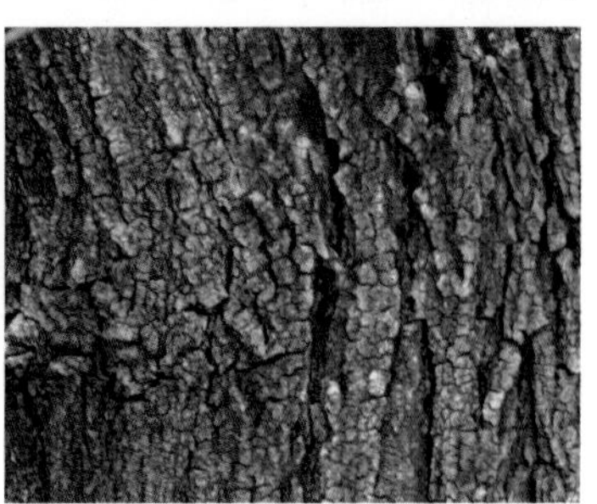
수피

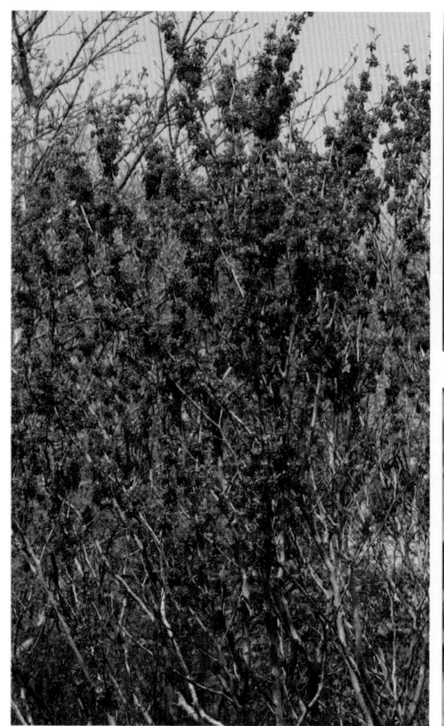
박태기나무

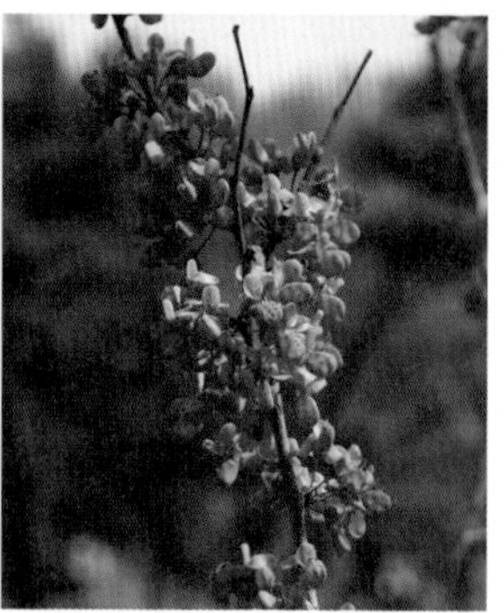
꽃

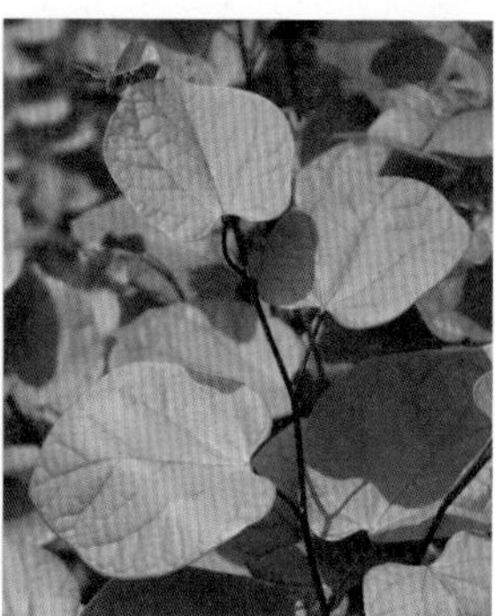
잎

어혈 제거와 혈액순환 촉진에 효능

박태기나무

임산부는 복용을 금한다.
꽃에 약간의 독성이 있다.

낙엽 관목 *Cercis chinensis*

● 꽃 : 4~5월 자주색 ● 열매 : 9~10월 붉은색 ● 이명 : 미화목(米花木), 밥풀대기나무
● 생약명 : 자형피(紫荊皮, 수피를 말린 것), 자형화(紫荊花 꽃을 말린 것)

잎은 어긋나며, 심장 모양이고, 가장자리는 밋밋하다. 꽃이 먼저 피고 잎이 나오며, 4~10송이가 오래된 가지 위에 모여서 달린다. 열매는 협과로 납작한 꼬투리 모양의 갈색으로 익으며, 정단에는 짧은 부리가 있고 복부를 잇는 선을 따라 좁은 날개가 있다. 종자는 2~8개이고 둥글고 편평하며 검은색에 가깝다. 밥알을 의미하는 '밥티기'가 변해서 된 이름이다.

채취시기	1	2	3	4	5	6	7	8	9	10	11	12

효능 활혈통경(活血通經 경락을 소통시키고 혈액 순환을 원활하게 함), 월경장애, 해독, 소종, 통경, 중풍, 진통, 기침, 살균, 관절염, 피부염, 임질, 종기, 꽃은 청열, 양혈, 거풍, 뿌리는 대하증, 껍질은 생리통에, 수피는 통경, 월경통, 타박상 치료에 효능이 있다.

성미 맛은 쓰며 성질은 평하며 독성은 없다.

귀경 소장경에 작용

TIP

약차

4~5월 잎이 나오기 전 활짝 핀 꽃을 따서 서늘한 곳에서 일주일 정도 말린 후 스팀 소독을 거친다. 이를 다시 그늘에서 2~3일 간 바싹 말려 용기에 담아 냉장 보관하고, 끓는 물에 넣어 우려마시면 혈액순환, 천식이나 인후통 등에 효과가 있다.

이용부위 껍질과 뿌리를 약용한다. 7~8월에 나무껍질을 채취하여 수피를 벗겨내고 햇볕에 건조하여 이용한다.

용법용량 하루에 껍질과 뿌리 3~5g을 물에 달이거나 환 또는 가루로 복용한다.

민간요법

나뭇잎을 짓찧어 환부에 붙이거나 바른다. 수피(말린 나무껍질)는 6~12g을 물에 달이거나 술로 담가서 쓰며, 꽃은 3~6g 정도를 물에 달여 복용한다.

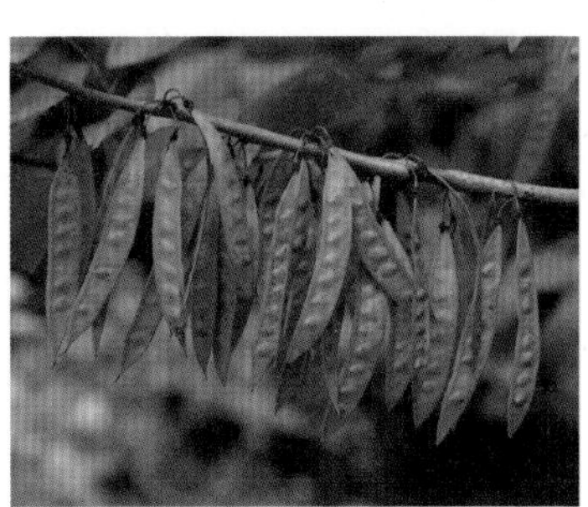

덜 익은 열매

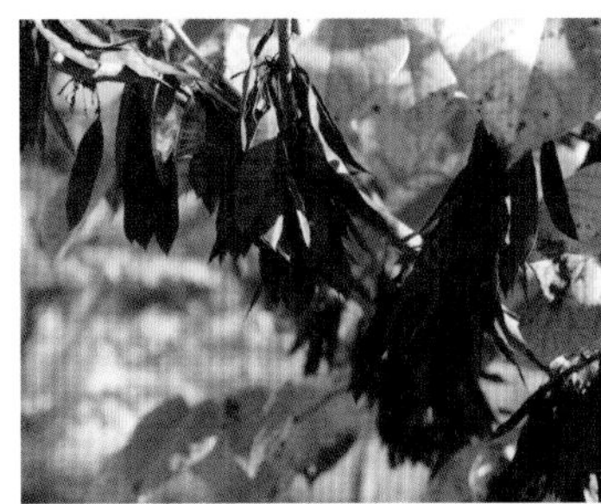

익은 열매

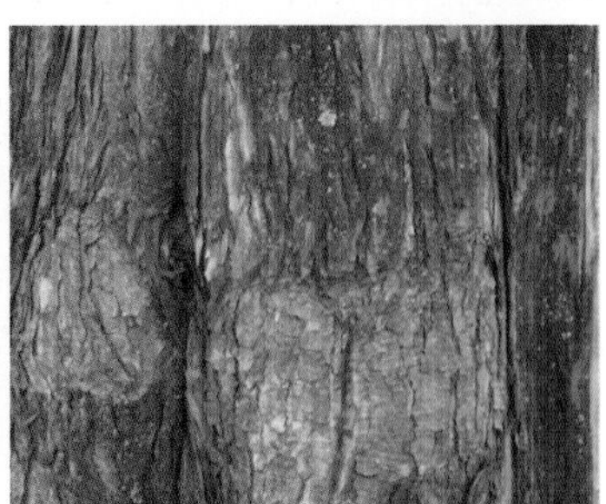

성목의 수피

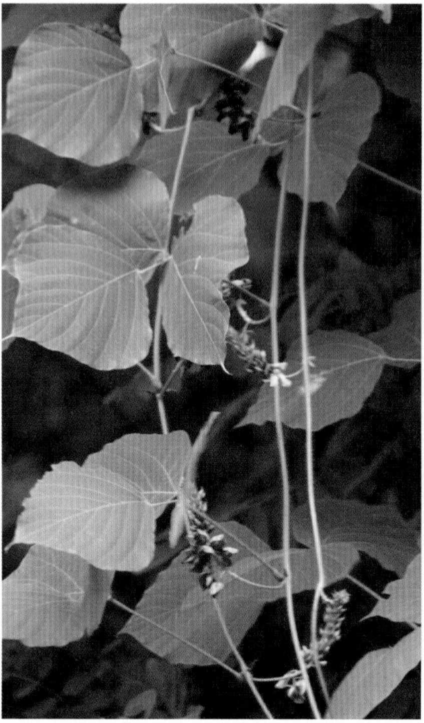

꽃

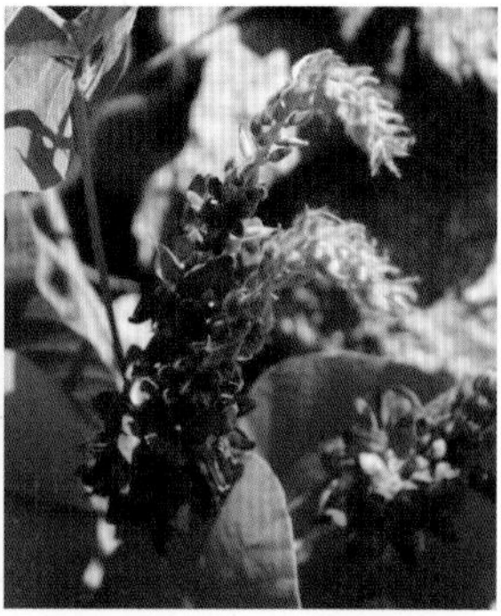

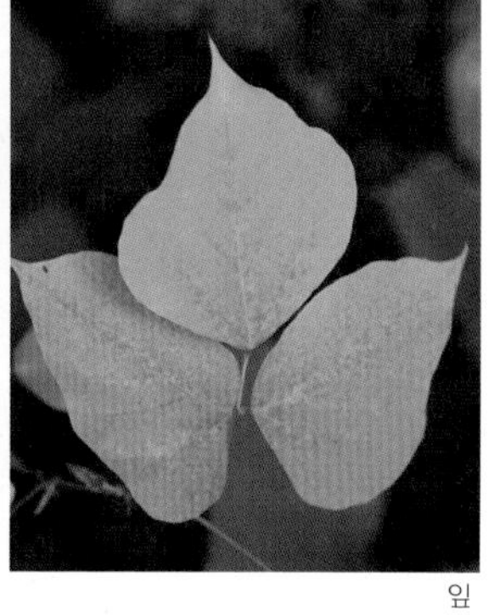

칡

잎

주독을 풀고 열을 내려주는 효능

칡

위가 허(虛)하여 구토를 하는 사람이나, 몸이 찬 사람, 땀이 많은 사람은 복용을 하지 않으며, 여름에는 많이 쓰지 않는다.

낙엽 만목 *Pueraria lobata*

● 꽃 : 7~8월 홍자색 ● 열매 : 9~10월 갈색 ● 이명 : 갈등, 갈마등
● 생약명 : 갈근(葛根 뿌리를 말린 것), 갈화(葛花 꽃을 말린 것), 갈엽(葛葉 잎을 말린 것)

전국의 산과 들에서 길이 10~20m로 자란다. 잎은 어긋나고 3출엽에 달걀형 또는 마름모형으로 3갈래로 갈라지며, 끝이 뾰족하다. 꽃은 잎겨드랑이에서 수상꽃차례로 홍자색의 꽃이 달리고 달콤한 향이 난다. 수피는 회갈색이며 껍질눈이 있고 다른 물체를 휘감으며 오른다. 열매는 협과로 꼬투리는 편평한 넓은 선형이며 굵은 털이 있다.

채취시기	1	2	3	4	5	6	7	8	9	10	11	12

효능 열이 나면서 땀이 나지 않는 증상, 해열, 기침, 이뇨, 거담, 지혈작용, 혈당강하, 뿌리즙은 술독을 풀고 갈증을 해소하는 효능이 있다. 꽃은 과음으로 인한 발열, 열을 내리며, 감기로 인한 갈증이 날 때, 당뇨, 식욕부진, 구토 등에 이용한다.

성미 맛은 달고 매우며 성질은 평하며 독성이 없다.

귀경 비경, 위경에 작용

이용부위 꽃과 뿌리를 약용한다. 가을에 채취하여 겉껍질을 벗겨 햇볕에 말려 이용한다.

용법용량 뿌리 10~20g을 물에 달여 복용한다.

TIP

산나물 | 약차
4~5월 어린순을 따서 흐르는 물에 씻어 나물로 식용하며, 말린 잎 또는 뿌리는 씻어서 적당한 크기로 잘라 물을 붓고 끓여 차로 이용한다. 여성의 갱년기나 골다공증, 피부미용 등에 좋다.

약술
말린 칡뿌리 1kg에 담금주 4~5리터의 비율로 갈근과 담금주를 담아 3개월 정도 숙성시켜서 하루 2~3잔씩 음용한다. 약술은 많이 음용하는 것이 아니고 반주로 하는 것이 좋다.

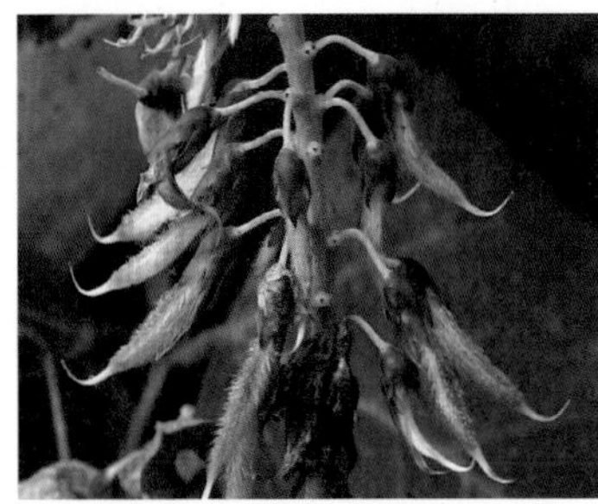
열매

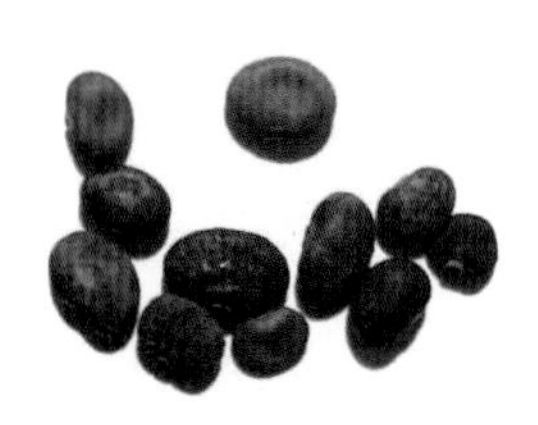
꼬투리 속의 씨

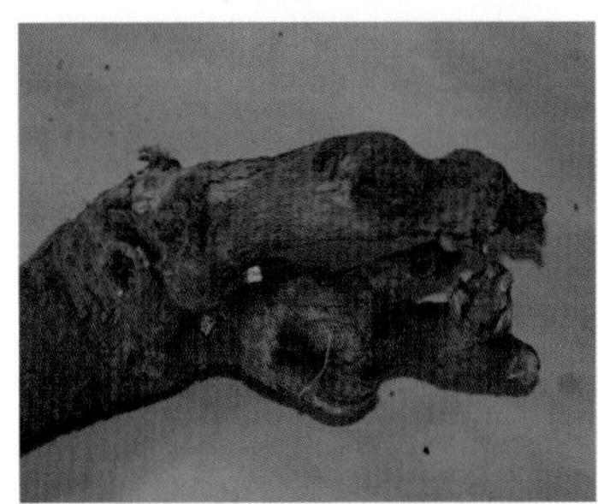
칡 뿌리

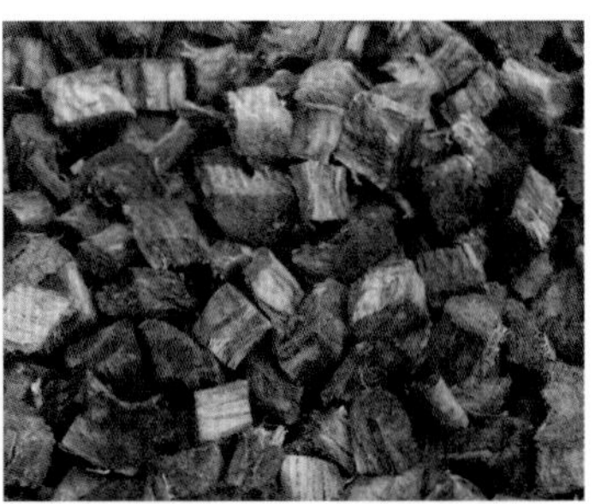
약재

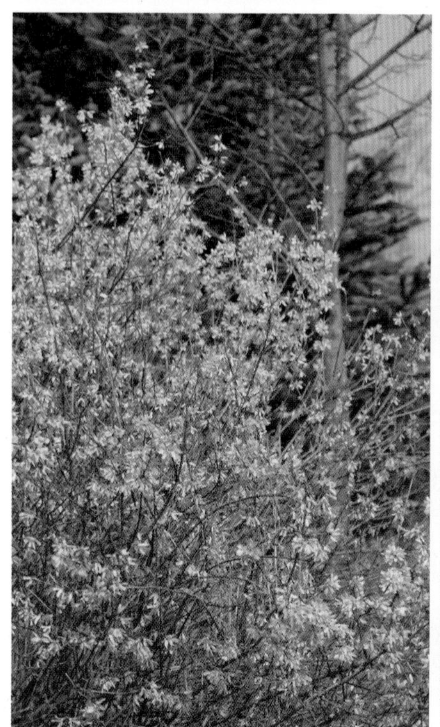
개나리

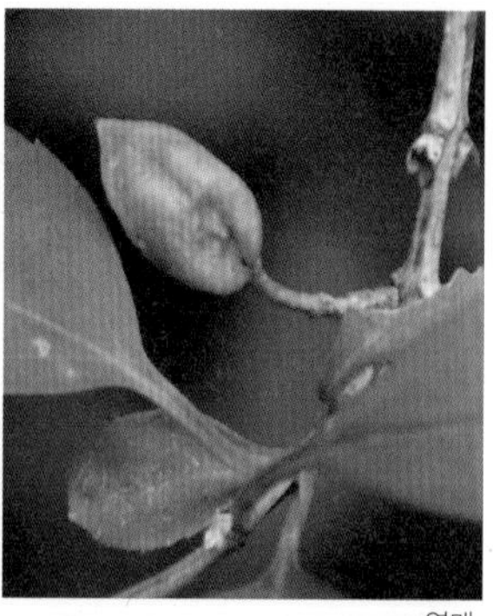
열매

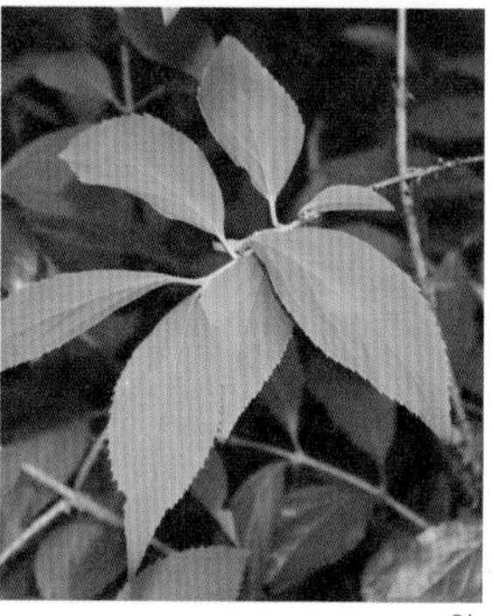
잎

비염, 해열해독, 습진에 효능

개나리

허한증에는 쓰지 않는다.
약한 독성이 있다.

낙엽 관목 *Forsythia koreana*

- 꽃 : 3~4월 노란색 ● 열매 : 9~10월 ● 이명 : 신리화, 어사리 개나리꽃나무
- 생약명 : 연교(連翹 열매를 말린 것), 연교지엽(連翹枝葉 줄기와 잎을 말린 것)

한국특산식물로 양지바른 산기슭에서 자란다. 잎은 마주나고 타원형이며 톱니가 있다. 꽃은 잎겨드랑이에서 노란색 꽃이 1~3개씩 핀다. 잎 앞면은 짙은 녹색이고 뒷면은 황록색이며, 양쪽 모두 털이 없다. 수피는 회갈색에 껍질눈이 발달해 있다. 열매는 9월에 삭과로 달린다. **산개나리**와 달리 가지가 아래로 늘어지며 줄기 속이 비어 있다.

효능 축농증, 비염, 해열, 해독, 부은 것을 내리며, 고름을 제거하는 효능과 방광염, 요도염, 소염, 이뇨, 소종, 오한발열, 신장염, 임파선염, 옴, 종기, 여드름, 습진의 치료에 효능이 있다.

성미 맛은 쓰고 성질은 차며 열매에 약간의 독성이 있다.

귀경 심경, 위경, 담경, 대장경에 작용

이용부위 잎 ,열매, 꽃을 약용한다. 가을에 익은 열매를 채취해 햇볕에 말려서 이용한다.

용법용량 하루 5~10g을 물에 달여 복용한다.

유사종 잎자루와 잎 뒷면에 털이 있고 가지 끝이 좀처럼 처지지 않는 **산개나리**와 잎이 좁고 두꺼우며 톱니가 없는 **의성개나리**, 잎이 달걀 모양으로 나는 **만리화** 등이 있다. 의성개나리는 중국 원산으로 우리나라 경북 의성지방에서 약용식물로 재배하였다.

TIP

약술(연교주)
봄에 꽃을 따서 물에 깨끗이 씻은 후 물기를 없애고, 꽃 500g에 소주 1리터의 비율로 담가 밀봉한 후 서늘한 곳에서 약 2~3개월 정도 보관한다. 건더기는 건져내고 하루 1~2잔 정도 음용하면 여성의 미용에 좋다. 9~10월 경에 맺는 열매(연교)로도 술을 담글 수 있는데, 연교주는 하루 소주잔 1~2잔 정도(식전 또는 취침 전)에 음용하면 효과적이다. 연교주는 연교 200g에 소주 1리터의 비율로 담가 약 3개월 정도 보관하여 건더기를 건져내고 음용한다.

구별
모든 나무가 꽃을 피운다고 열매를 맺지 않듯이 개나리도 모두가 열매를 맺는 것이 아니고 의성개나리만 열매를 맺는다.

민간요법

개나리 꽃과 열매(햇볕에 말린 것)를 술에 담가 복용하기도 한다. 외용으로 쓸 때는 꽃을 짓찧어 코에 삽입하여 비염, 축농증의 고름을 제거하며, 피부병, 소변불리, 습진 등에 이용한다.

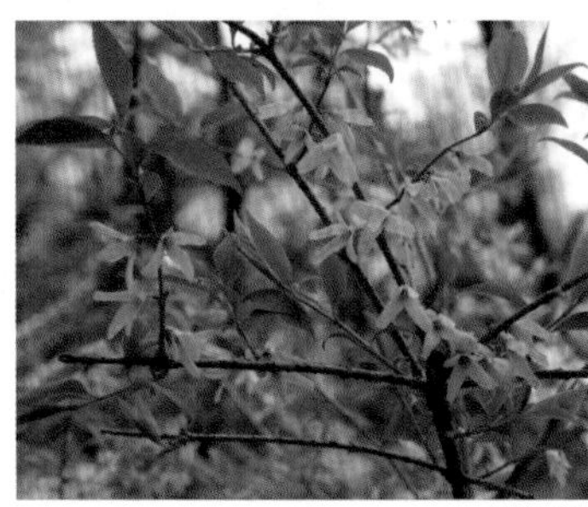
산개나리

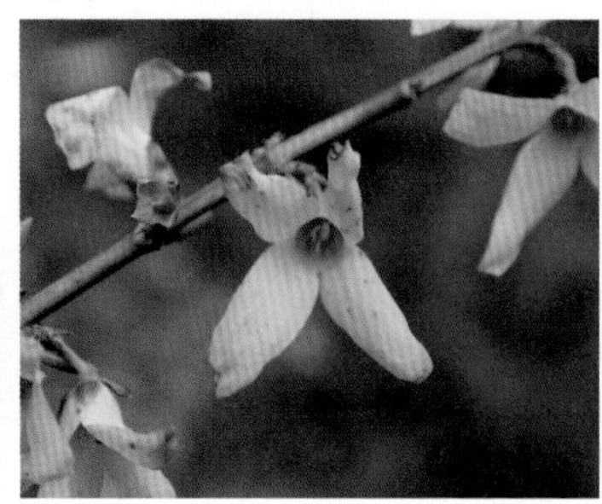
의성개나리의 꽃

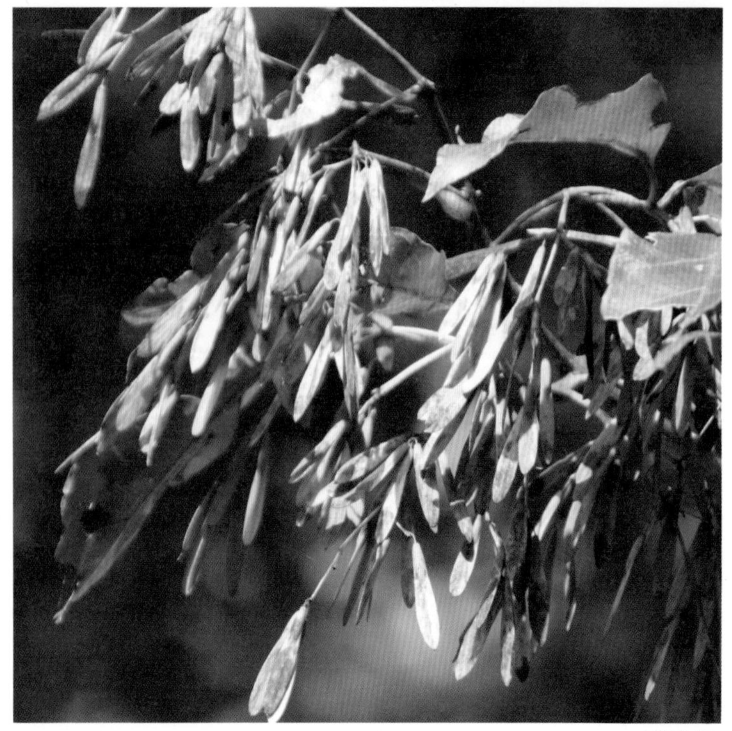
물푸레나무

눈을 맑게 하고 염증에 효능

물푸레나무

비위(脾胃)가 허한 사람은 복용하지 않는다.

낙엽 교목 *Fraxinus hynchophylla*

● 꽃 : 4월 노란색 ● 열매 : 9월 갈색 ● 이명 : 수청목, 진백목, 납수피
● 생약명 : 진피(秦皮 나무껍질을 말린 것. 귤 껍질을 말린 진피(陳皮)와 구별

잎은 마주나고 달걀형의 깃꼴겹잎이며, 끝이 뾰족하고 뒷면에 털이 있다. 꽃은 새로 자란 가지 끝에서 원추꽃차례로 자잘하게 모여 핀다. 수피는 어린나무의 경우 회백색이고 흰색 얼룩무늬가 있으나 자라면서 얼룩이 없어지고 세로로 갈라진다. 열매는 시과이고 날개가 있으며 갈색으로 익는다. 가지를 물에 담그면 물이 파랗게 된다 하여 물푸레나무라 한다.

채취시기	1	2	3	4	5	6	7	8	9	10	11	12

효능 간열을 없애며, 눈을 맑게 하고 소염작용, 이담작용, 급성 및 만성 대장염, 세균성이질, 위염, 만성기관지염, 습열설사, 대하, 자궁출혈, 장출혈 등에 쓴다.

성미 맛이 쓰며 성질은 차고 독성이 없다.

귀경 간경, 담경, 신경에 작용

이용부위 나무껍질을 약용한다. 봄, 여름에 껍질을 벗겨 겉껍질을 버리고 햇볕에 말려 이용한다.

용법용량 하루 6~12g을 물로 달이거나 환이나 가루 형태로 복용한다.

제법

불순물을 제거하고, 깨끗이 씻어 절편하여 햇볕에 말려 사용한다.

민간요법

외용시 달인 물로 환부를 씻거나 짓찧어 즙액을 환부에 붙인다.

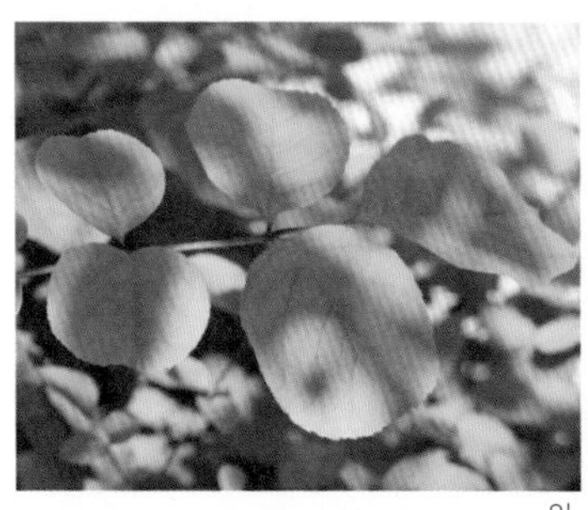

잎

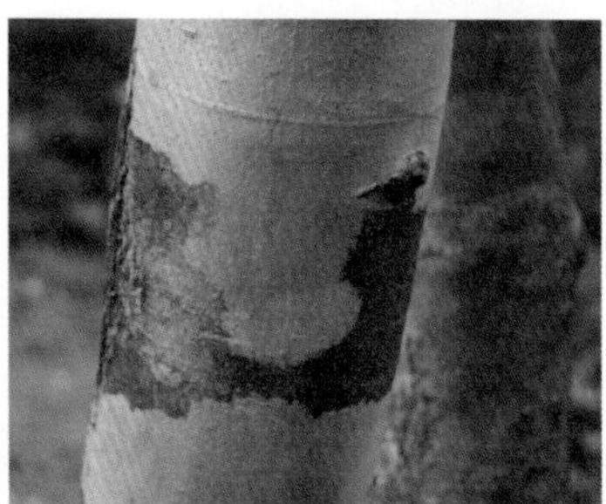

어린나무의 수피

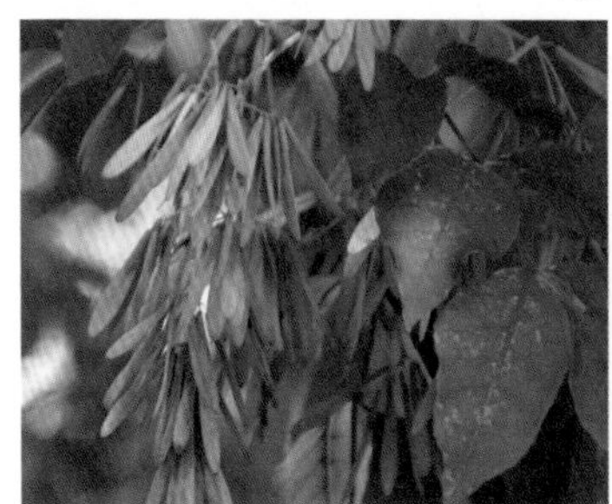

열매

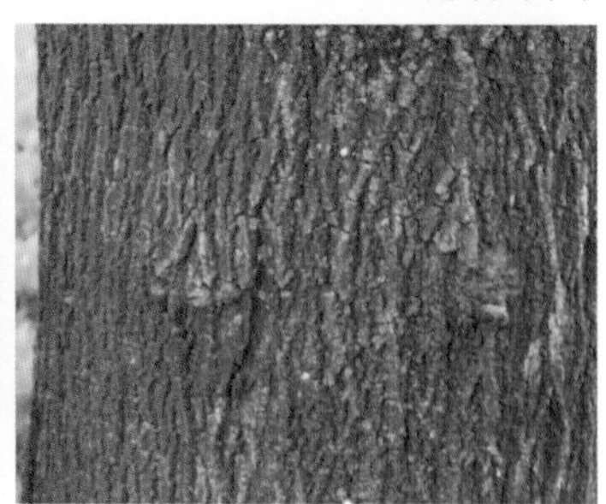

성목의 수피

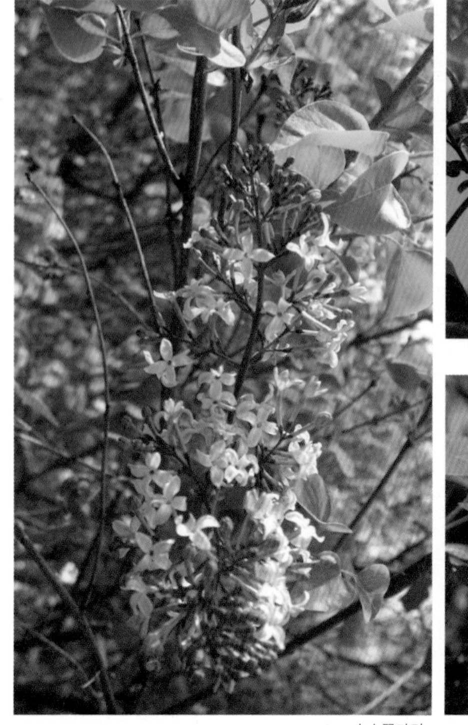
수수꽃다리

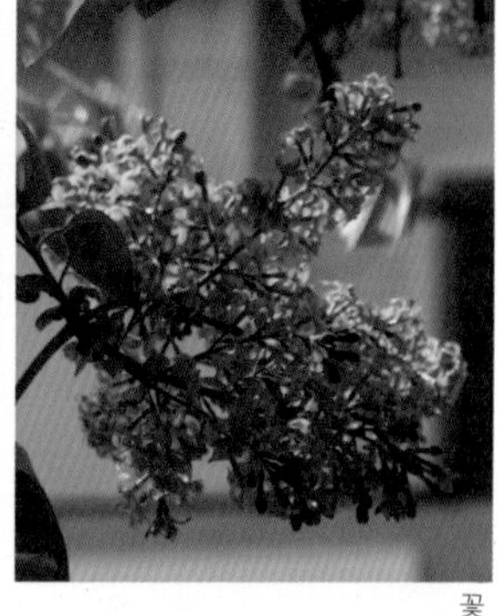
꽃

잎

가래를 멈추고, 담을 삭이는 효능

수수꽃다리

낙엽 관목 *Syringa oblata* var. *dilatata*

● 꽃 : 4~5월 연한 자주색 ● 열매 : 9월 ● 이명 : 개똥나무, 라일락, 정향나무
● 생약명 : 야정향(野丁香 나무껍질 및 가지를 말린 것)

잎은 마주나고 달걀 모양이며, 끝이 뾰족하고 가장자리는 밋밋하다. 수피는 회색 또는 회갈색이고 꽃은 전년도 가지 끝에서 나오는 원뿔 모양의 꽃차례에 연한 자주색으로 작게 모여 달린다. 열매는 타원형의 삭과로 흑갈색으로 익는다. 향기가 좋은 짙은 향기를 내며, 서양수수꽃다리로 부르는 **'라일락'**과는 다른 개체이다.

채취시기	1	2	3	4	5	6	7	8	9	10	11	12

효능 항균, 소염, 강장, 진정, 피로회복, 피부염, 이뇨, 진해, 기관지염, 천식, 잎은 이질에, 꽃은 건위, 식욕부진, 강장, 진정의 효능이 있다.

성미 맛은 쓰며 성질은 차며 독성이 없다.

이용부위 꽃봉오리와 열매, 뿌리를 약용한다. 꽃은 봄에 꽃봉오리를 채취하고, 열매는 겨울에 채취하여 그늘에 말려 이용한다.

용법용량 꽃봉오리를 채취하여 그늘에 말려 차로 이용한다.

TIP

처방

① 야정향근(뿌리) 12~20g을 물에 달여 월경불순, 월경통, 편두통의 치료에 쓴다.(단방요법)

② 야정향의 꽃과 열매 40g을 달여 꿀로 개인 후, 백일해나 만성기관지염, 폐결핵 치료에 쓴다.

③ 백일해, 만성기관지염, 폐결핵의 치료에 야정향 꽃, 열매 40g을 달여 꿀로 개어 복용한다.

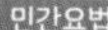
민간요법

외용시 잎을 짓찧어 환부에 바른다. 잎에 항균소염 기능이 있어 피부염이나 여름철 이질에 사용한다.

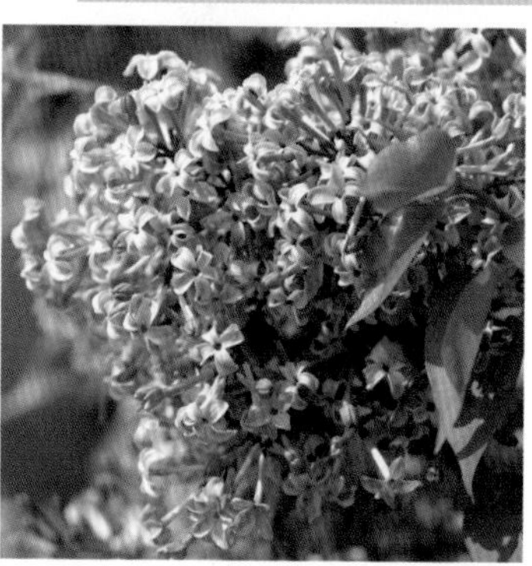
라일락 품종

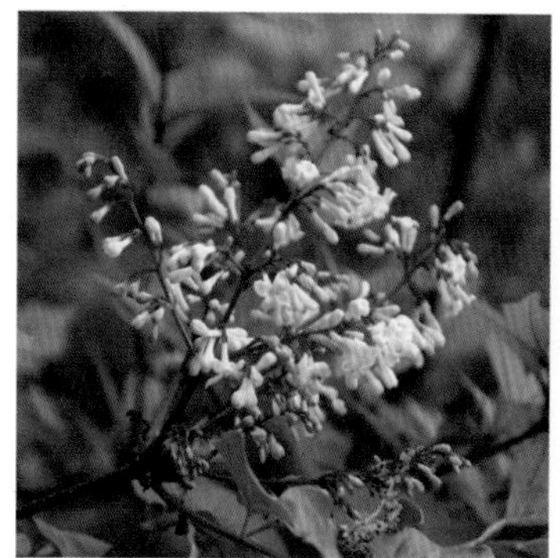
흰색 품종

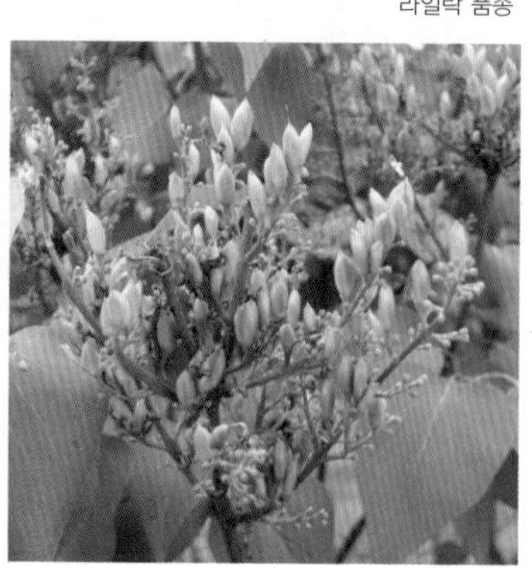
열매

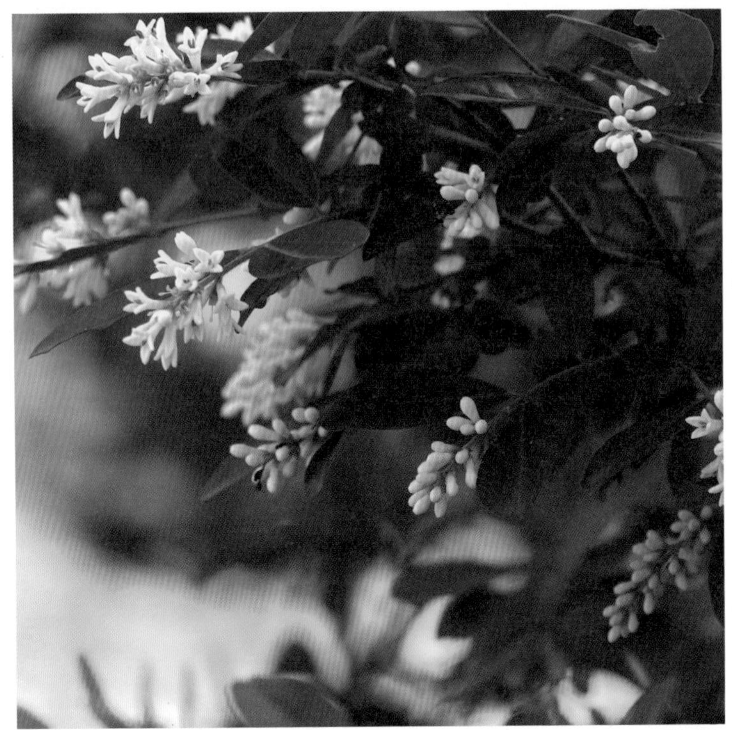

쥐똥나무

자양강장, 항암, 이명증에 효능

쥐똥나무

과다 복용하지 않는다.
몸이 차가워지고 설사 등의 부작용이 있다.

낙엽 관목 *Ligustrum obtusifolium*

● 꽃 : 5~6월 흰색 ● 열매 : 10~11월 검정색 ● 이명 : 남정목, 검정알나무
● 생약명 : 수랍과(水蠟果 열매를 말린 것), 남정목(男貞木)

전국의 낮은 산지에서 자라며 주로 경계수나 생울타리로 심는다. 잎은 마주나고 긴 타원형으로 밑부분이 넓고 잎 가장자리는 밋밋하다. 어린가지에는 털이 있으나 점점 없어진다. 꽃은 가지 끝에 총상꽃차례로 흰색의 꽃이 모여 핀다. 열매는 핵과이고 둥근 달걀 모양으로 검은색으로 익는다. 열매의 모양이 쥐똥 같이 생겼다 해서 쥐똥나무라 한다. 꽃에서 진한 향기가 난다.

채취시기	1	2	3	4	5	6	7	8	9	10	11	12

효능 지한(止汗 땀을 멈추게 함), 고혈압, 양기부족, 항암작용, 당뇨, 신체허약, 열매는 지혈, 허약체질, 토혈, 혈변, 이명증 등에 이용한다.

성미 맛은 달며 성질은 평하며 독성이 없다.

이용부위 꽃, 열매를 약용한다. 쥐똥나무를 약용할 때는 탕이나 술로 담가 먹는 것이 효과적이다. 가을(10월)에 열매를 채취해 햇볕에 말려 이용한다.

용법용량 하루 열매 15g을 달여 복용한다. 겨울철에 쥐똥처럼 새까맣게 익는 열매를 따서 말린 후, 물에 달이거나 가루를 내어 먹으면 신장과 위, 간,고혈압, 신경통, 요통, 이명증 등에 효과적이다.

TIP

약술(남정목주)
물에 씻어 햇볕에 잘 말린 열매 180g 정도에 담금주 1.8리터의 비율로 넣고 밀봉하여 6개월 정도 숙성시킨 후 건더기는 걸러낸다. 남정목주는 보통 취침 전 소주잔 한 잔 정도를 음용하되, 과량 복용은 삼가한다. 당뇨나 고혈압, 양기부족 등에 효능이 있다.

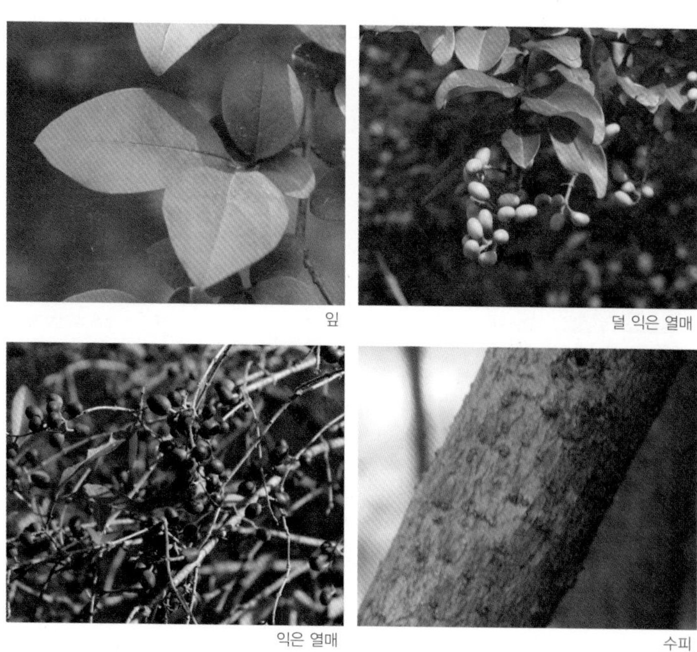

잎

덜 익은 열매

익은 열매

수피

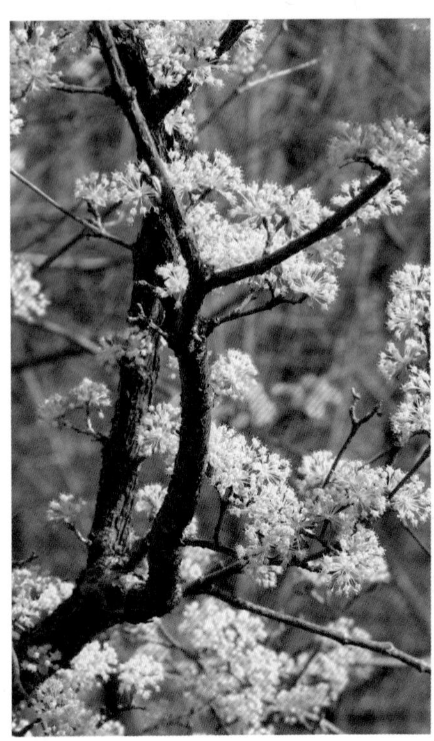
산수유

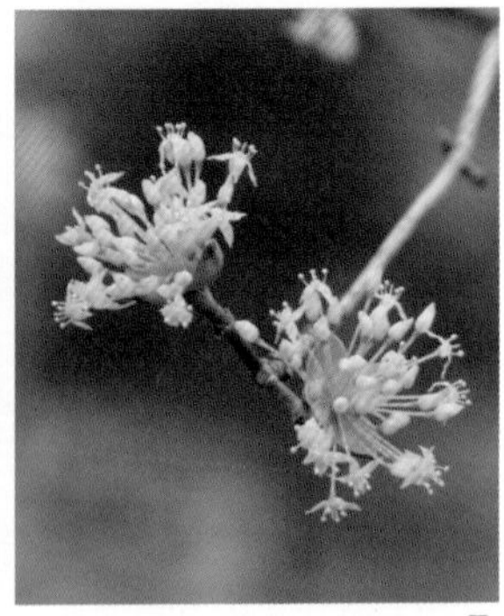
꽃

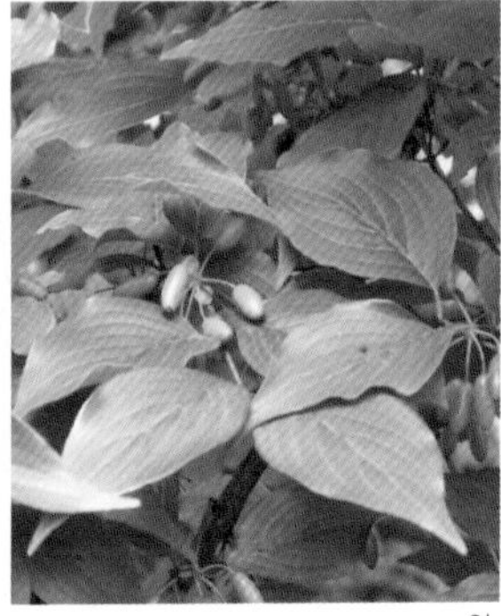
잎

원기회복, 현기증, 명목에 효능

산수유

소변을 잘 보지 못하는 사람은 피한다. 씨를 제거하고 과육만 쓴다. 씨를 먹으면 정액을 소모하는 것으로 알려져 피한다.

낙엽 소교목 *Cornus officinalis*

● 꽃 : 3~4월 노란색 ● 열매 : 9~10월 붉은색 ● 이명 : 산수육, 수유, 산채황
● 생약명 : 산수유(山茱萸 열매를 말린 것)

주로 열매를 얻거나 관상을 목적으로 심어 기른다. 잎은 마주나고 타원형으로 끝은 뾰족하며 잎맥이 뚜렷하다. 잎에 윤기가 있고, 가장자리는 밋밋하다. 수피는 불규칙하게 세로로 갈라지며, 너덜하게 벗겨진다. 꽃은 산형꽃차례로 노란색의 꽃이 잎보다 먼저 핀다. 수피는 갈색에 얇게 벗겨진다. 열매는 핵과로 둥글며, 붉은색으로 익어 겨울까지 달려 있다.

채취시기	1	2	3	4	5	6	7	8	9	10	11	12

효능 간과 신장을 보하여 원기회복, 허리와 무릎 시린 증상, 신경안정, 월경과다, 현기증, 도한(수면 중의 식은땀)을 방지하며 명목(눈을 밝게함), 조루증에 이용한다.

성미 맛은 시고 떫으며, 성질은 약간 따뜻하며 독성이 없다.

귀경 간경, 신경에 작용

이용부위 열매를 약용한다. 가을에 열매를 채취해서 햇볕에 말려 이용한다.

용법용량 산수유 열매를 하루 6~12g을 물에 달여 복용하거나 가루나 환으로 복용한다.

TIP

약차
씨를 제거한 산수유 30~40g 정도를 물 500ml에 1시간가량 약불에 달여 차로 음용한다. 음양곽(삼지구엽초 말린 잎)을 가미하면 피로회복에 효능이 있다.

약술
씨를 제거한 말린 열매에 설탕을 가미해 담금주와 함께 3~6개월 정도 숙성시킨 후 건더기를 걸러내고 서늘한 곳에 보관하여 하루 1~2잔씩 장복하면 전립선, 신경쇠약, 강장에 효능이 있다. 장복할 경우 3일에 한번은 쉬어 음용한다.

제법

열매를 불에 쪼이거나 따뜻한 물에 담가 씨를 제거하고 사용한다.

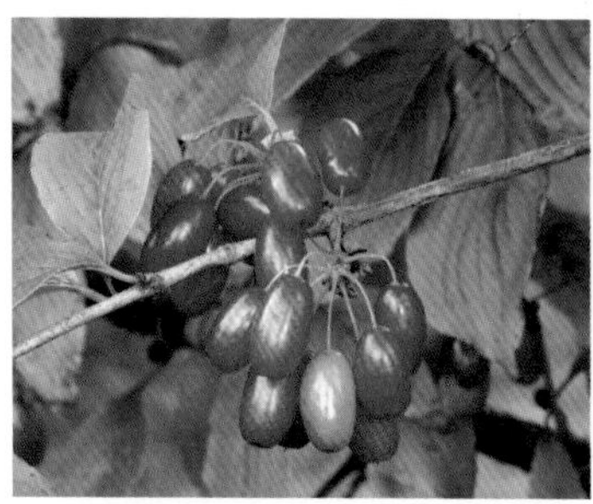
열매

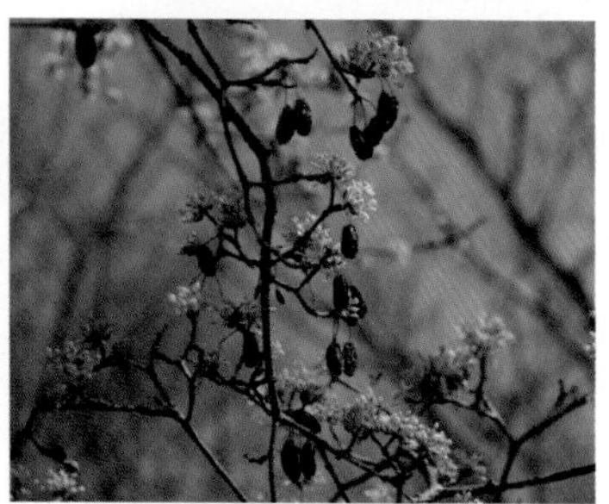
봄가지에 매달린 열매

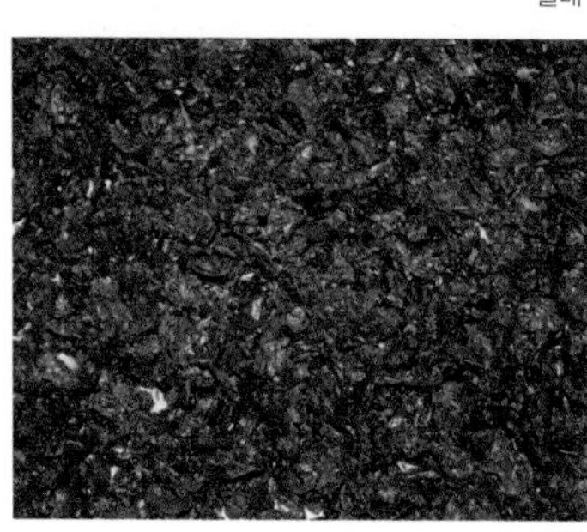
약재

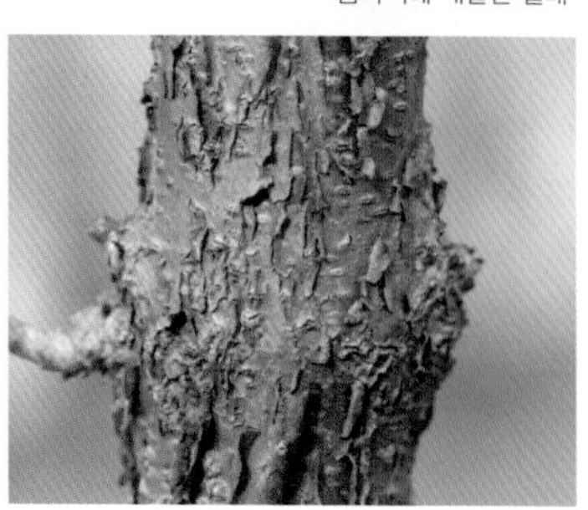
수피

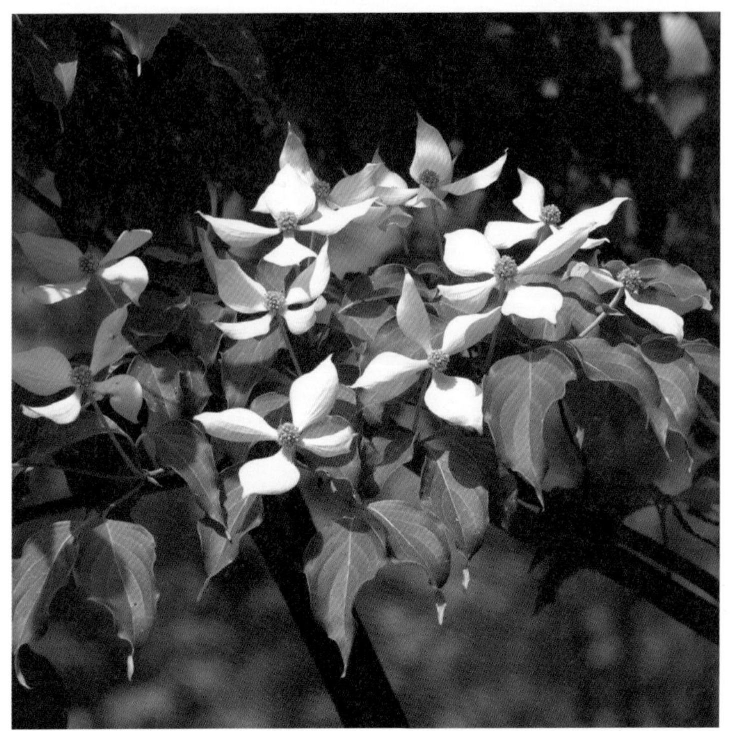

산딸나무

자양강장과 소화불량, 발모에 효능

산딸나무

낙엽 소교목 *Comus kousa*

● 꽃 : 5~6월 황록색 ● 열매 : 9~10월 붉은색 ● 이명 : 산달나무, 들매나무, 석조자
● 생약명 : 야여지(꽃과 잎을 말린 것)

열매가 산딸기와 비슷하다 하여 붙여진 이름이다. 잎은 마주나고 타원형으로 끝이 뾰족하며 가장자리에 얕은 물결 모양의 톱니가 있거나 밋밋하다. 수피는 흑갈색으로 노목이 되면 불규칙하게 벗겨진다. 꽃은 짧은 가지 끝에 두상꽃차례로 황록색의 꽃이 피고, 흰색의 총포조각은 4장으로 꽃잎처럼 보인다. 열매는 핵과로 딸기처럼 모여 달리며 붉은색으로 익는다.

채취시기	1	2	3	4	5	6	7	8	9	10	11	12

효능 오장을 편안하게 하고, 신장의 정기를 보강하며, 자양강장, 지혈작용, 해열, 방부효과, 이질복통, 소화불량, 설사를 멈추게 한다. 또한 머리카락을 검게 하고, 노화방지의 효능이 있다.

성미 맛은 떫고 성질은 평하며 독성이 있다(꽃, 잎). 맛은 달고 성질은 평하며 독성이 없다.(열매)

이용부위 꽃, 잎, 열매를 약용한다. 가을(10월)에 열매가 성숙했을 때 채취해서 햇볕에 말려 이용한다.

용법용량 꽃과 잎 5~10g을 물에 달여 복용한다.

TIP

약차

열매, 씨앗을 건조하여 분말로 만들거나, 말린 꽃을 끓는 물에 우려내어 차로 음용하기도 한다.

약술

열매를 깨끗하게 씻어 말린 후 같은 비율로 담금주에 담가 밀봉하여 6개월 후 음용한다. 산딸주는 자양강장과 면역력을 높여 주는 효과가 있다.

민간요법

잎과 꽃을 외상에 의한 출혈에 짓찧어 환부에 바른다.

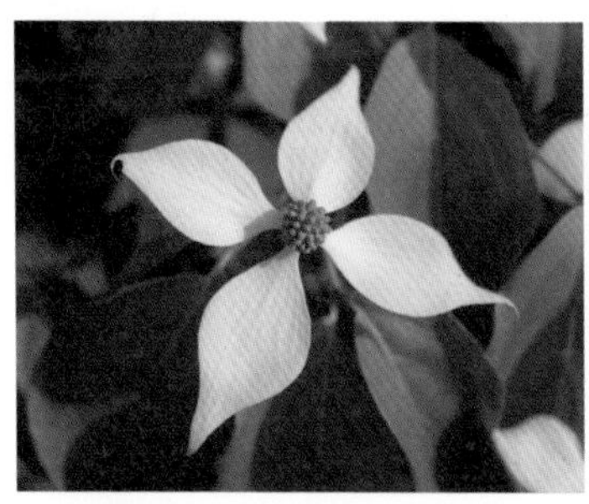

꽃

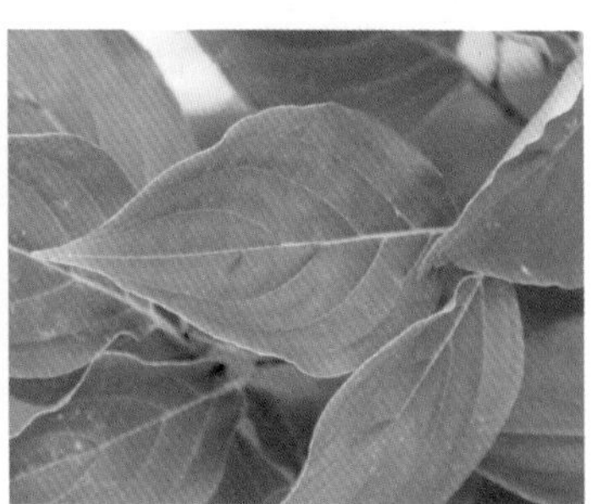

잎

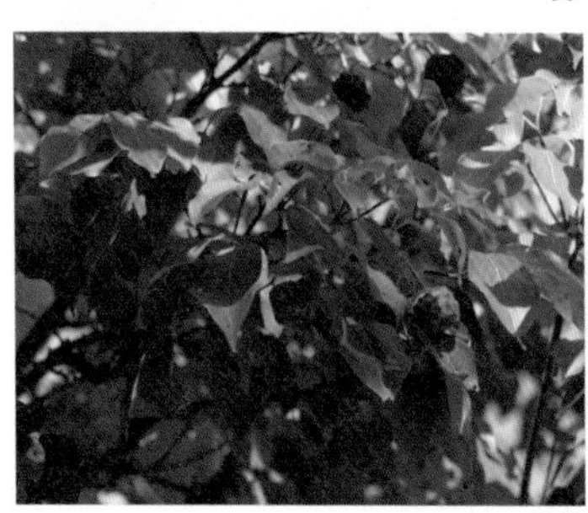

열매

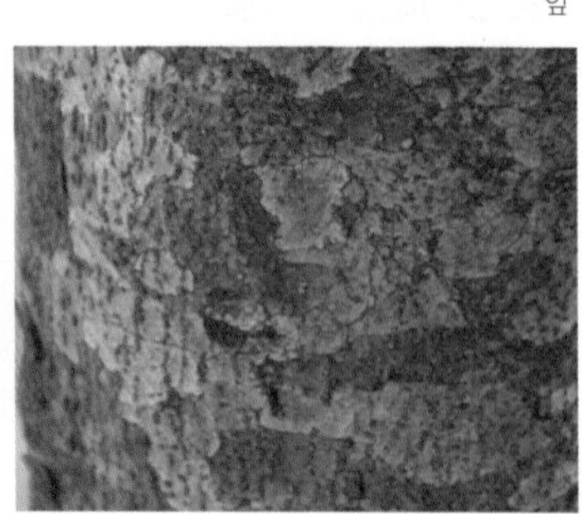

수피

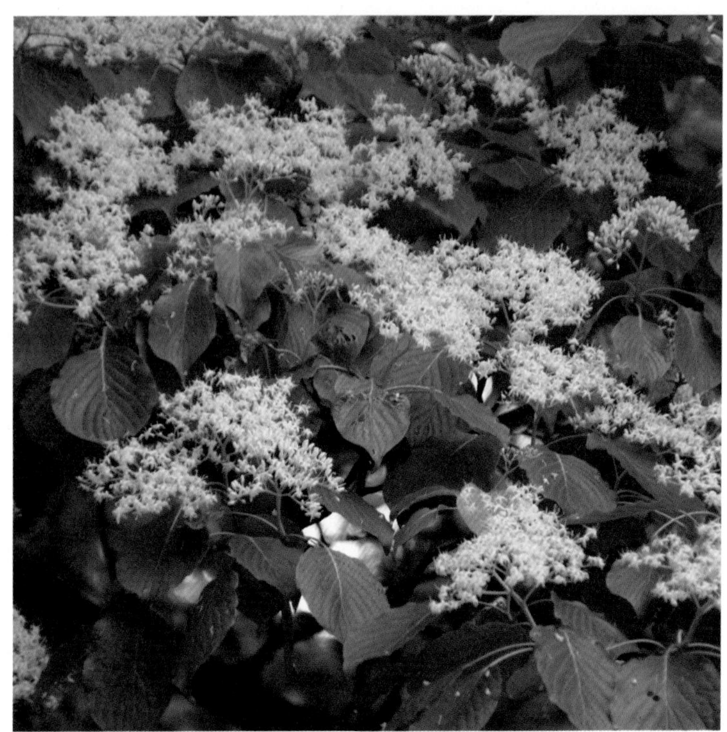

층층나무

자양강장, 관절염, 소종에 효능

층층나무

낙엽 교목 *Cornus controversa*

●꽃 : 5~6월 흰색 ●열매 : 9~10월 ●이명 : 계단나무, 물깨금나무, 꺼끄럼나무
●생약명 : 등대수(燈臺樹 열매, 가지를 말린 것)

가지가 층층이 난다하여 붙여진 이름이다. 잎은 촘촘히 어긋나고 넓은 타원형이며 끝이 뾰족하고 가장자리는 밋밋하다. 수피는 얕게 세로로 홈이 생겨 있다. 꽃은 가지 끝에 겹산방꽃차례로 흰색의 자잘한 꽃이 빽빽하게 옆으로 뭉쳐 달리며, 꽃 겉면에 털이 있다. 꽃잎은 4개이고 긴 타원형에 털이 있다. 열매는 핵과로 둥글며 검은색으로 익는다.

채취시기	1	2	3	4	5	6	7	8	9	10	11	12

효능 자양강장, 지통, 관절염, 신경통, 종기를 없애는 소종(消腫) 작용이 있어서 종기, 악창(惡瘡) 등을 제거한다. 줄기는 풍을 제거하고, 요통에, 잎은 강장작용, 열매는 이뇨, 기침을 멈추며, 지해(가래를 멈추는 작용), 가지는 풍을 제거하고, 허리, 다리의 통증을 완화시키는 효능이 있다.

성미 맛은 떫고 성질은 평하며 독성이 없다.

이용부위 열매와 가지를 약용한다. 봄, 가을에 가지를, 가을철(9~10월)에 성숙한 열매를 채취하여 햇볕에 말려 이용한다.

용법용량 하루 열매 10~15g을 물에 달여 복용한다.

민간요법

초봄에 층층나무의 수액을 채취하여 마시면 간질환이나 위장병에 좋다. 층층나무 열매 10~15g을 물 1리터에 넣고 달여 마시면 기침이나 중풍 예방에 좋다.

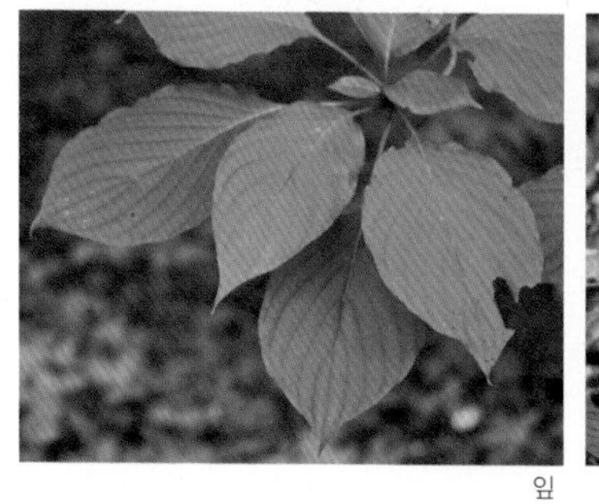

잎

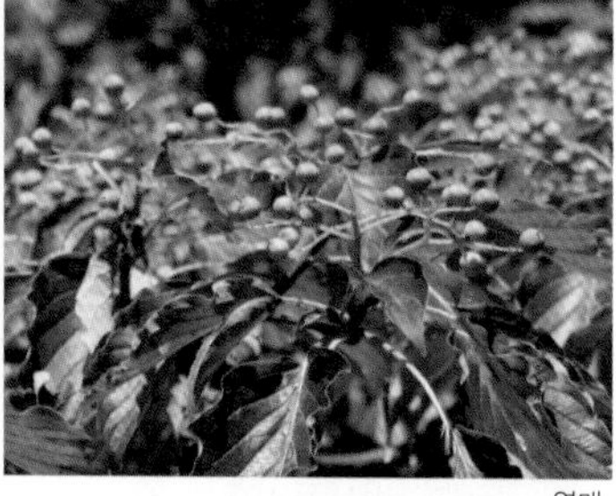

열매

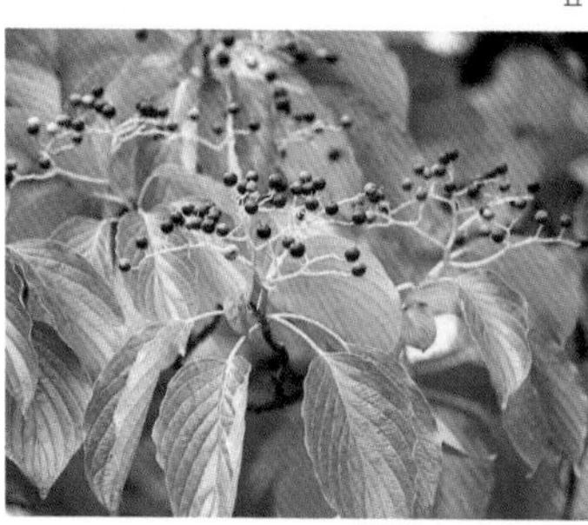

검은색으로 익은 열매

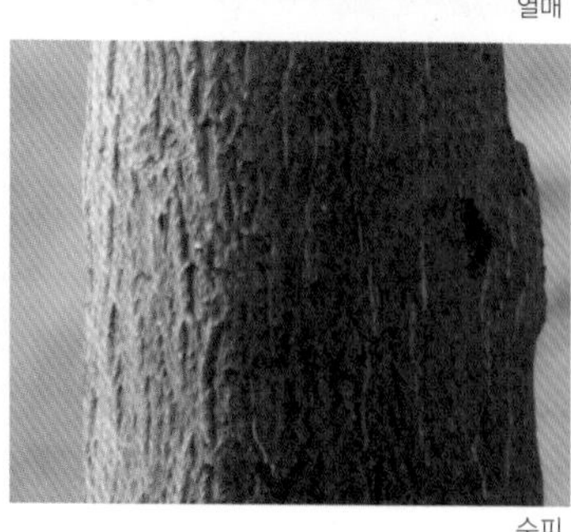

수피

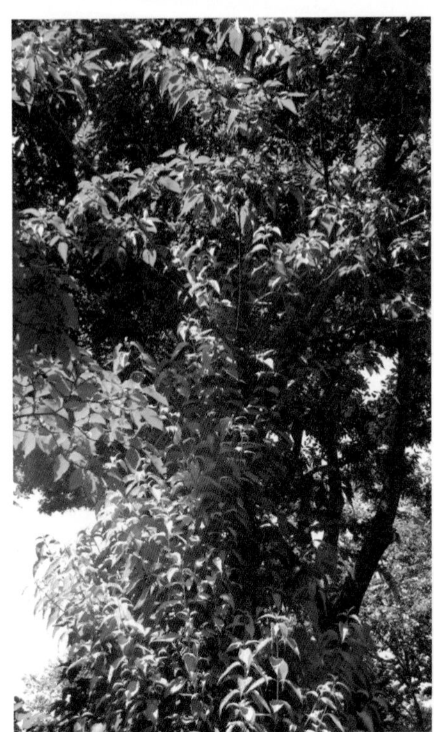

말채나무

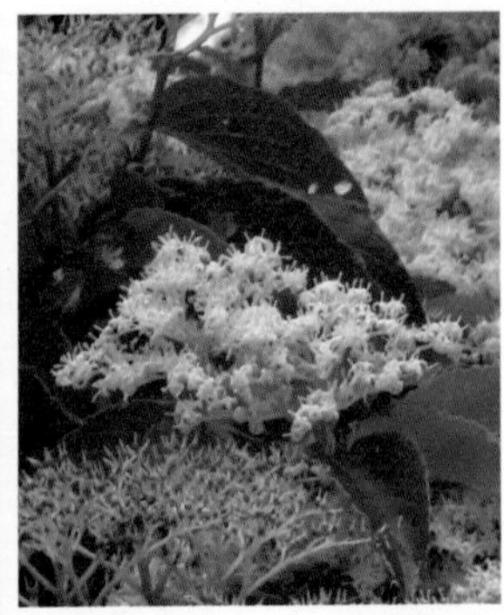

꽃

잎

위장병, 이뇨, 체지방, 옻독에 효능

말채나무

임산부는 복용하지 않는다.

낙엽 교목 *Cornus walteri*

● 꽃 : 5~6월 황백색 ● 열매 : 9~10월 검은색 ● 이명 : 빼빼목, 신선목
● 생약명 : 모래지엽(毛徠枝葉 가지와 잎을 말린 것)

가지를 말 채찍 대용으로 사용했다 하여 붙여진 이름이다. 잎은 마주나고 타원형 또는 난형이며 끝이 뾰족하고, 가장자리는 밋밋하다. 수피는 회갈색 또는 흑갈색에 조각조각 갈라지며, 어린가지는 적갈색이다. 꽃은 산방상 취산꽃차례로 자잘한 흰색 꽃이 달린다. 열매는 핵과로, 둥글며 까맣게 익는다. 유사종인 흰말채나무는 열매가 희고 수피가 적갈색이다.

채취시기	1	2	3	4	5	6	7	8	9	10	11	12

효능 기의 순환을 촉진시키며, 해독해열, 변비, 당뇨, 위장병(위염, 위궤양), 이뇨, 체지방 감소, 나무껍질은 소염, 지혈작용, 뿌리는 해열, 감기, 가지는 풍을 제거하고 경락을 활성하고, 열매는 해수를 멈추는 효능이 있다.

성미 맛은 맵고 성질은 따뜻하다(가지). 맛은 시고 떫으며 약간 따뜻하다. (열매). 맛은 달고 평하거나 서늘하며 독성이 없다.

이용부위 가지, 열매를 약용한다. 봄, 여름철에 가지를 채취하고, 가지는 껍질을 벗기고, 열매는 가을철에 채취하여 햇볕에 말려 이용한다.

용법용량 하루에 가지는 15~30g, 열매는 9~15g을 물에 달여 복용한다.

민간요법

모래지엽 10~150g을 물 1리터 정도에 넣고 달여서 복용하면 변비, 중풍, 당뇨, 고혈압 등에 좋다. 몸에 옻이 올랐을 때 모래지엽을 달여서 씻기도 하였다.

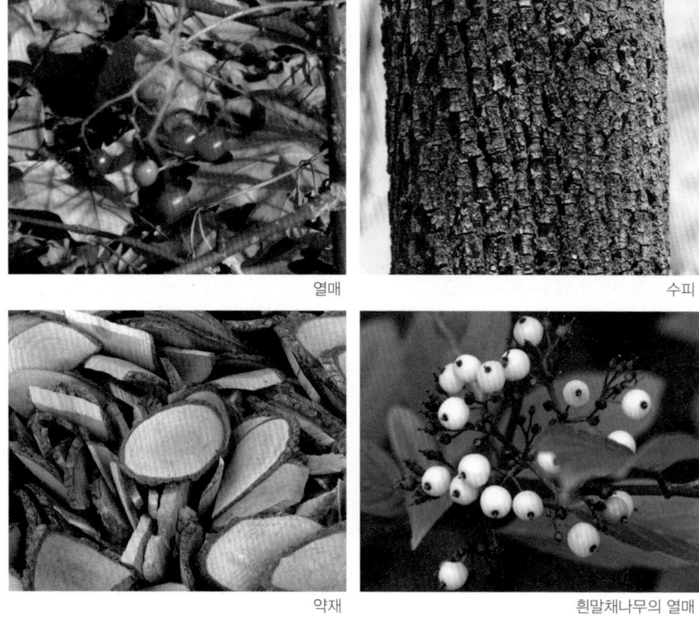

열매

수피

약재

흰말채나무의 열매

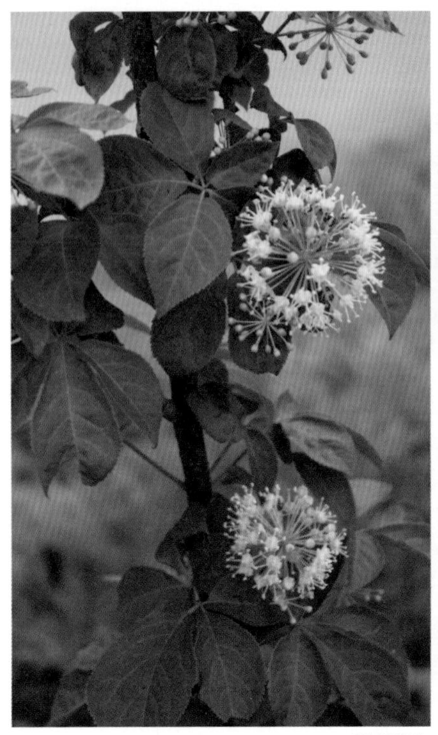
가시오갈피

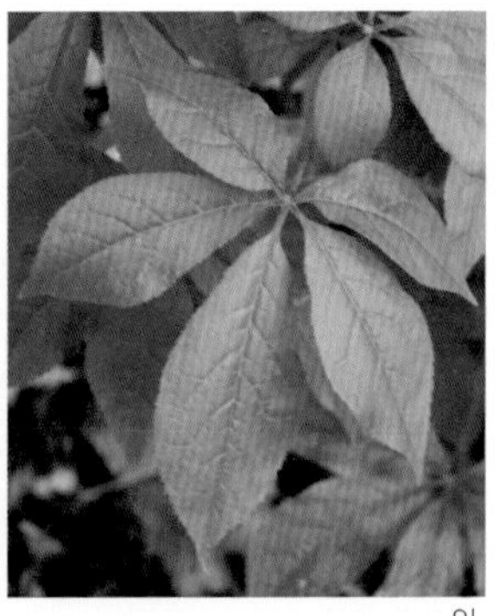
잎

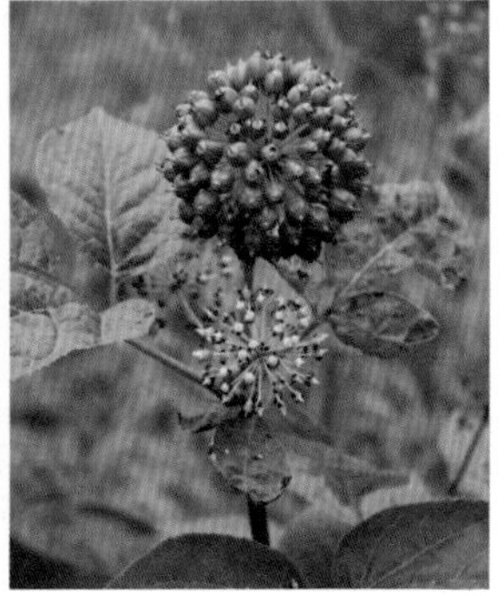
열매

당뇨·피로회복·항암에 효능

가시오갈피

간장과 신장이 허하고 몸에 열이 많은 사람은 복용하지 않는다.

낙엽 관목 *Eleutherococcus senticosus*

● 꽃 : 6~7월 황백색 ● 열매 : 10월 검은색 ● 이명 : 가시오가피
● 생약명 : 자오가(刺五加, 뿌리껍질을 말린 것), 자오가근(刺五加根 뿌리를 말린 것)

오갈피나무에 비해 가시가 많은 나무라 하여 붙여진 이름이다. 잎은 손 모양의 겹잎이며, 어긋나고 달걀 모양이다. 끝은 뾰족하고 가장자리에 겹톱니가 있다. 줄기는 가시가 빽빽이 돋아있고, 가늘며 잔가지가 많다. 꽃은 산형꽃차례로 가지의 끝에서 연한 황백색의 꽃이 핀다. 열매는 핵과로 검은색으로 익는다. 오갈피나무는 줄기에 가시가 약간 듬성듬성 나고 꽃은 자주색이다.

채취시기	1	2	3	4	5	6	7	8	9	10	11	12

효능 신장을 보하고 정신을 안정시키며, 자양강장, 간기능 보전, 피로회복, 해독작용, 당뇨병, 신경쇠약, 우울증, 불면증, 각종 암 등을 다스린다.

성미 맛은 맵고 쓰며, 성질이 따뜻하며 독성이 없다.

귀경 간경, 신경에 작용

이용부위 뿌리, 줄기껍질을 약용하고, 잎은 나물로 식용한다. 봄, 가을에 뿌리를 채취해서 겉껍질을 제거하고 햇볕에 말려 이용한다.

용법용량 하루 5~15g을 물에 달여서 복용한다.

유사종 잎은 작고, 줄기의 가시가 오갈피나무 중 가장 크고 굵은 **섬오갈피나무**와 꽃이 자주색으로 피며, 줄기에 가시가 작게 듬성듬성 나 있는 **오갈피나무** 등이 있다.

TIP

약차

오갈피나무의 잎과 근피(根皮)를 말려 물에 달인 후, 흑설탕이나 꿀을 타서 음용한다. 이는 강장, 강정차로 중풍, 신경통 등에 효과가 있다.

약술

오가피 100g, 설탕 100g(오가피, 설탕 1:1)에 담금주 1.8리터를 넣고 3개월가량을 숙성시켜 음용한다.

제법

목심을 제거하고 약한 불로 볶거나 술을 뿌렸다가 볶아서 쓴다.

민간요법

물로 달이거나 술에 담가 복용하며, 외용시는 짓찧어 환부에 붙인다. 오갈피는 가루로 만들어 술을 섞어 환으로 만들어 약용하기도 한다.

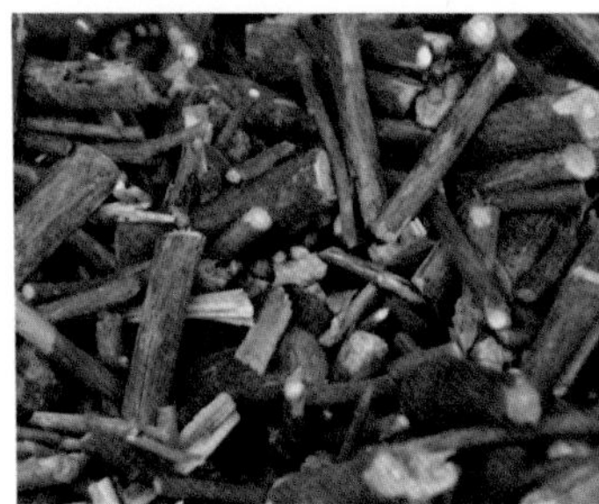

줄기 약재

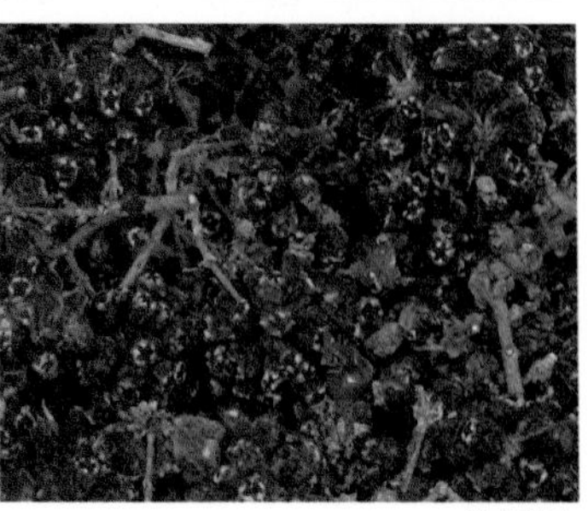

열매 약재

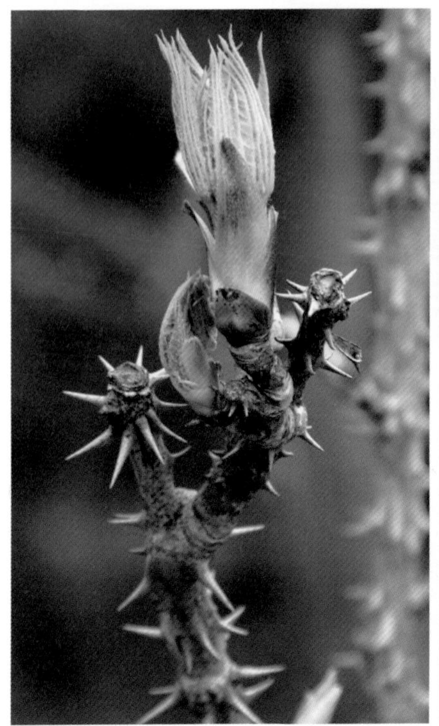

음나무의 새순

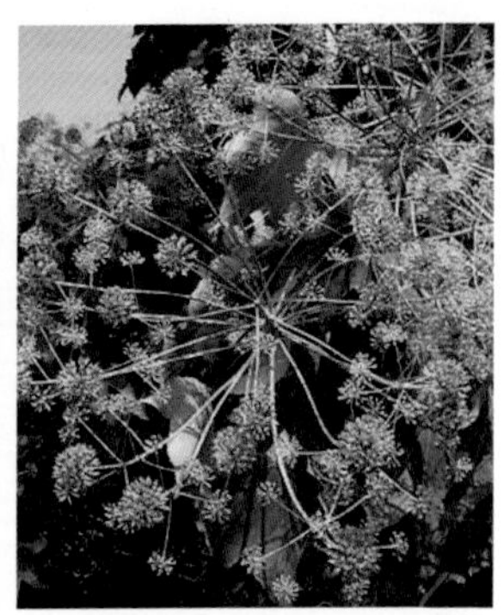

꽃

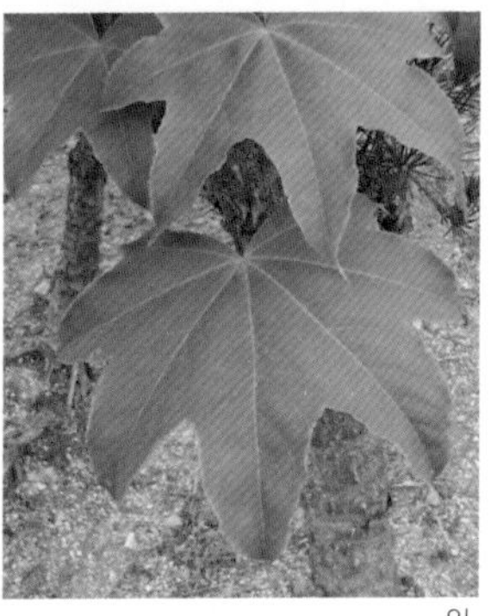

잎

당뇨, 염증성질환, 관절염에 효능

음나무

혈허(血虛 혈이 허한)자는 복용을 금한다.

낙엽 교목 *Kalopanax septemlobus*

● 꽃 : 7~8월 황백색 ● 열매 : 10월 검은색 ● 이명 : 개두릅나무, 엄나무, 자추목
● 생약명 : 해동피(海桐皮 나무껍질을 말린 것), 해동근(海桐根 뿌리를 말린 것)

'개두릅' 또는 '엄나무'라고도 부른다. 잎은 어긋나고 가장자리에 톱니가 있다. 어린가지에는 굵은 가시가 달려 있고 수피는 세로로 갈라지며 흑갈색이다. 꽃은 가지 끝에서 취산꽃차례로 황백색의 꽃이 모여 핀다. 열매는 핵과로 검은색으로 익는다. 찌르는 가시가 있다 하여 **'자추목'**이라고도 한다. 새순은 두릅나무처럼 따서 먹기도 한다.

채취시기	1	2	3	4	5	6	7	8	9	10	11	12

효능 신장병, 당뇨병, 염증성질환, 지통효과가 있으며, 줄기껍질은 신경통, 만성간염, 해독작용, 잎은 피부병, 혈당조절, 뿌리는 기침가래, 관절염, 근육통에 이용한다.

성미 맛은 쓰고 성질은 평하며 독성이 없다.

귀경 간경, 비경에 작용

이용부위 나무껍질, 뿌리를 약용한다. 가을에 껍질을 벗긴 다음 햇볕에 말려 이용한다.

용법용량 말린 뿌리껍질 15g을 물로 달여서 복용한다.

TIP

산나물
봄철에 연한 새순을 살짝 데쳐 나물로 무쳐 먹는다.

약술(해동피주)
말린 엄나무 속껍질이나 뿌리 150g에 설탕 100g, 담금주 1.8리터 가량을 6개월 정도 숙성시켜 건더기를 건져낸 뒤 공복에 하루 1~2잔 음용하면 신경통, 관절염, 근육마비, 근육통 등에 효과가 있다.

제법

겉껍질을 긁어서 버리고 속껍질만을 쓴다.

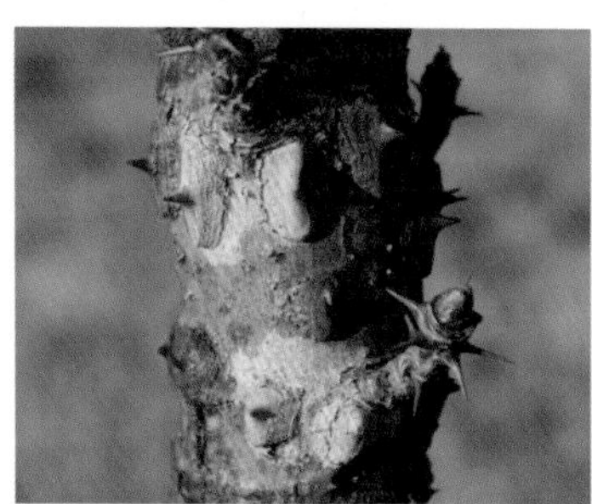
줄기

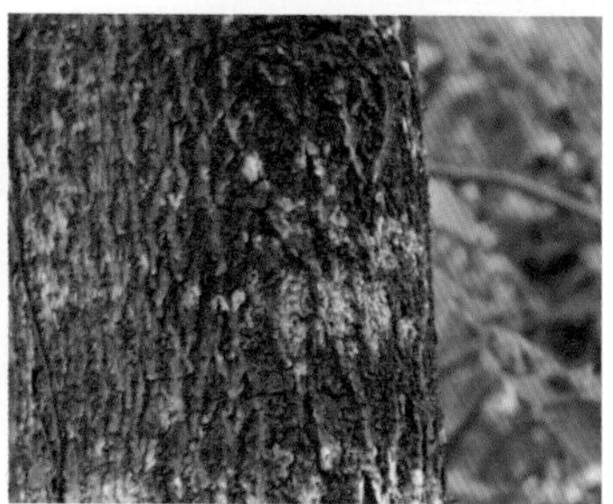
성목의 수피

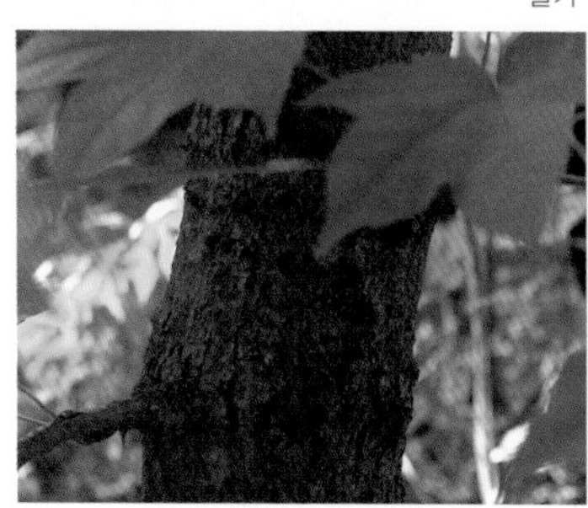
수피

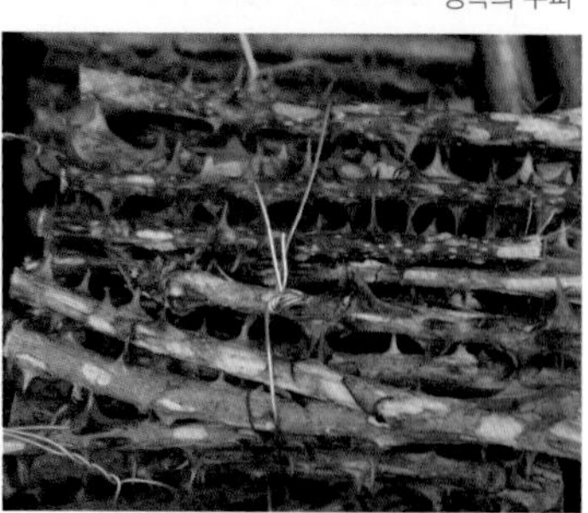
약재

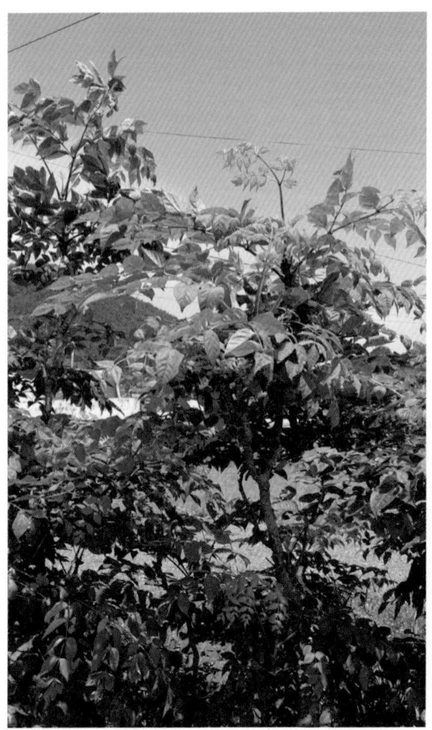
두릅나무

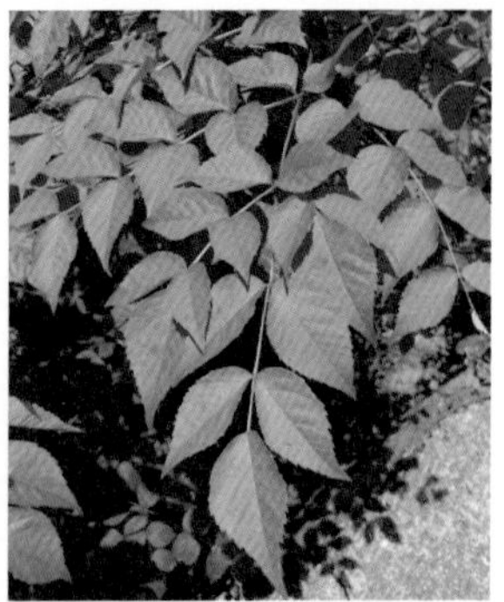
잎

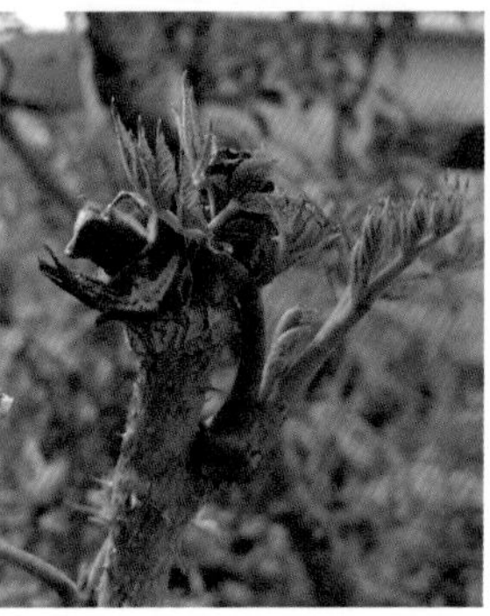
새순

기와 신장을 보하고 신경통 등에 효능

두릅나무

낙엽 소교목 *Aralia elata*

● 꽃 : 7~9월 녹백색 ● 열매 : 10월 검은색 ● 이명 : 목두채, 총목두릅, 참두릅
● 생약명 : 총목피(뿌리 또는 줄기껍질을 말린 것)

봄에 돋는 새순을 '두릅'이라 하여 식용한다. 잎은 어긋나며 타원형으로 끝이 뾰족하고 가장자리에 톱니가 있다. 수피는 회갈색이며, 날카로운 가시가 나다가 점차 사라진다. 꽃은 가지 끝에서 겹산형꽃차례에 녹백색의 꽃이 모여 핀다. 열매는 장과로 검게 익는다. 타원형의 종자 뒷면에 좁쌀 같은 돌기가 약간 있다.

채취시기	1	2	3	4	5	6	7	8	9	10	11	12

효능 기와 신장을 보하고, 풍을 없애고 혈을 잘 돌게 한다. 강장약, 근육통, 하반신마비, 중풍의 반신불수, 두통, 풍열치통, 거풍, 진통, 풍습성 관절동통, 각종 신경통, 발한, 구풍, 진통약, 관절염, 감기, 부기, 치통, 류마티스, 피부가려움증 등에 효능이 있다.

성미 맛은 달고 쓰며 성질은 평하고 독성이 없다.

이용부위 뿌리껍질 또는 줄기껍질을 약용한다. 봄에 뿌리껍질 또는 줄기껍질을 벗겨 햇볕에 말려 이용한다.

용법용량 뿌리나 나무껍질을 1회에 6~12g을 달여 복용한다.

TIP

산나물
봄에 새순을 데쳐서 나물로 무쳐 먹는다. 어린순은 최고의 봄나물이며 열매, 줄기, 뿌리는 가을부터 이듬해 봄까지 채취하여 말린다.

약술(총목피주)
잘게 자른 총목피 150g, 설탕 50~100g, 담금주 1.8리터를 붓고 밀봉한 뒤 서늘한 곳에 약 2~3개월 정도 보관한다. 이후 건더기를 건져내고 음용하면 관절염, 류마티스, 신경통 등과 혈액순환, 감기에 좋다.

구별법

참두릅은 두릅나무의 새순을 말하며, 잔털이 많고 가시가 작다. **개두릅**은 음나무(엄나무)의 새순을 말하며 잔털이 없고 가시가 큰 편이다. **땅두릅**은 여러해살이풀인 독활의 새순을 말하며 맛과 향, 모양이 조금 다르다. 주로 심어서 길러 먹는다.

민간요법

당뇨병, 기침, 해수, 천식에 뿌리, 줄기껍질을 하루 20g을 달여 복용하거나 열매는 가루로 만들어 하루 10~15g을 복용한다. 그 외 냉증, 배가 찬 사람, 숙변으로 여드름, 기미, 주근깨가 많이 나는 사람은 가을에 햇가지의 껍질을 벗겨 말려 하루 40g을 달여 복용한다. 민간에서는 전초를 위장약으로 이용하기도 하였고, 외용시에는 짓찧어 환부에 붙이기도 하였다.

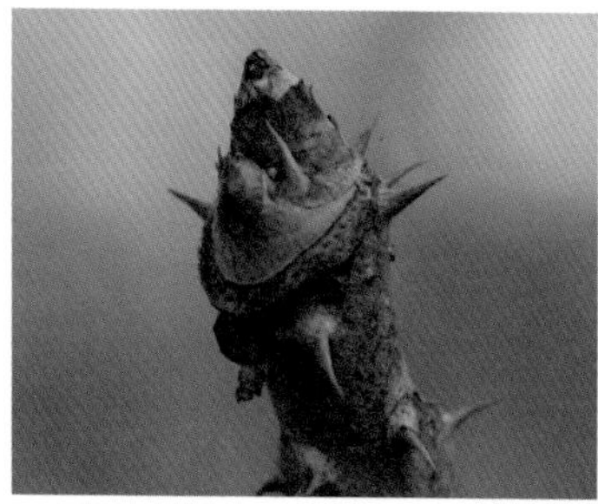
겨울눈

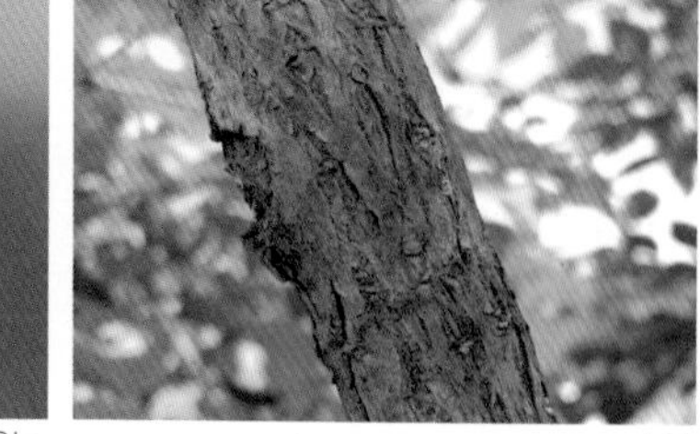
수피

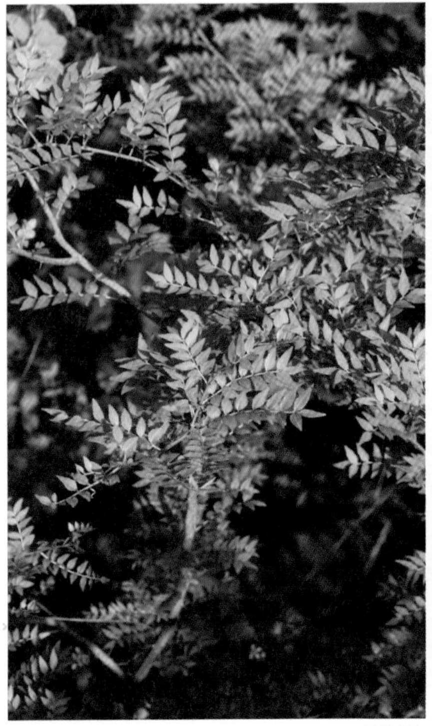
산초나무

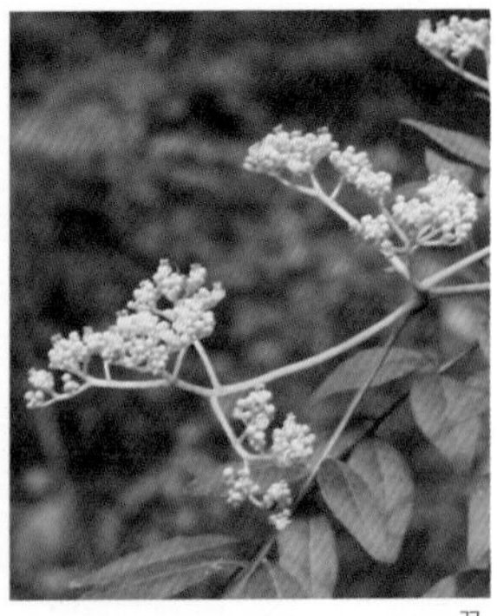
꽃

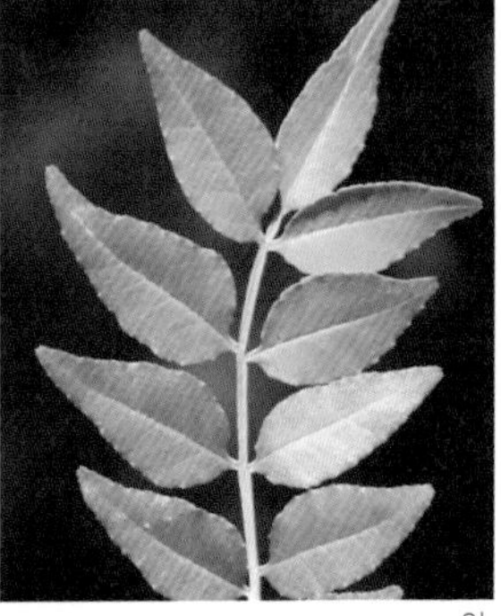
잎

피부가려움증·설사·복통에 효능

산초나무

과다 복용하면 실명, 건망증, 혈맥에 손상이 생긴다.

낙엽 관목 *Zanthoxylum schinifolium*

● 꽃 : 7~9월 연한 황록색 ● 열매 : 9~10월 ● 이명 : 분지나무, 분디나무, 상초나무
● 생약명 : 천초(川椒 열매 껍질을 벗겨 내고 말린 것), 산초(山椒), 촉초(蜀椒)

잎은 어긋나고 깃 모양의 겹잎이며, 작은잎은 피침형 또는 타원형으로 가장자리에 잔톱니가 있다. 잔가지는 가시가 있으며 붉은빛이 도는 갈색이다. 수피는 회갈색이고 가시는 어긋나게 달린다. 꽃은 가지 끝에서 산방꽃차례로 황록색의 꽃이 달린다. 열매는 삭과로 검은색으로 익는다. 열매와 잎에서 독특한 향내가 난다. 초피나무에 비해 향이 덜하고 가시가 어긋나게 달린다.

효능 살충작용이 있어 음부소양증(음부 가려움증), 음낭습진, 설사, 복통, 복부냉증, 구토와 설사, 허리와 무릎 시림, 위장장애, 기침, 해독제 등으로 쓰인다.

성미 맛은 매우며 성질은 따뜻하고 독성이 있다.

귀경 비경, 위경, 신경에 작용

이용부위 열매, 껍질, 종자를 약용한다. 열매는 익기 전에 식용하고, 익은 종자에서 기름을 짠다. 9~10월에 성숙한 과실을 따서 햇볕에 말려 과피만을 이용한다.

용법용량 열매 3~5g을 달이거나 환 또는 가루로 복용한다.

유사종 줄기에서 가시가 마주나고, 잎끝이 비교적 오목한 **초피나무**와 산초나무와 달리 가시가 마주나며 엽축에 날개가 달린 **개산초**가 있다. 두 종 모두 특유의 향을 지니고 있다.

TIP

산나물
봄에 새잎을 나물로 무쳐 먹거나 국에 넣어 먹기도 하며, 씨를 빻아서 민물고기탕의 향미료로도 쓴다.

약차
산초(열매)와 동량의 설탕을 넣고 항아리에 끓여 식힌 물로 40~60일 정도 숙성시킨 후 조금씩 우려 복용한다.

산초나무와 초피나무 구별법
산초나무는 잎과 가시가 어긋나고, 잎에 향이 없으며, 맛은 쌉싸래한 편이며, 중부지방에서 자생한다. 초피나무 남부지방에 자생하는 식물로 잎은 물결처럼 구불거리며 가시는 마주나고 독특한 향이 있어 추어탕 등의 향신료로 사용한다.

민간요법

전초(잎, 열매, 나무껍질)를 말려서 가루로 만들어 밀가루와 초로 반죽하여 튼튼한 종이나 헝겊에 펴서 바르면 유방의 종기, 즉 유선염과 종기, 타박상 등에 효과가 있다.

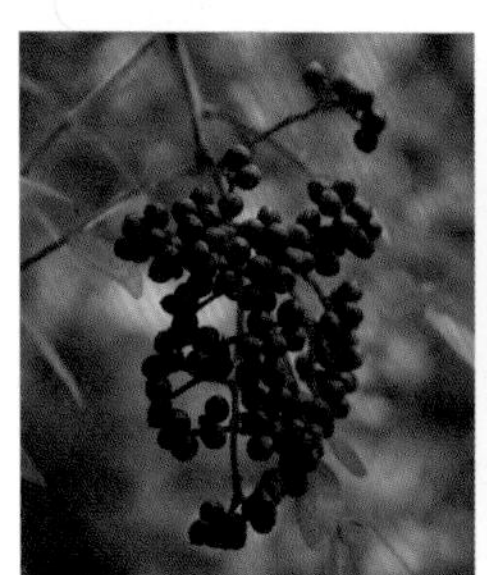
열매

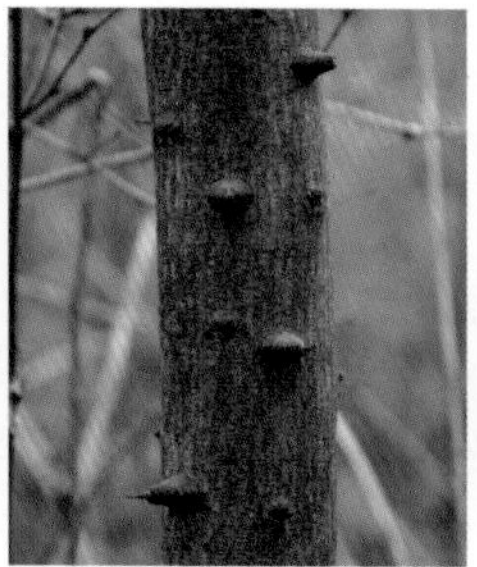
수피

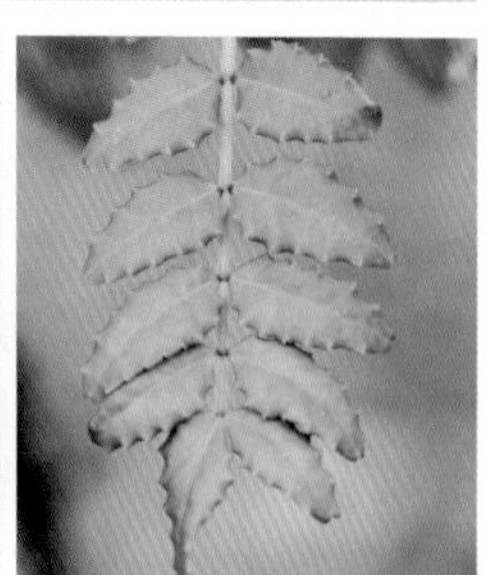
초피나무의 잎

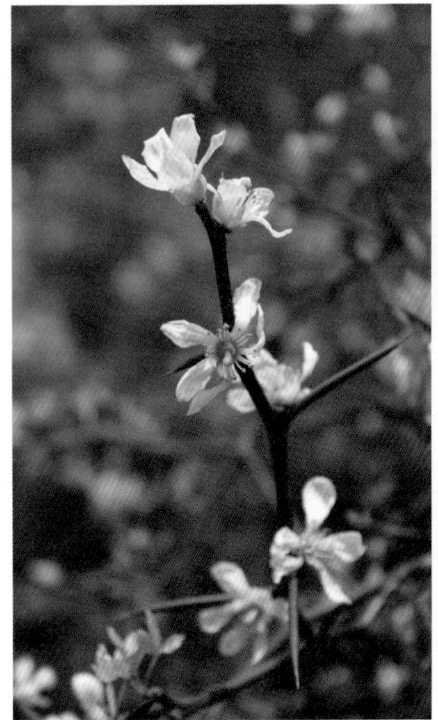

탱자나무

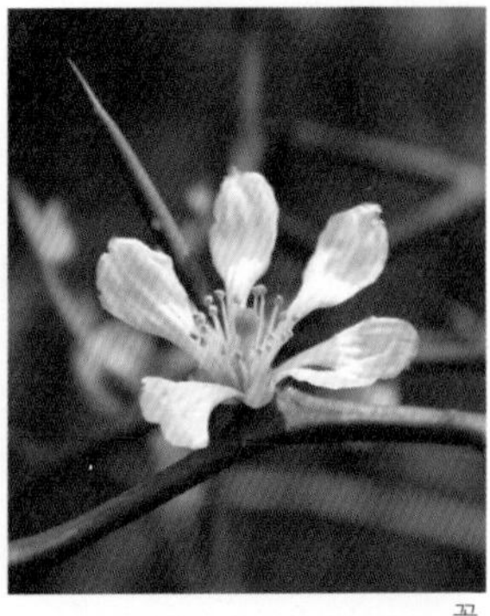

꽃

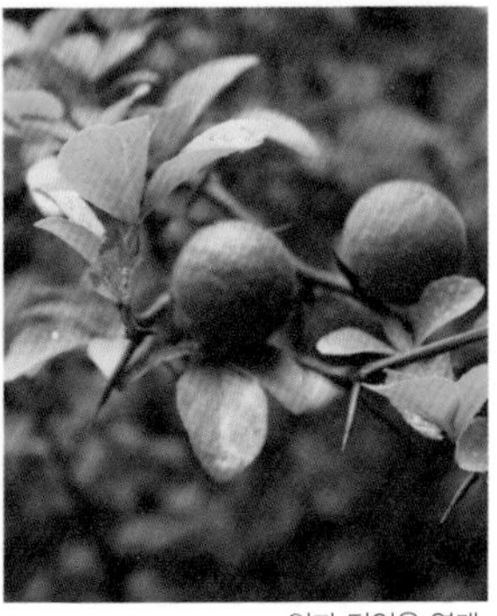

잎과 덜익은 열매

소화기질환, 이뇨, 담적에 효능

탱자나무

비위가 허약한 사람이나, 기혈이 허한 사람, 임산부는 복용에 주의한다.

낙엽 관목 *Cirtus trifoliata*

● 꽃 : 5월 흰색 ● 열매 : 9~10월 노란색 ● 이명 : 지귤, 추등수
● 생약명 : 지실(枳實 덜 익은 열매를 말린 것), 지각(枳殼 열매껍질을 말린 것)

잎은 어긋나게 달리고 3출엽이다. 긴 타원형으로 끝이 둔하며 가장자리에 둔한 톱니가 있고 뒷면은 분백색이다. 수피는 회녹갈색이고 날카로운 가시가 달려 있다. 꽃은 가지 끝이나 잎겨드랑이에서 잎보다 먼저 흰색의 꽃이 달린다. 좋은 향이 나는 열매는 둥근 감과로 외면은 거칠고 오목한 반점이 있으며 노란색으로 익는다. 열매의 맛은 무척 시큼하다.

채취시기	1	2	3	4	5	6	7	8	9	10	11	12

효능 건위, 이뇨, 거담, 진통, 변비, 식적(食積), 위장기능, 비위의 기를 잘 통하게 하고, 소화불량, 복통, 위하수 등에 이용한다. 기(氣)를 파(破)하고 뱃속이 결리거나 체하거나 가슴이 답답한 증세를 흩어지게 하며 담적(痰積)을 없애는 효능이 있다. 지실(枳實)은 상초의 기를 다스리고, 지각(枳殼)은 하초의 혈을 다스린다.

성미 맛은 맵고 쓰며 성질은 서늘하고 독성이 없다.

귀경 비경, 위경, 심경, 간경에 작용

이용부위 꽃과 열매, 열매껍질을 약용한다. 덜 익은 열매는 5~6월에, 익은 열매는 11월에 채취하여, 햇볕에 말려 이용한다.

용법용량 열매 4~8g을 물에 달여 복용한다.

TIP

약차
꽃을 그늘에 말려 3~5송이를 물에 우려 마신다. 속이 답답한 증상, 위 무력증에 효과가 있다.

효소
열매를 깨끗하게 씻어 물기를 충분히 빼고 같은 양의 흑설탕을 넣고 1년 정도 숙성을 시켜 희석해 음료수로 음용 할 수 있다.

제법

불순물을 제거하고 물에 담가서 가운데의 단단한 심이 없어질 때가지 적셔 잘라 햇볕에 말려 이용한다.

민간요법

하루 4~8g을 물에 달여서 복용하거나, 환이나 가루로 만들어 이용한다. 외용약을 쓸 때는 가루를 개어 바르거나 볶아서 뜨거울 때 환부에 붙인다.

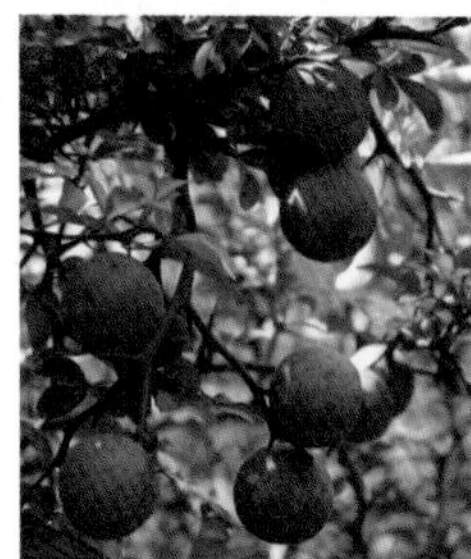
익은 열매

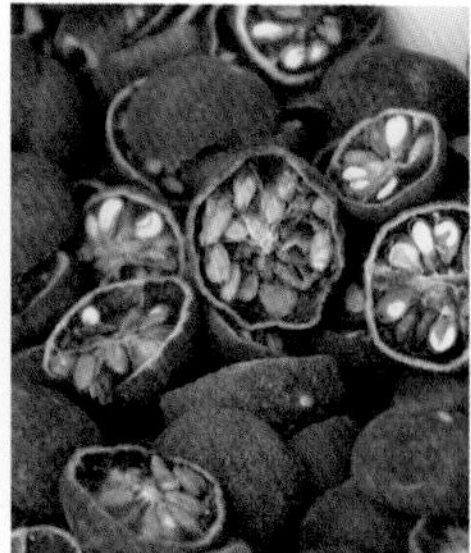
열매 속

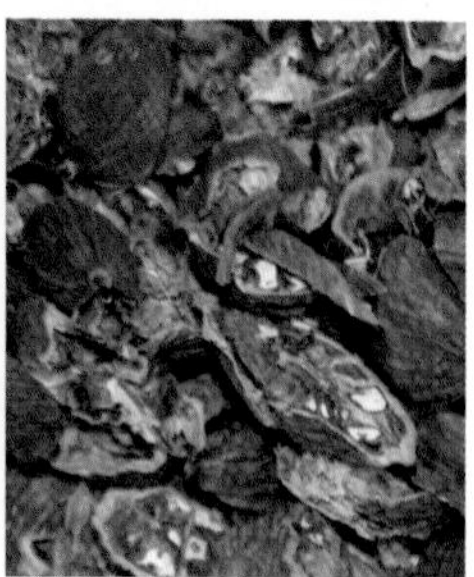
지실 약재

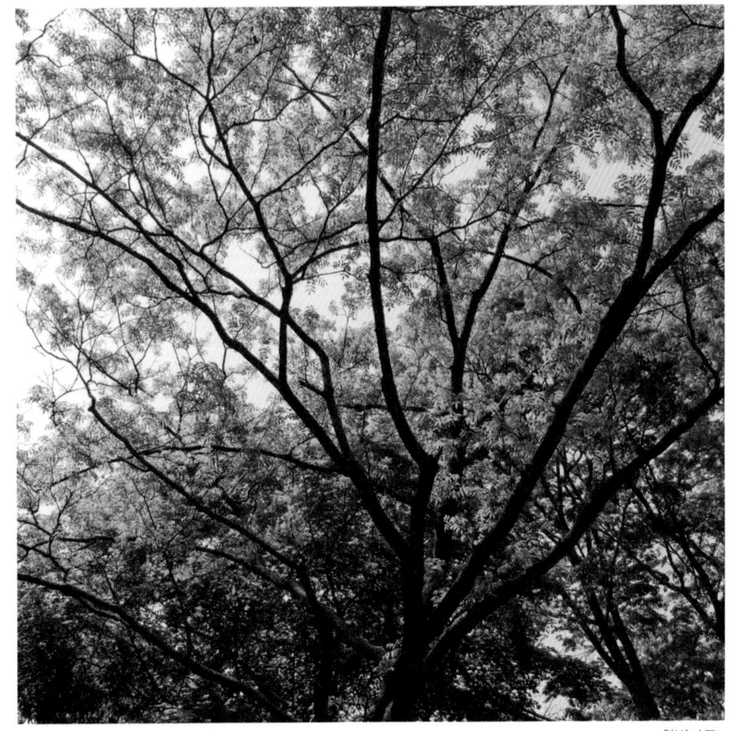

황벽나무

열을 내리고 부은 증상을 없애는 효능

황벽나무

비위가 허약하여 음식 섭취를 못하거나 설사 할 때는 사용하지 않는다.

낙엽 교목 *Phellodendron amurense*

- 꽃 : 6월 황록색 ● 열매 : 9~10월 검은색 ● 이명 : 황경피나무, 천황백
- 생약명 : 황백(黃柏 줄기껍질을 말린 것)

잎은 마주나고 타원형으로 끝은 뾰족하다. 가장자리에 잔톱니가 있다. 수피는 연한 회색으로 코르크층이 발달하여 깊은 홈이 진다. 꽃은 암수딴그루로 가지 끝에서 원뿔 모양의 꽃차례로 황록색의 꽃이 달린다. 열매는 둥근 모양의 핵과로 검은색으로 익는다. 노란색의 속껍질은 쓴맛이 난다. 줄기 속껍질이 황색이어서 '황경피나무'라고도 부른다.

채취시기	1	2	3	4	5	6	7	8	9	10	11	12

효능 해열해독, 살균, 유정, 소변불리, 사지무력, 이질, 설사, 습열에 의한 골증(骨蒸), 열기를 제거하며, 습진, 줄기껍질을 분말로 하거나 달여서 건위제 또는 지사제로 쓴다.

성미 맛은 쓰고 성질은 차며 독성은 없다.

귀경 신경, 방광경에 작용

이용부위 줄기껍질을 약용한다. 여름에 줄기껍질을 채취하여 말려 이용한다.

용법용량 약재를 하루 6~12g을 물에 달여 복용하거나 환제 또는 산제로 복용한다.

제법

줄기껍질의 불순물을 제거하고 썰어 토막을 내 햇볕에 말린 것을 사용한다.

민간요법

외용으로 쓸 때 가루로 만들어 개어 환부에 바르거나 붙이며, 탕액에 환부를 담근다.

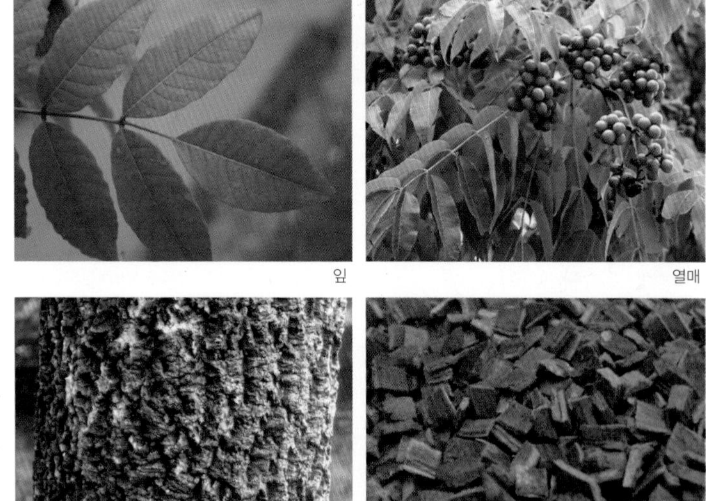

잎

열매

수피

줄기 약재

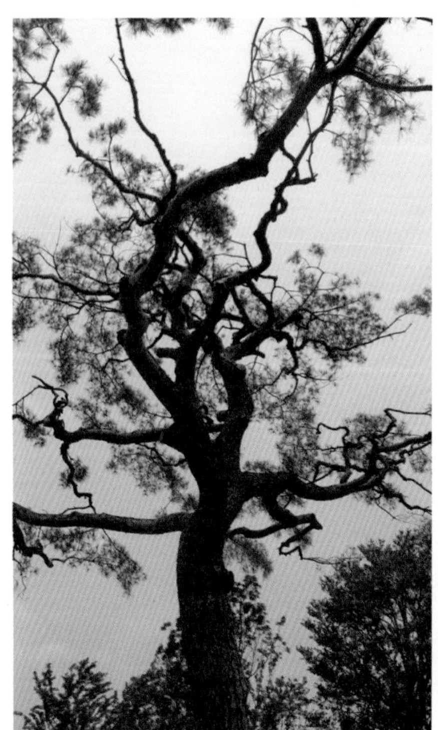
소나무

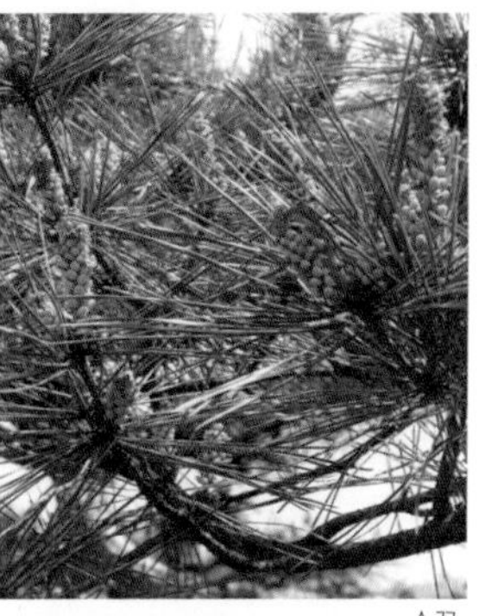
수꽃

열매

통증을 멈추고 강장에 효능

소나무

생강을 같이 사용하지 않는다. 음허혈조(陰虛血燥 음이 허하여 혈이 건조한 증상) 한 사람은 복용에 신중해야 한다.

상록 침엽 교목 *Pinus densiflora*

● 꽃 : 4~5월 연황색(수꽃), 붉은색(암꽃) ● 열매 : 이듬해 9월 ● 이명 : 솔나무, 육송, 적송
● 생약명 : 송절(松節 가지, 줄기), 송엽(松葉 잎), 송화(松花 꽃가루)

잎은 바늘 모양으로 2개씩 뭉쳐나고 나무껍질은 짙은 회갈색으로 고목이 될수록 거북 등처럼 갈라진다. 꽃은 암수한그루로 새 가지에 달리며 수꽃은 연황색, 암꽃은 붉은색으로 수꽃보다 늦게 달린다. 열매는 구과로 난상 원추형에 다음해 9월 갈색으로 달린다. 씨는 타원형에 검은 갈색이며 긴 날개가 있다. 소나무를 육송, 또는 적송이라고도 하는데 이는 일본식 표기다.

채취시기	1	2	3	4	5	6	7	8	9	10	11	12

(4, 5, 9, 10월 음영 표시)

효능 풍사(風邪)를 몰아내고 습을 제거하며, 경락을 통하게 한다. 잎은 소화불량, 통증약, 강장제로, 꽃은 이질에, 송진은 고약의 원료, 고혈압, 심근경색증, 타박상으로 인한 통증 등에 이용한다.

성미 맛은 쓰고 성질은 따뜻하며 독성이 없다.

귀경 심경, 폐경에 작용

이용부위 잎, 가지, 열매를 약용한다. 봄(4~5월)에 새로 돋아난 잎을 그늘에 말려 이용한다.

용법용량 잎, 가지를 하루 12~20g을 물에 달이거나 술에 담가 복용한다.

제법

쪼개어 물에 담갔다가 연해지면 조각으로 썰어 햇볕에 말려 이용한다.

TIP

약술(송순주)

4~5월 소나무 잎가지에서 돋아난 소나무 새순 300g을 다듬어 3분 정도 찐다음 서늘한 곳에서 말린다. 이를 다시 물에 씻어 송진이나 불순물을 제거하고 담금주 1.8리터에 기호에 따라 설탕을 넣거나 하여 밀봉한 뒤 3개월 정도 숙성시킨다. 숙성 후에 건더기는 건져내고 하루 1~2잔 정도 음용한다. 송순주는 맛이 쓰지만 신경통에 효과가 있고, 심장병, 위장병, 혈액순환 등에도 좋다.

처방

치통, 동통이 멎지 않는 증상에 괴백피(槐白皮 회화나무 속껍질), 지골피(구기자 뿌리껍질), 송절 각 40g을 짓찧어 가루를 낸 뒤, 1회 20g을 복용한다.

민간요법

외용으로 술에 담갔다가 환부에 바르거나 붙인다. 소나무의 송진은 몸의 종기 등에 대해 항염증을 갖고 있으므로, 피부의 진정작용을 돕기도 한다. 송진을 말린 가루는 잦은 기침과 기관지염에도 사용하였다.

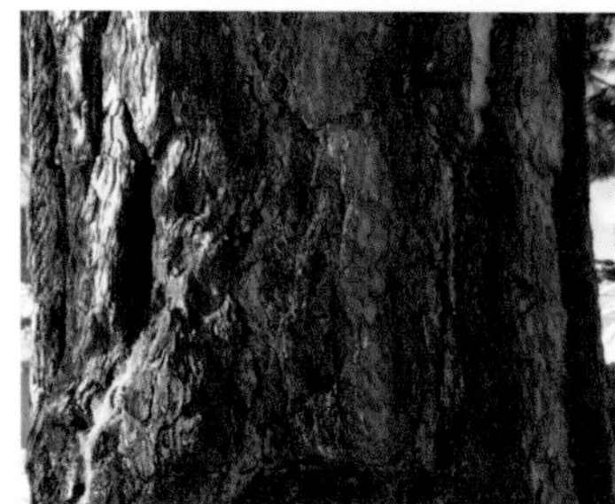

수피

솔잎 약재

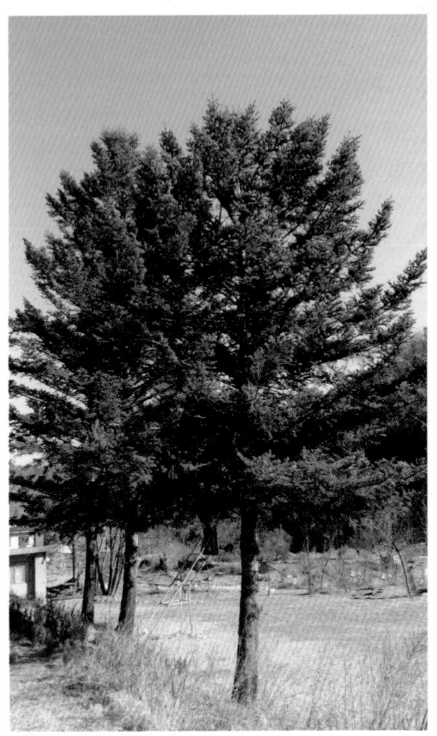
잣나무

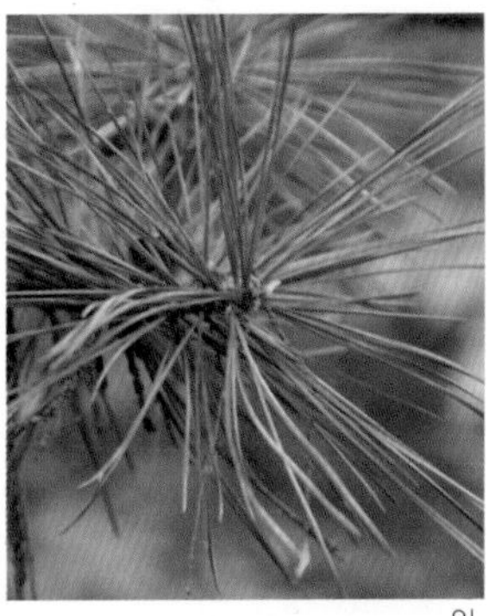
잎

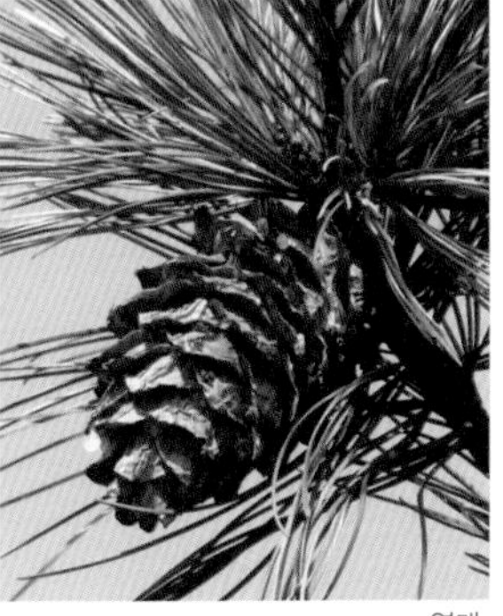
열매

자양강장, 근골통, 정신안정에 효능

잣나무

설사하거나 습담이 있을 때, 변이 묽고 낮에 유정하는 사람은 복용하지 않는다.

상록 침엽 교목 *Pinus koraiensis*

● 꽃 : 5~6월 붉은색(암꽃), 황갈색(수꽃) ● 열매 : 이듬해 10월 갈색 ● 이명 : 홍송, 오엽송
● 생약명 : 해송자(海松子 열매), 송자(松子), 송자인(松子仁)

바늘 모양의 잎이 5개씩 뭉쳐나서 '오엽송'이라고도 한다. 수피는 흑갈색이고 얇은 조각이 떨어진 자리는 적갈색을 띤다. 꽃은 새 가지 아래쪽에 황갈색 수꽃이 달리고 위쪽에 붉은색 암꽃이 달린다. 열매는 구과(솔방울 열매)로 갈색으로 익는다. 열매의 딱딱한 껍질을 제거하면 잣을 얻을 수 있다. **섬잣나무**는 잣나무에 비해 잎이 짧고 열매가 좁고 길며 솔방울조각이 벌어진다.

채취시기	1	2	3	4	5	6	7	8	9	10	11	12

효능 진액을 생성하고 풍을 제거하며 폐의 윤활과 장을 활성한다. 허약체질 개선, 비만방지(다이어트), 동맥경화 예방, 충치, 관절염, 불면증, 자양강장, 근골통, 기침, 변비, 기침 어지럼증, 뇌를 활성화하여 치매를 예방하는 효과가 있다.

성미 맛은 달고 성질은 따뜻하다.

귀경 폐경, 대장경에 작용

이용부위 열매, 가지를 약용한다. 가을에 열매를 채취하여 햇볕에 말려 이용한다.

용법용량 열매, 가지를 하루 6~12g을 달이거나 환을 만들거나 고(膏, 과일 등을 달인 즙)를 해서 복용한다.

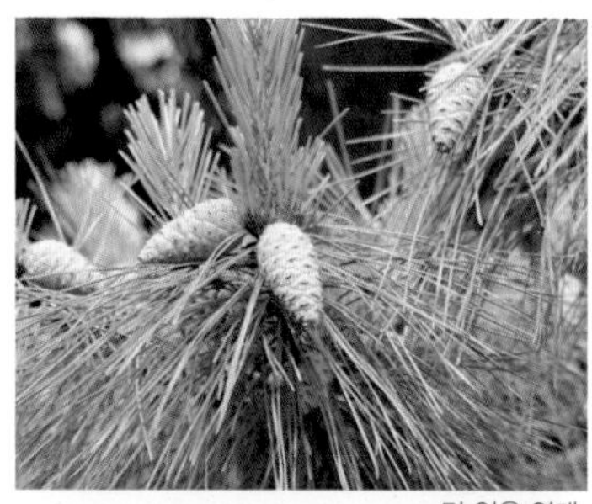

덜 익은 열매

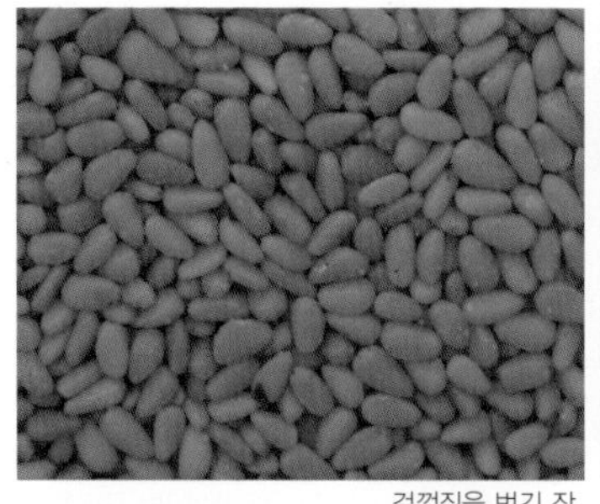

겉껍질을 벗긴 잣

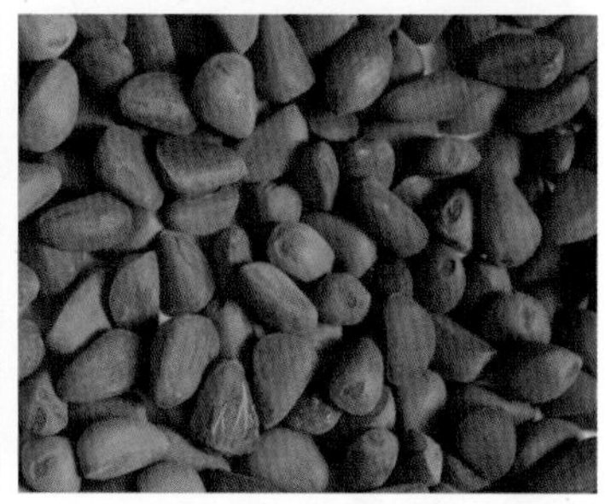

잣

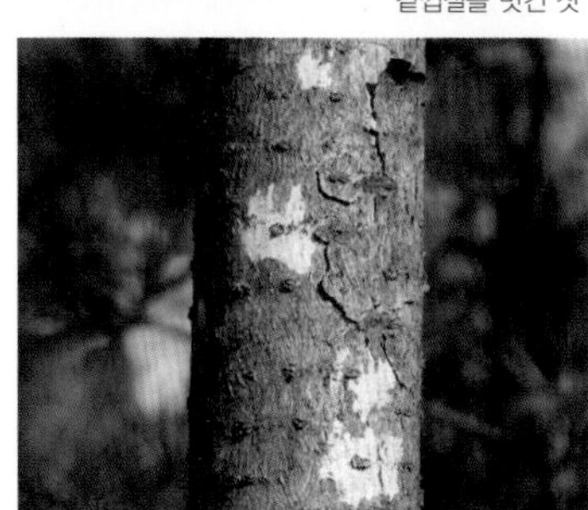

수피

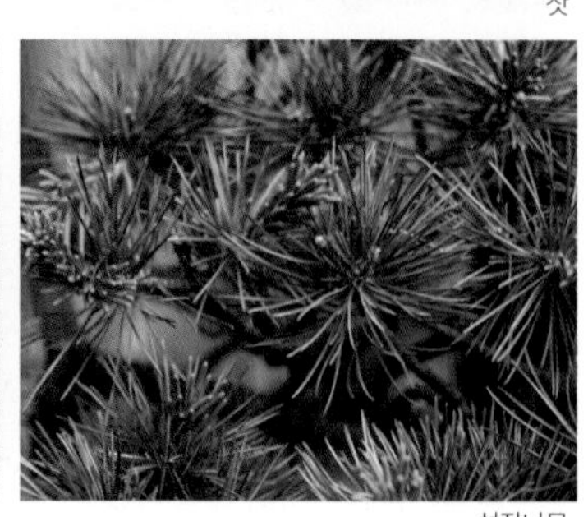

섬잣나무

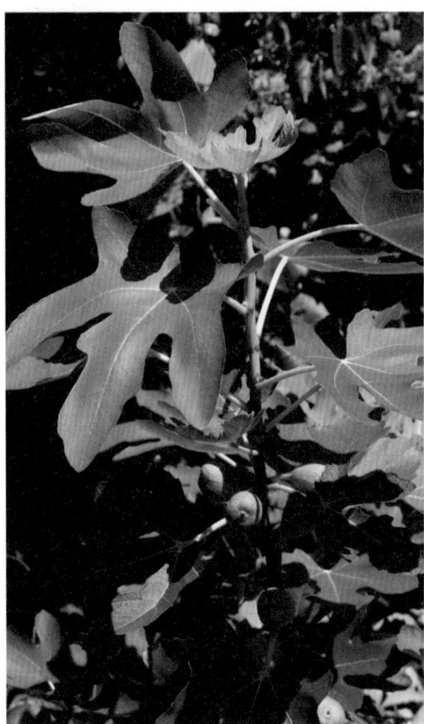
무화과나무

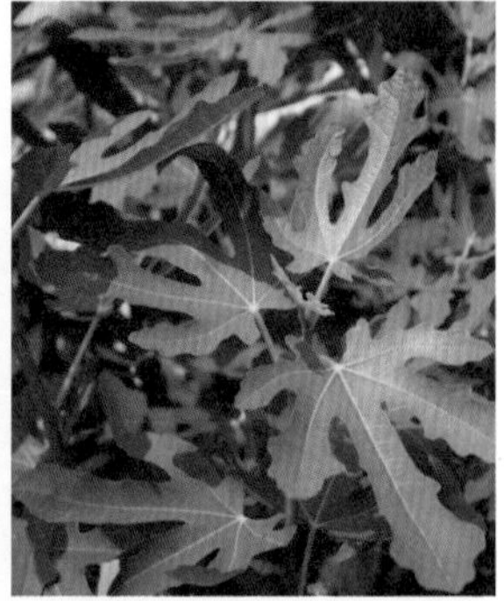
잎

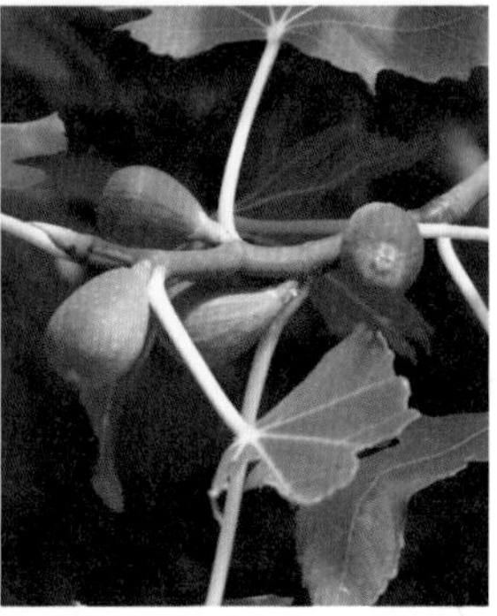
덜 익은 열매

항암, 위와 장을 튼튼하게 하는 효능

무화과나무

열매를 많이 먹으면 입술이 허는 경우가 있다.

낙엽 관목 *Ficus carica*

● 꽃 : 4~8월 ● 열매 : 9~10월 흑자색 ● 이명 : 무화과
● 생약명 : 무화과(無花果 열매를 말린 것)

잎은 어긋나고 넓은 달걀형에 잎 끝은 둔하고 손 모양이며, 가장자리에 물결 모양의 톱니가 있다. 수피는 회갈색으로 작은 껍질눈이 있다. 가지는 굵은 편이고, 꽃은 잎겨드랑이에 열매 같은 꽃이삭이 달리는데 안에 작은 꽃이 많이 달리나 겉에서는 보이지 않는다. 단맛이 나는 열매는 거꾸로 된 달걀 모양이고 흑자색으로 익는다. 주로 과실수로 재배하므로 암그루를 키운다.

채취시기	1	2	3	4	5	6	7	8	9	10	11	12

효능 자양강장, 소화를 촉진하고, 부기를 내리며, 이질, 변비, 치질, 해독, 빈혈, 항암, 혈압강하, 살충, 구충, 신경통에 쓰인다. 열매를 육류와 함께 재어두면 고기를 부드럽게 해준다.

성미 맛은 달고 성질은 평하며 독성이 없다.

귀경 비경, 대장경에 작용

이용부위 열매를 약용한다. 가을에 익은 열매를 채취해서 말려 이용한다.

용법용량 하루 열매 40~60g을 달여 복용하던가 1~2개를 생식한다.

TIP

약차(무화과 꿀차)
무화과 8개를 햇볕에 말려 잘게 부수어 가루로 만든 뒤 잘 달구어진 프라이팬에 볶아 반 정도 태운다. 볶은 무화과 가루는 삼등분하여 꿀 1큰술을 넣고 뜨거운 물을 부어 마신다. 무화과의 달콤한 맛과 향이 꿀에 의해 더욱 진해져 어른이나 아이들 모두 맛있게 마실 수 있다.

약술
충분히 익은 무화과의 표면을 마른 거즈로 깨끗이 닦는다. 물로 씻을 때는 물기가 무화과 속으로 스며들지 않도록 조심해야 한다. 손질한 무화과 1kg에 담금주 2리터를 넣고 밀봉하여 햇빛이 들지 않는 시원한 곳에 둔다. 3개월쯤 지나면 술이 익게 되는데, 눈으로 볼 때 액체가 흐리면 원재료를 건져내고 다시 밀봉해 보관한다.

민간요법

외용으로 쓸 때는 달인 물로 씻거나 가루 내어 개어서 바르거나 혹은 가루를 목 안에 불어 넣는다. 무화과 잎 10매와 마늘 한통을 섞어 솥에 넣고 끓인 다음, 식혀서 환부를 담그고 약 20분 동안 찜질하면 신경통, 류머티스를 치료하는 효과가 있다.

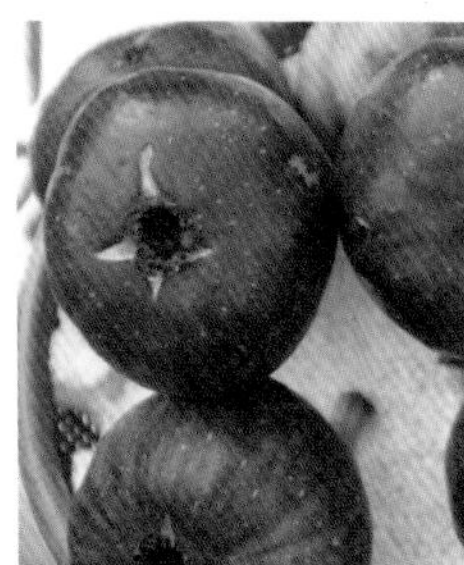
익은 열매

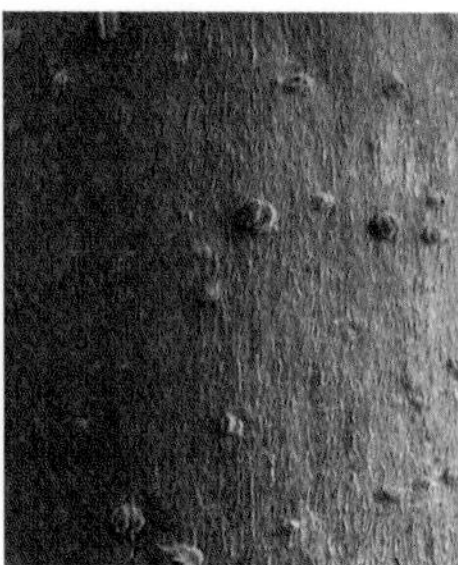
수피

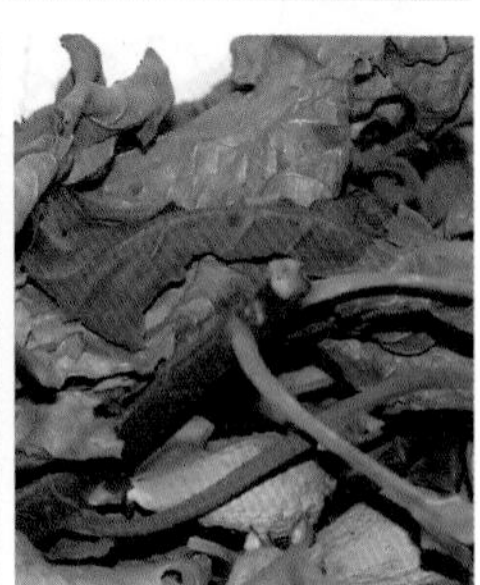
약재

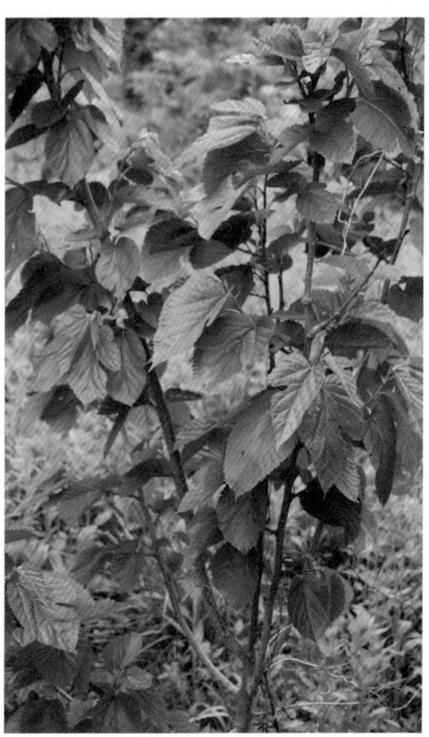

뽕나무

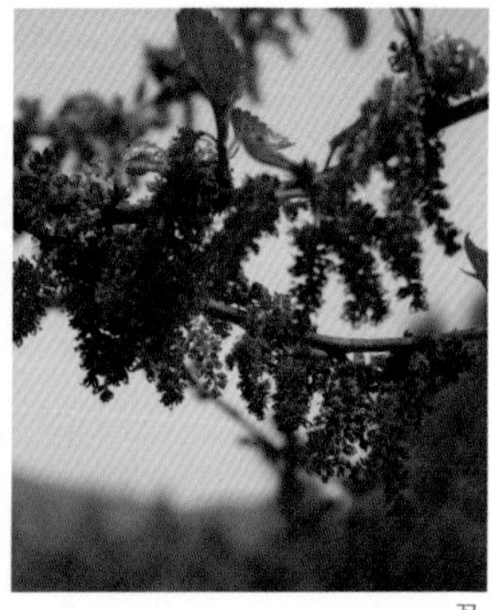

꽃

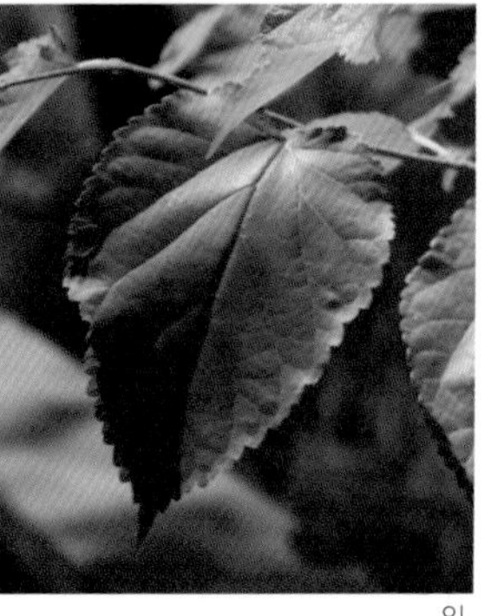

잎

당뇨, 고혈압, 간기능에 효능

뽕나무

저혈압이 있거나 추위로 인한 병증에 땀이 없는 증상, 설사하는 증상에는 뽕잎을 이용하지 않는다.

낙엽 교목 *Morus alba*

- 꽃 : 5~6월 황록색 ● 열매 : 6~7월 검은색 ● 이명 : 오디나무
- 생약명 : 상근피(桑根白皮 근피), 상백피(桑白皮 뿌리껍질를 말린 것)

잎은 어긋나고 난형에 끝은 뾰족하며 기부는 심장형이다. 잎 가장자리에 둔한 톱니가 있다. 수피는 회갈색이고 고목이 될수록 세로로 깊게 갈라진다. 꽃은 새 가지의 잎겨드랑이에 이삭 모양의 꽃차례로 황록색 꽃이 달린다. 열매는 상과로 '**오디**'라고 부르는데 검은색으로 익고 맛이 달콤하다. 열매를 얻기 위해 주로 심어 기르며, 이는 야생의 것보다 잎과 열매가 큰 편이다.

채취시기	1	2	3	4	5	6	7	8	9	10	11	12

효능 당뇨병, 보혈, 강장, 고혈압에, 뿌리껍질은 부종, 가지는 풍을 제거하고, 열매는 간장과 신을 보하고, 신경쇠약, 잎은 감기, 간을 깨끗하게 하며, 두통, 인후종통의 효능이 있다.

성미 맛은 달며 성질은 차고 독성은 없다(뽕잎). 맛은 쓰고 성질은 평하다(뽕나무 가지), 맛은 달고 성질은 차다(뽕나무 뿌리껍질).

귀경 폐경, 간경에 작용

TIP

약차
물 600cc에 6~12g을 넣고 약한 불로 달여 하루 2~3잔으로 나누어 마신다.

제법

이물질(흙과 찌꺼기)을 제거하고 손으로 비벼 자루를 제거하고 이용한다.

이용부위 뿌리, 잎, 열매를 약용한다. 잎은 서리가 내린 후 채취하여 이물질을 제거하고 햇볕에, 열매는 익었을 때 햇볕에 말려 이용한다. 봄, 가을에 뿌리를 어린가지를 채취하여 근피를 벗겨 햇볕에 말려 이용한다.

용법용량 뿌리껍질과 가지는 10～15g, 열매와 잎은 6～12g을 물에 달여 이용하거나 환으로 복용한다.

민간요법

- 외용시는 달인 물로 씻거나 짓찧어 환부에 바른다. 어깨가 쏘듯이 아플 때는 뽕나무가지(상지) 40~50g을 물 500ml에 달여 하루 3번 복용한다.
- 뽕나무가지를 하루 10~15g을 달여 먹으면 비증(痺症), 팔이 쑤시고 저리는 관절염, 팔다리가 오그라드는 사지마비, 각기, 고혈압, 부종에 좋다.

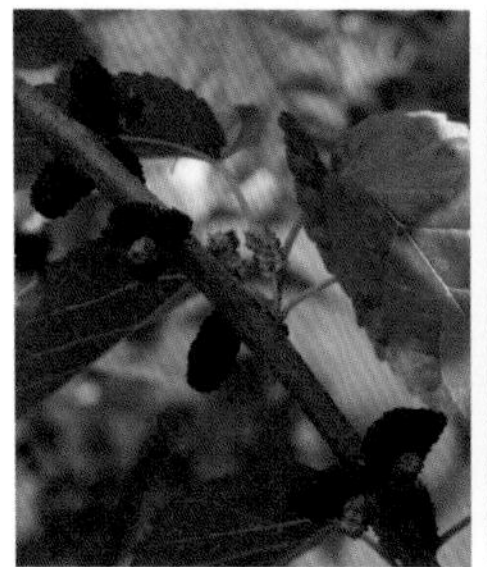
열매

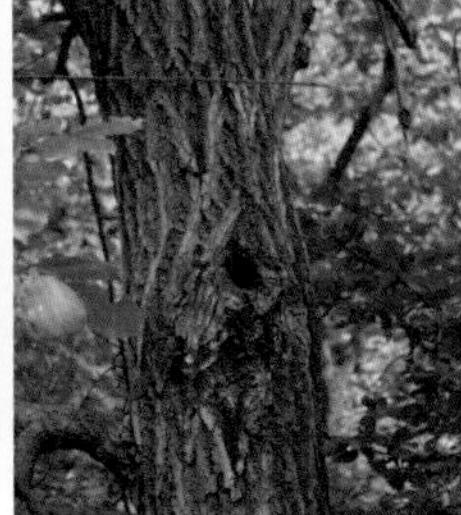
수피

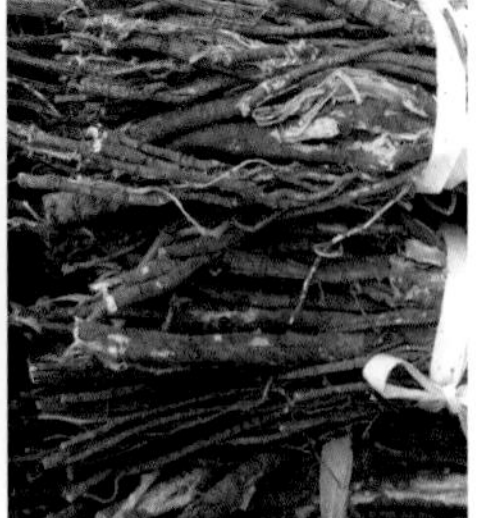
약재

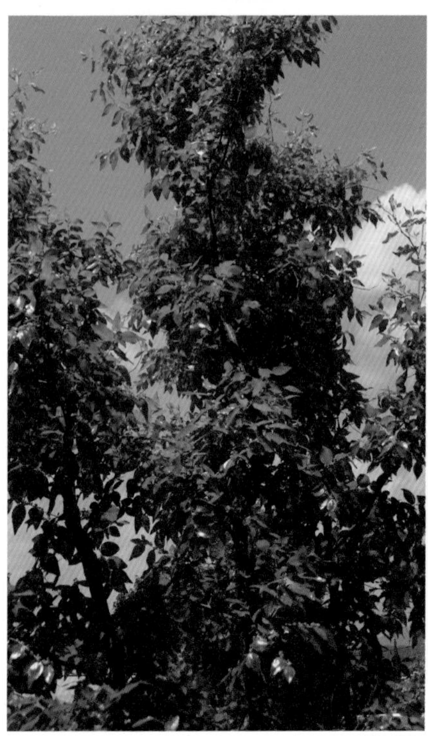
대추나무

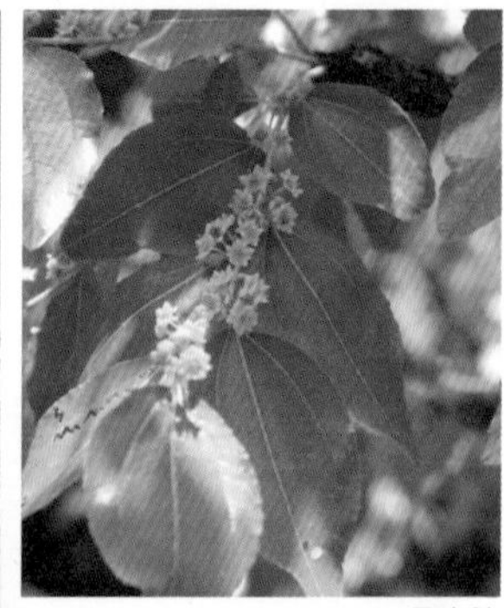
꽃과 잎

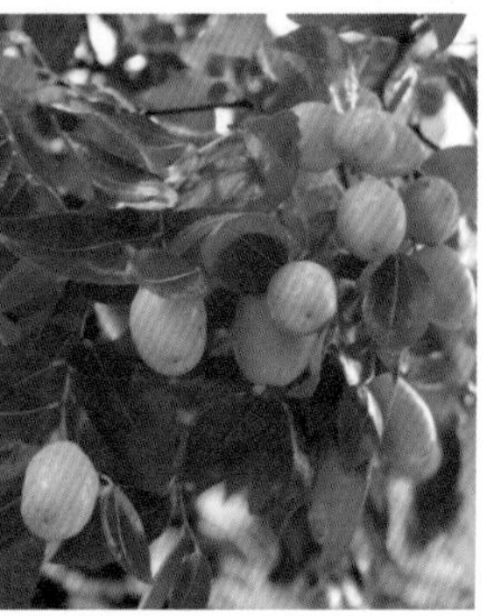
열매

자양강장, 고협압, 동맥경화에 효능

대추나무

발열이 있으며 복부창만에는 복용하지 않는다. 또한 비장을 손상시키거나 습열을 가중시키므로 장복하지 않는다.

낙엽 관목 *Zizyphus jujuba* var. *inermis*

● 꽃 : 5~6월 연한 황록색 ● 열매 : 9~10월 적갈색 ● 이명 : 대조목, 양반나무
● 생약명 : 대조(大棗 열매를 말린 것)

중국 원산이며 주로 열매를 얻기 위해 마을 주변에 심어 기른다. 잎은 어긋나고 난형이며, 가장자리에 잔톱니들이 있다. 잎 앞면에는 광택이 있으며, 잎자루에 가시로 된 턱잎이 있고, 3개의 잎맥이 뚜렷하다. 꽃은 잎겨드랑이에서 취산꽃차례를 이루며 황록색의 꽃이 모여 핀다. 단맛이 나는 열매는 핵과로 타원형이고 표면은 적갈색이며 윤이 난다.

채취시기	1	2	3	4	5	6	7	8	**9**	**10**	11	12

효능 노화를 방지하고, 항암, 수족냉증, 스트레스, 자양강장, 진해, 진통, 해독, 기력부족, 전신통증, 불면증, 근육경련, 간장보호, 고혈압, 신장병, 동맥경화, 신경을 안정시키며, 잃은 고혈압, 소염완화, 이뇨 등에 효과가 있다

성미 맛은 달며 성질은 따뜻하고 독성이 없다.

귀경 심경, 비경, 위경에 작용

이용부위 열매를 약용한다. 대추의 익은 열매를 햇볕에 말려 이용한다.

용법용량 열매 8~15g을 물에 달이거나 환 형태로 복용한다.

TIP

약차
말린 대추 1되를 씨를 제거한 뒤 잘게 썰어 물 3리터 정도를 붓고 1시간 정도 달여 복용한다. 설사나 배앓이에 효과가 있다.

약술
말린 대추 열매 300g을 담금주 1.8리터에 넣고 서늘한 곳에 3개월 정도 숙성시킨 뒤 건더기는 건져내고 자기 전 하루 1잔 정도 음용하면 불면증이나 저혈압, 병후 회복, 자양강장 등에 좋다.

대추의 감별
상품은 크고 홍적색이며, 광택이 나고 단맛이 많은데 반해 하품은 작고 흑적색이며, 광택이 적고 단맛이 적다.

민간요법

외용약으로 쓸 때는 달인 물로 씻거나 약성이 남게 태운 다음 갈아서 가루로 만들어 개어서 바른다. 대추 10개를 쪄서 무르게 하고 씨를 없앤 후 인삼 4g을 배합하여 천에 싸서 가마에 넣고 쪄서 무르게 한 다음 짓찧어 탄알만한 크기의 환을 만들어 두고 먹는다.

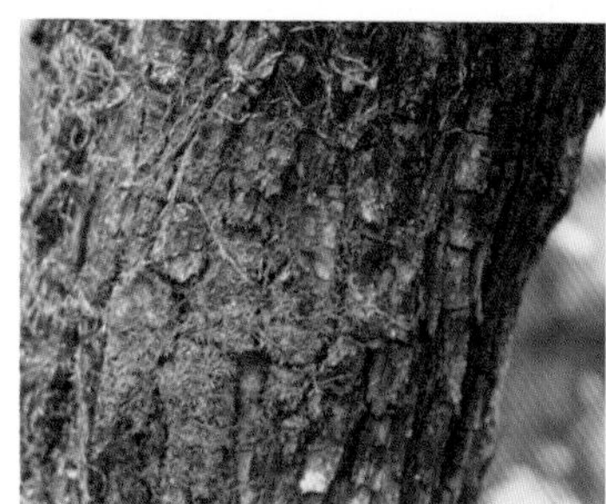

수피

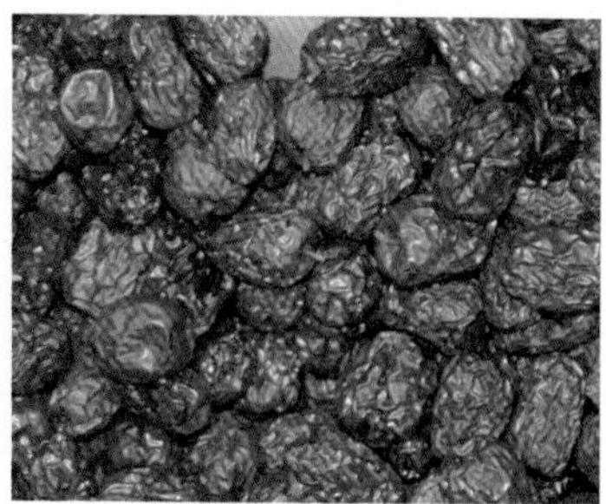

약재

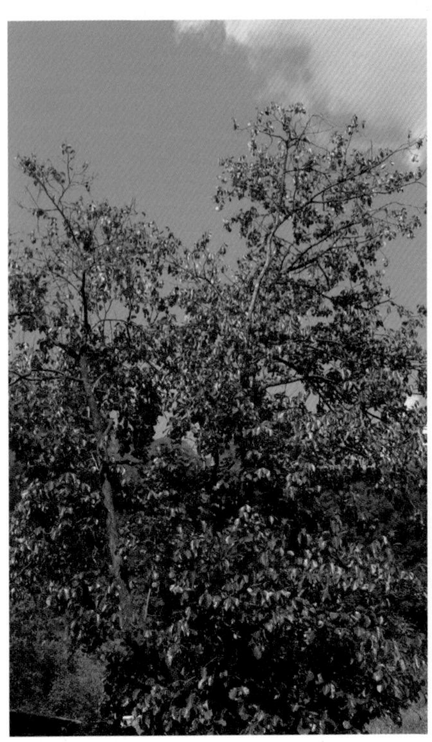
감나무

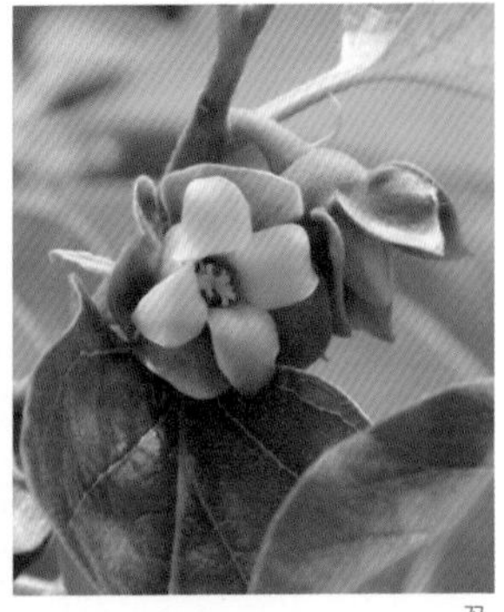
꽃

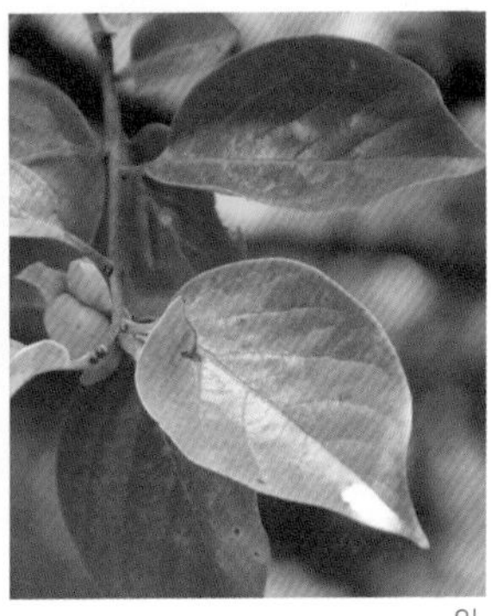
잎

고혈압·중풍·당뇨, 천식에 효능

감나무

냉병에는 복용하지 않는다. (배알이, 설사를 유발 할 수 있다) 변비가 심한 사람은 복용에 주의를 요한다.

낙엽 교목 *Diospyros kaki*

- 꽃 : 5~6월 황백색 ● 열매 : 10~11월 황적색 ● 이명 : 시수, 땡감나무
- 생약명 : 시화(柿花 꽃을 말린 것), 시체(꽃받침을 말린 것), 시피(열매 겉껍질을 말린 것

중국 원산으로 주로 유실수로 심어 기른다. 잎은 어긋나고 난형에 잎자루에 털이 있으며 잎 가장자리는 밋밋하고 뒷면은 녹색이고 광택이 있다. 줄기의 겉껍질은 비늘 모양의 조각으로 갈라지며 작은 가지에 갈색 털이 있다. 수피의 겉껍질은 비늘 모양으로 갈라지며 회갈색이다. 꽃은 새 가지에 끝에 황백색으로 달린다. 단맛이 나는 열매는 장과로 탐스럽게 황적색으로 익는다.

채취시기	1	2	3	4	5	6	7	8	9	10	11	12

효능 중풍, 고혈압, 동맥경화, 면역력 강화, 각기, 관절염, 괴혈병에, 잎은 지혈작용, 당뇨병, 변비, 불면증, 심장병, 기침, 천식, 비타민 C가 많아 차로 이용하며, 뿌리는 하혈, 토혈을 치료하는 효능이 있다.

성미 잎의 맛은 쓰고 성질은 차며 독성이 없다. 열매는 달고 떫으며 성질은 차고 독성이 없다. 꽃받침은 쓰고 떫으며 성질은 평하고 독성이 없다.

귀경 폐경에 작용. 특히 열매는 심경, 폐경, 대장경에 작용하며, 꼭지는 폐경, 위경에 작용

TIP

약차(감잎차)
잎을 따서 2~3일 동안 그늘에 말려 썰어서 증기로 찐 다음 그늘에 말려 이용한다. 비타민 C가 풍부하다.

제법

잎을 채취해서 물에 담그거나 증기에 쪄 햇볕에 말려 이용한다.

이용부위 성숙한 꽃받침, 잎, 뿌리를 약용한다. 잎은 서리가 내린 후, 여름에 꽃을 채취해 햇볕에 말려 가루 내어 바른다.

용법용량 말린 잎 5~10g을 물에 달이거나 가루 형태로 복용한다.

민간요법

외용시는 짓찧어 즙을 붙이거나 가루로 만들어 바른다. 독사에게 물린 데, 동상, 화상, 벌에 쏘였을 때, 타박상 등에 바르면 효과가 있다.

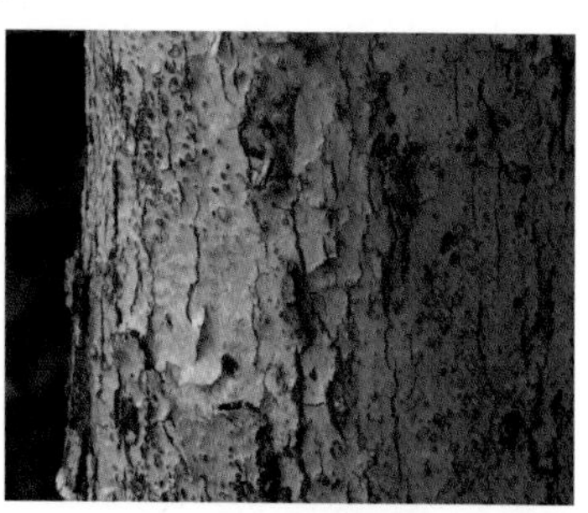
수피

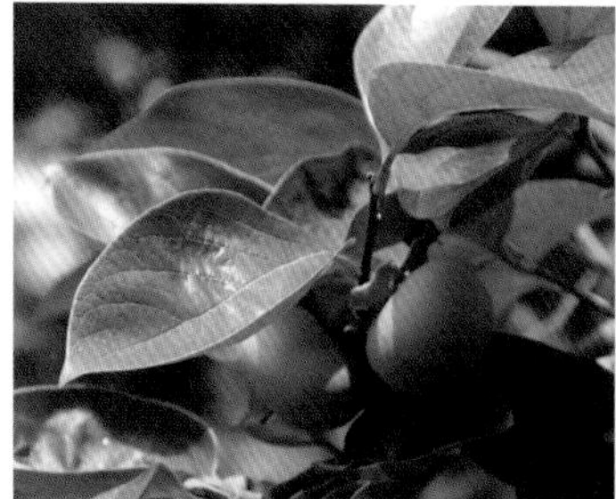
덜 익은 열매

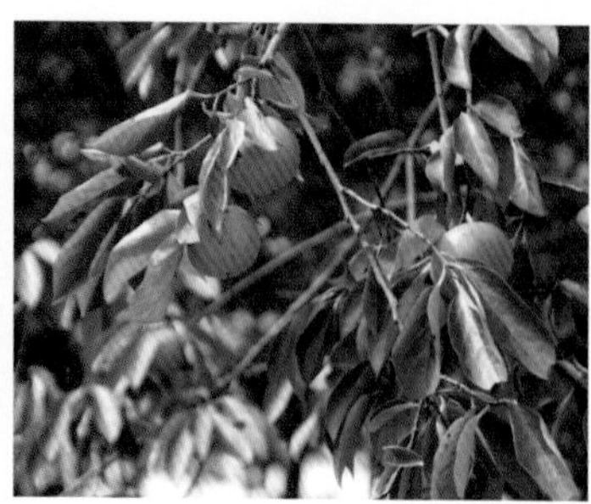
익은 열매

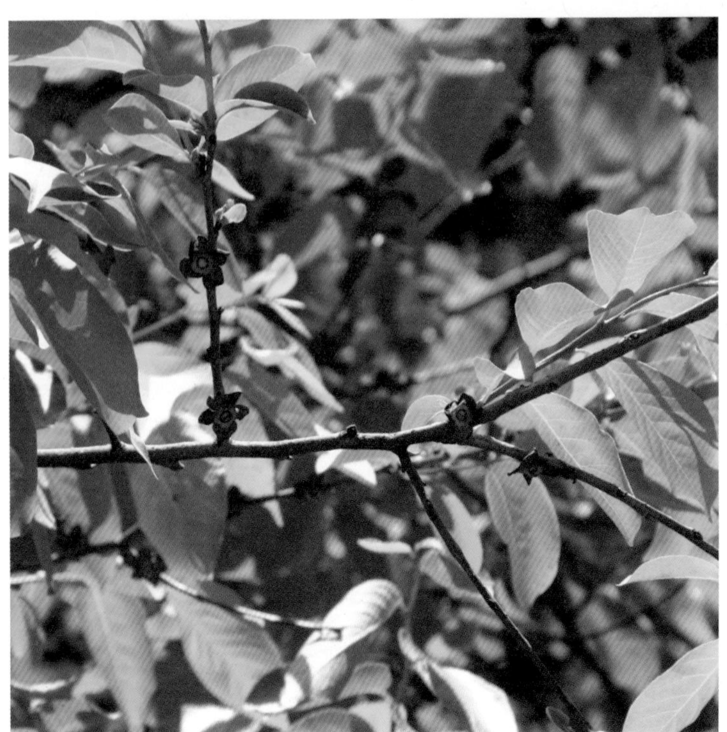
고욤나무

면역력 강화, 위장병, 불면증에 효능

고욤나무

다량 복용하면 설사나, 유산될 수 있으며, 냉병에는 사용하지 않는다.

낙엽 교목 *Diospyros lotus*

● 꽃 : 6월 황백색 ● 열매 : 10월 황적색 ● 이명 : 고양나무, 소시, 고염나무
● 생약명 : 군천자(君遷子 열매)

주로 감나무를 접붙이는 대목으로 사용한다. 잎은 어긋나고 긴 타원형에 가장자리는 밋밋하며 끝이 뾰족하다. 잎 뒷면은 희고 잎 앞면에는 광택이 있으며 도톰한 편이다. 수피는 짙은 회색이고 껍질눈이 불규칙하다. 꽃은 잎겨드랑이에서 종 모양으로 연한 황백색 꽃이 핀다. 열매는 장과로 감과 비슷하나 매우 작으며 씨가 많이 들어 있다. 익으면 익을수록 단맛이 난다.

채취시기	1	2	3	4	5	6	7	8	9	10	11	12

효능 번열증(몸에 열이 나가고 가슴이 답답한 증세), 불면증, 지혈, 신경증, 습진, 알레르기, 방부작용, 소갈증, 피부를 윤택하게 하며, 잎은 위장병, 피부질환, 숙취를 해소하며, 열매는 숙취해소, 면역력 증강, 설사, 고혈압, 중풍에, 꼭지는 감꼭지와 함께 딸꾹질을 다스린다.

성미 맛은 달며 떫고 성질은 서늘하며 독성이 없다.

이용부위 잎, 열매를 약용한다. 감나무를 접붙이는 대용목으로도 사용한다. 10~11월에 열매가 익었을 때 채취하여 햇볕에 말려 이용한다.

용법용량 10월~11월 열매(익지 않은 열매)를 채취해 달여 복용한다.

TIP

효소
고욤나무 잎에 흑설탕을 1:1 비율로 넣고 3~6개월 정도 숙성시켜 건더기를 건져내고 물에 타서 음용한다. 면역력 증강, 술독의 해독, 중풍이나 고혈압, 관절염에 이용할 수 있다.

옛날 시골 민간에서는 서리맞은 고욤나무 열매를 따서 항아리에 차곡차곡 넣어두었다가 자연 발효시켜 먹곤 하였는데 발효된 열매는 떫은 맛이 사라지고 엿처럼 풀어져 달달한 맛이 나서 간식대용으로 사용하였다. 고욤나무 열매에는 탄닌 성분이 있어 고혈압과 중풍에 효과적이며, 면역력 증강, 숙취해소에 좋다.

민간요법

- 뱀이나 벌레에 물린 상처, 동상, 화상에 이용하기도 한다.
- 고욤즙에 무즙을 같은 양으로 섞어서 하루 2~3번 식전에 복용한다(고혈압이나 중풍환자).

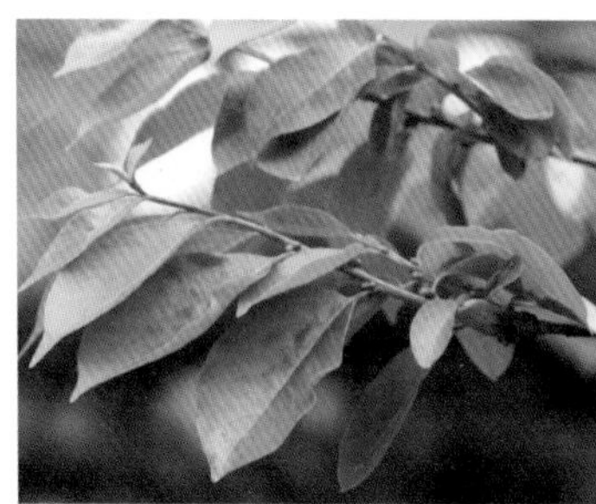
잎

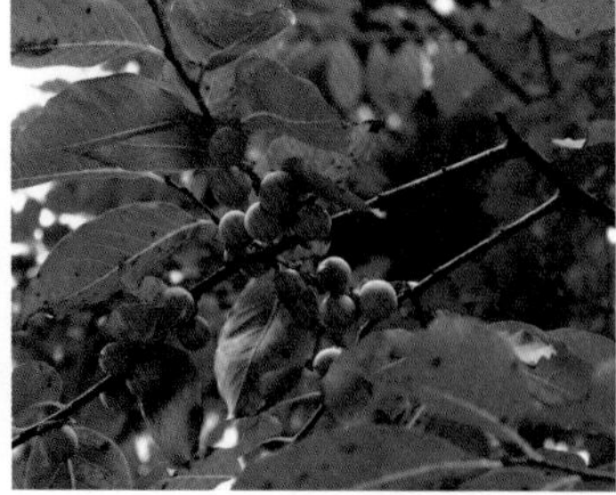
감처럼 생긴 작은 열매

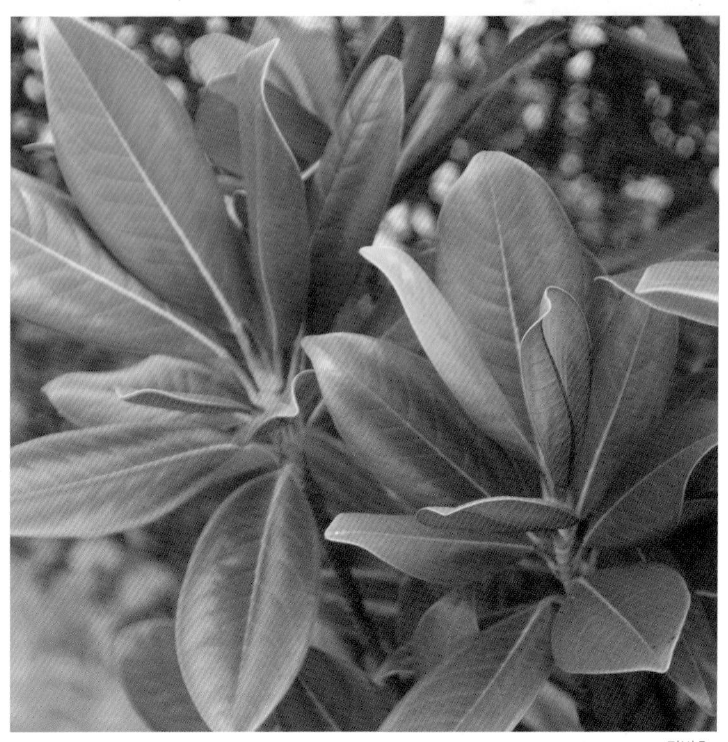

만병초

강장·두통·고혈압에 효능

만병초

독성이 있으므로 과다 복용하지 않는다.
구토, 맥박이 느려지고 설사할 수도 있다.

상록 관목 *Rhododendron brachycarpum*

● 꽃 : 6~7월 흰색 ● 열매 : 9월 갈색 ● 이명 : 천상초, 천리향(칠리향), 만년초
● 생약명 : 석남엽(石南葉 잎을 말린 것)

잎은 어긋나고 타원형의 피침 모양으로 가장자리는 밋밋하며 뒷면에는 연한 갈색 털이 빽빽이 난다. 수피는 잿빛이 섞인 흰색이다. 꽃은 가지 끝에 총상꽃차례로 모여 달리고 화관은 깔때기모양으로 흰색 또는 연한 황색이며 안쪽 윗면에 녹색 반점이 있다. 열매는 삭과로 타원형에 갈색으로 익는다. 만가지 병을 고칠 수 있다 하여 붙여진 이름이다.

채취시기	1	2	3	4	5	6	7	8	9	10	11	12	毒

효능 강장, 지통, 신장병, 간경화증, 심장병, 두통, 비만증, 통풍, 잎은 소염작용, 강장제로 뿌리는 해열, 항균작용, 요통, 지통, 강심(强心), 감기, 두통, 관절통, 월경불순, 신허요통(腎虛腰痛), 양위, 월경불순, 불임증, 고혈압 등에 효능이 있는 이름 그대로 만능의 약초다.

성미 맛은 쓰고 성질은 차며 독성이 있다.

귀경 신경에 작용

이용부위 잎과 뿌리를 약용한다. 잎은 연중 채취하나 주로 이른봄과 늦가을, 겨울에 따서 그늘에 말려 이용한다.

용법용량 1회에 잎 2～5g씩 물에 달여 복용하거나 환제 또는 산제로 이용하면 강장에 효과적이다.

TIP

약차
가을이나 겨울철에 채취한 잎을 차로 달여 마신다. 잎 5~10개 정도를 물 3리터 정도 붓고 반으로 줄 때까지 달여 식후에 찻잔으로 소량씩 복용한다. 잎을 달인 차를 오래 마시면 정신이 맑아지고 피가 깨끗해지며 정력이 좋아진다.

약술
뿌리나 잎에 술을 담가 복용한다. 만병초 잎을 거칠게 가루내어 담금주에 약 7일간 담가두었다가 건더기를 걸러내어 1회에 15~20ml를 하루 3번 음용하면 만성기관지염에 효험이 있다.
-《중약대사전》

민간요법

무좀, 습진, 건선 등의 피부병에 만병초 달인 물로 자주 씻거나 발라준다. 만병초는 진통작용이 강하여 말기 암 환자의 통증을 없애는 데도 쓴다.

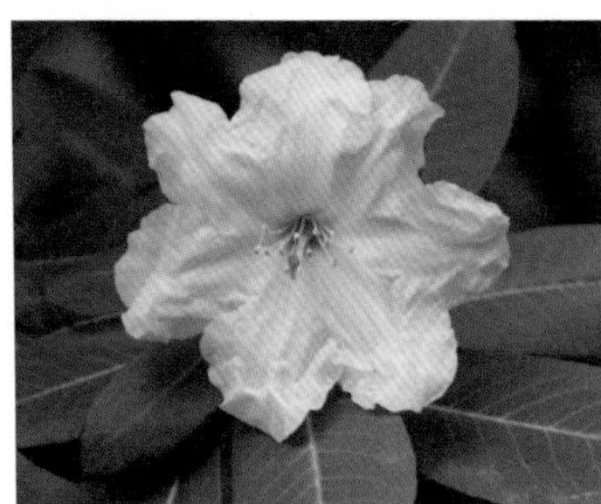
꽃

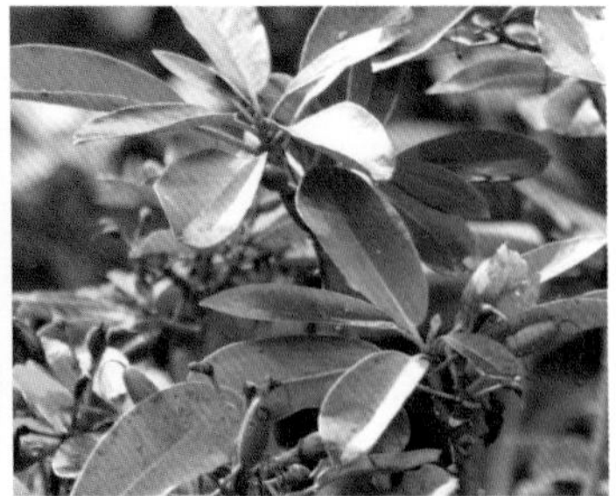
잎

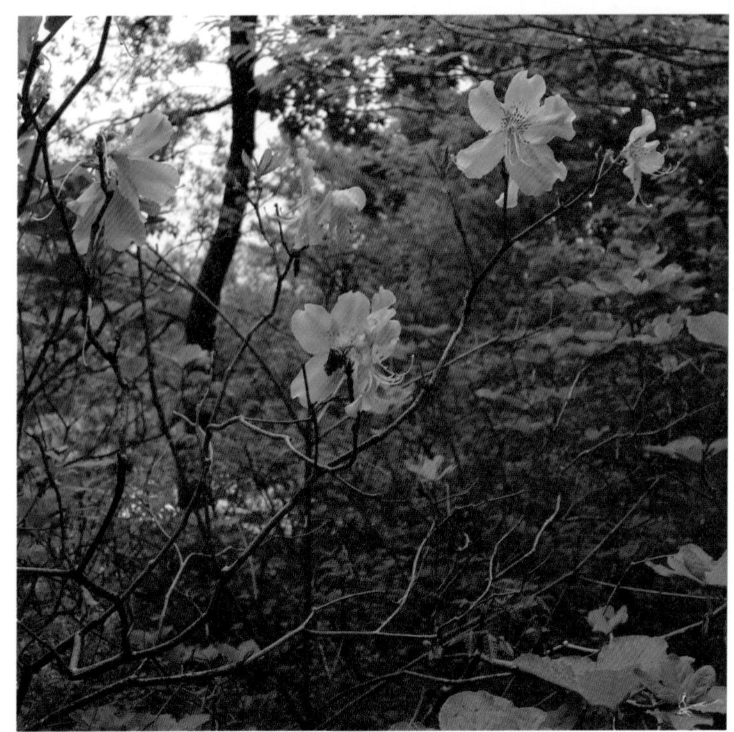
산철쭉

외상으로 인한 통증, 고혈압에 효능

산철쭉

독성이 있으므로 식용하지 않는다.

낙엽 관목 *Rhododendron yedoense* f. *poukhanense*

●꽃 : 4~6월 홍자색 ●열매 : 9월 갈색 ●이명 : 수달래, 개꽃나무
●생약명 : 산척촉

한국특산식물로 높이 1~2m로 자란다. 철쭉과 달리 잎이 긴 타원형이다. 잎은 어긋나며 가장자리가 밋밋하고 양끝은 좁고 양면에 털이 있다. 잎 뒷면 맥 위에는 털이 많이 난다. 수피는 회갈색 또는 회색이다. 꽃은 가지 끝에 3~7송이씩 달리는 철죽에 비해 산철쭉은 가지 끝에 홍자색 꽃이 2~3송이씩 달리며, 잎이 난 후에 꽃이 핀다. 열매는 삭과로 표면에 털이 있다.

채취시기	1	2	3	4	5	6	7	8	9	10	11	12	毒

효능 풍습을 제거하고, 부기를 가라앉히며, 지통, 혈압강하, 마취효과, 혈압, 통풍에, 잎은 강장제, 건위제, 이뇨작용, 강심작용, 고혈압, 꽃은 지통에 쓰인다.

성미 맛은 맵고, 성질은 따뜻하며 독성이 있다.

귀경 비경에 작용

이용부위 꽃과 잎을 약용한다. 봄철 잎, 꽃은 활짝 피었을 때 채취해 그늘에 말려 이용한다.

용법용량 꽃, 잎 3~5g을 물 200cc가 되게 달여서 하루 3회에 나누어 복용하거나 가루 또는 환으로 복용한다.

민간요법

하루 0.3~0.6g을 물로 달이거나, 가루(산제) 또는 환, 술에 담가 복용하며, 외용약으로 쓸 때는 생것을 짓찧어 붙이거나 가루내어 뿌린다.

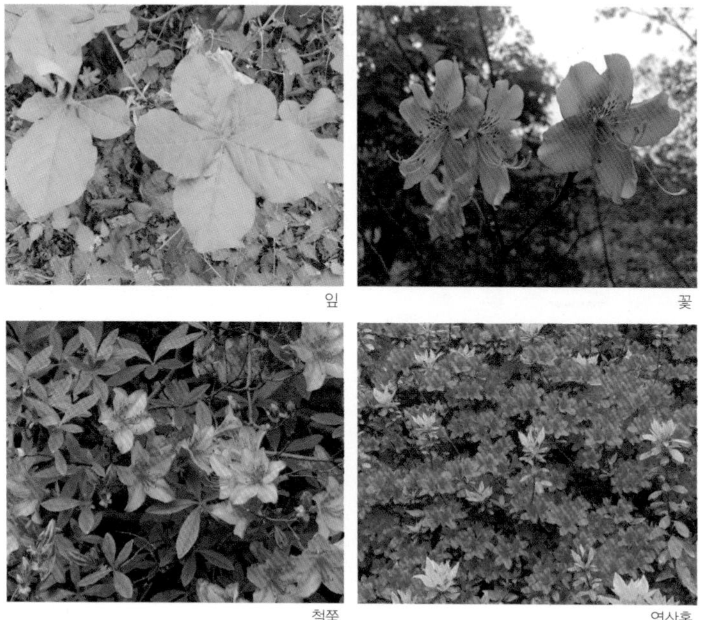

잎 꽃 철쭉 영산홍

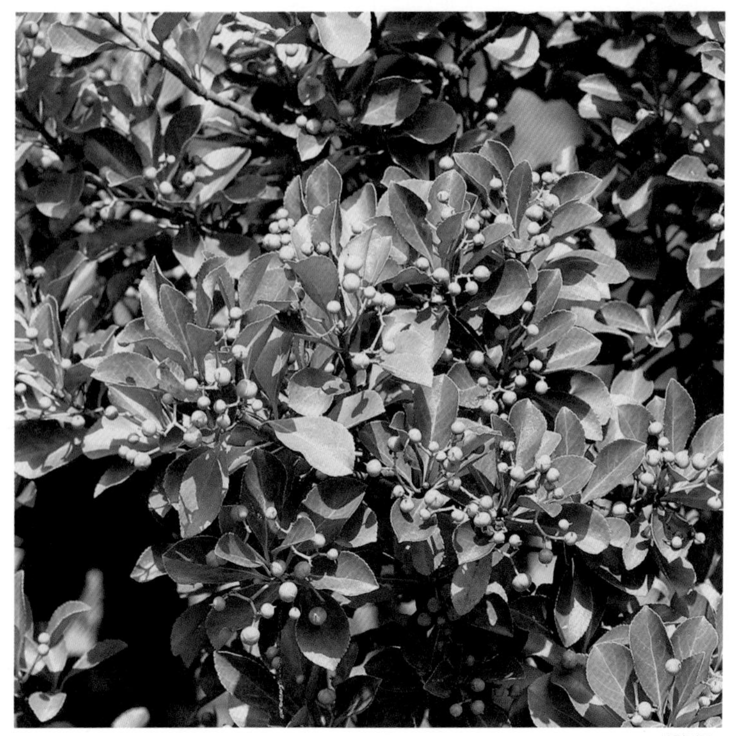
사철나무

생리불순, 어혈 제거, 소염의 효능

사철나무

상록 관목 *Euonymus japonicus*

● 꽃 : 6~7월 황록색 ● 열매 : 10월 적황색 ● 이명 : 겨우살이나무, 동청목(冬淸木)
● 생약명 : 화두충(줄기껍질을 말린 것). 조경초(調經草 뿌리근을 말린 것)

바닷가 산기슭의 반 그늘진 곳이나 인가 근처에서 자란다. 가죽질의 잎은 마주나고 타원형으로 가장자리에 둔한 톱니가 있으며 어린가지는 녹색이다. 수피는 흑갈색이고 가지를 많이 친다. 꽃은 잎겨드랑이에서 취산꽃차례로 황록색의 꽃이 핀다. 열매는 삭과로 4갈래로 갈라지고 속에는 적황색의 종자가 들어 있다.

채취시기	1	2	3	4	5	6	7	8	9	10	11	12

효능 생리불순, 월경불순에, 나무껍질과 열매는 진통제, 통경제, 강장제, 강장보호제로, 잔가지나 뿌리는 소염제로 쓰인다.

성미 맛은 맵고 성질은 따뜻하다.

이용부위 뿌리근, 줄기껍질을 약용한다. 연중 채취하며 햇볕에 건조하여 이용한다.

용법용량 하루에 뿌리 3~5g을 달여 복용한다.

TIP

처방
월경불순에 조경초(調經草) 40g을 고기와 약한 불에 고아 복용한다.

월경통 치료는 조경초(調經草), 수호로(水葫蘆 부레옥잠) 각 20g을 약한 물에 달여 복용한다. -《귀주본초》

유사종 줄사철나무는 사철나무에 비해 꽃과 열매가 작고 줄기는 덩굴성이다. 열매는 연한 홍색으로 익는다. 한방에서 줄기와 잎을 '부방등(扶芳藤)'이라하여 약용하는데, 뭉친 근육을 풀고 경락을 활성화하며, 지혈, 월경불순 풍습(風濕)으로 인한 통증을 멈추게 하는 효능이 있다. 잎이 넓은 타원 모양에 두껍고 열매는 붉은색을 띤 노란색의 헛씨껍질의 **무룬나무**가 있다. 무룬나무를 **'넓은잎사철'**이라고도 부른다. 민간에서 나무껍질과 열매를 강장제나 진통제 등으로 사용한다.

민간요법

외용으로 잎을 짓찧어 환부에 붙이거나 바른다.

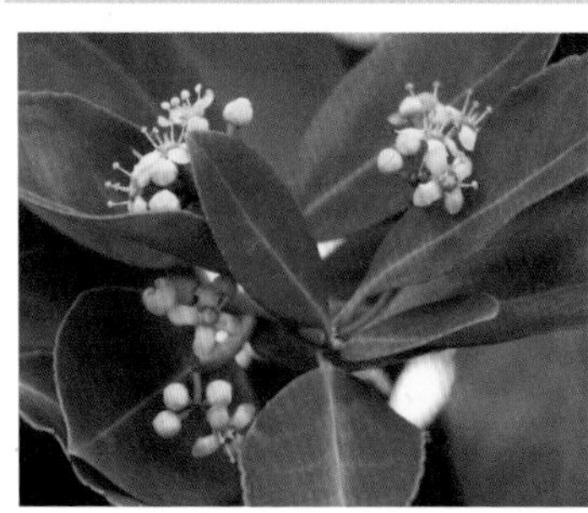

꽃

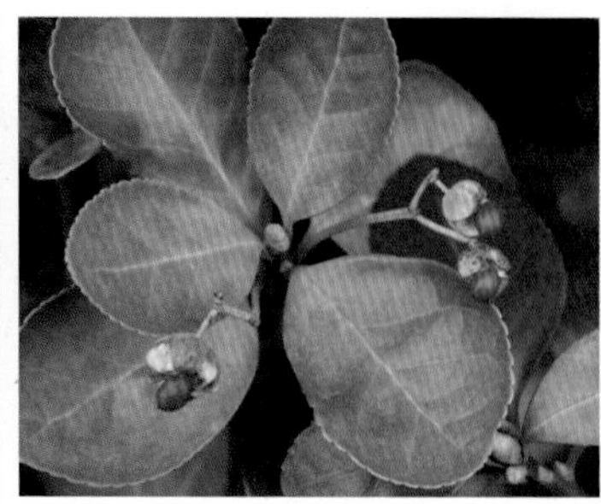

잎과 열매

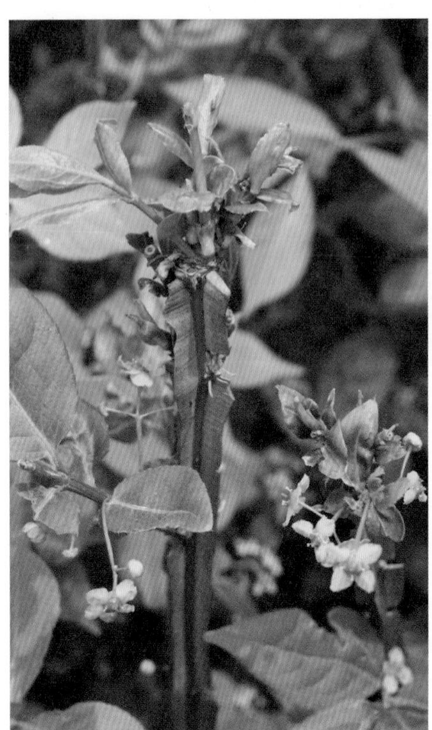
화살나무

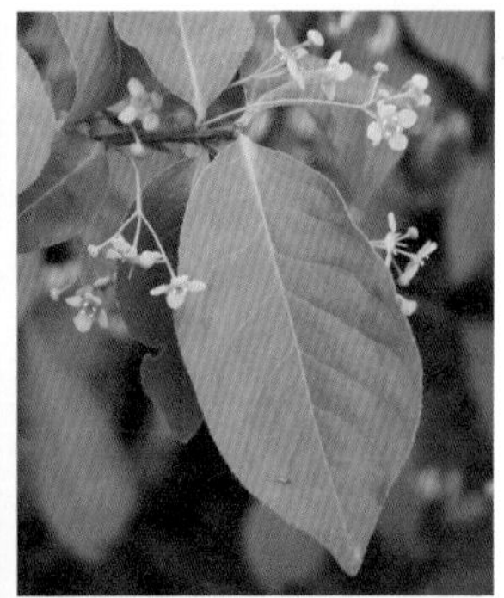
꽃과 잎

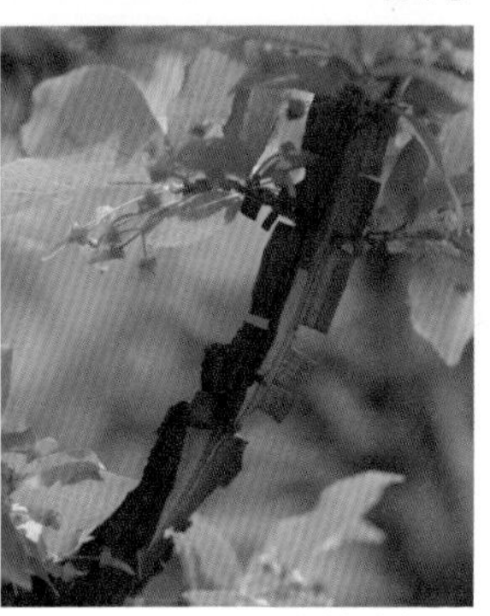
가지의 날개 부분

항암, 고혈압·출혈·정신불안에 효능

화살나무

몸이 허한 사람, 임산부는 쓰지 않는다.
(낙태 가능성이 높기 때문)

낙엽 관목 *Euonymus alatus*

● 꽃 : 5~6월 황록색 ● 열매 : 9~10월 붉은색 ● 이명 : 위모, 참빗나무, 홋잎나무
● 생약명 : 귀전우(鬼箭羽 가지의 날개를 말린 것)

잎은 마주나며 도란상 타원형이고, 가장자리에 날카로운 톱니가 있다. 잎 뒷면은 회녹색으로 잎자루는 짧다. 잔가지는 네모나고 코르크질의 날개가 있다. 꽃은 잎겨드랑이에서 취산꽃차례로 황록색의 꽃이 핀다.열매는 삭과로 붉은색으로 익는다. 가지의 날개를 **'귀전우'**라고 하며, 줄기가 마치 화살 모양처럼 생겨 이름 붙여진 나무이다.

효능 고혈압, 출혈, 정신불안, 산후 어혈로 인한 복통, 열매를 오래 달여 고약(膏)을 만들어 피부병에, 꽃은 진정, 해독, 소종에, 가지, 뿌리, 잎을 같이 넣고 물에 달이고 날개(코르크질)는 햇볕에 말려 곱게 갈아 달인 물을 복용한다.

성미 맛은 쓰며 성질이 차다.

귀경 간경, 비경에 작용

이용부위 가지, 뿌리를 약용한다. 연중 채취하며, 어린가지의 날개 모양의 코르크를 채취하여 햇볕에 말려 이용한다.

용법용량 가지, 뿌리를 하루 5~10g을 물에 달이거나 환 또는 산제 형태로 복용한다.

TIP

산나물
봄에 나오는 어린잎을 끓을 물에 살짝 데쳐 물에 담가 쓴맛을 우려내고 나물로 이용한다. 고혈압에 효과가 있다.

약차(귀전우차)
이른 봄에 막 돋아난 새잎을 채취하여 물에 헹군 뒤 말려 살짝 덖음하고 용기에 담아 냉동 보관한다. 이를 끓는 물에 우려 마시면 혈액순환에 좋다.

처방
① 월경폐색, 월경통, 산후 복통에 익모초 20g, 당귀, 천궁 각 15g, 귀전우 8g, 목과 6g, 도인 4g을 달여 복용한다.
② 소염, 어혈을 제거하는데 귀전우, 대황, 적작약 10g, 단삼 8g, 목단피 6g, 도인, 홍화 4g을 달여 복용한다.

제법

잡물을 제거하고, 물에 담가 수분이 충분히 스며들면 짧게 절단하여 햇볕에 말려 이용한다.

민간요법

귀전우(화살나무 가지의 날개)를 태워서 그 재를 가시가 박힌 부분에 발라 가시를 빼내었다.

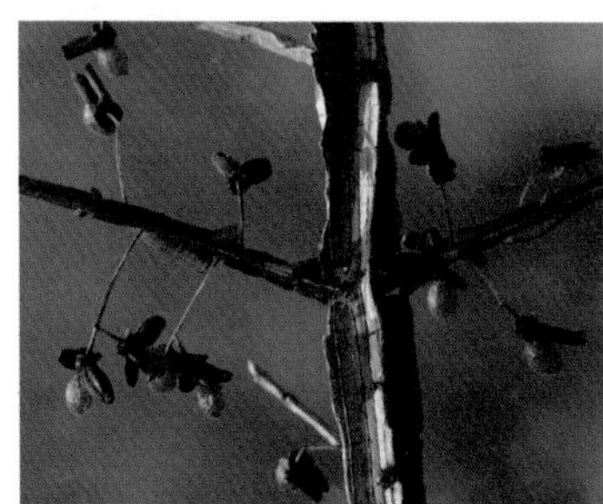
열매

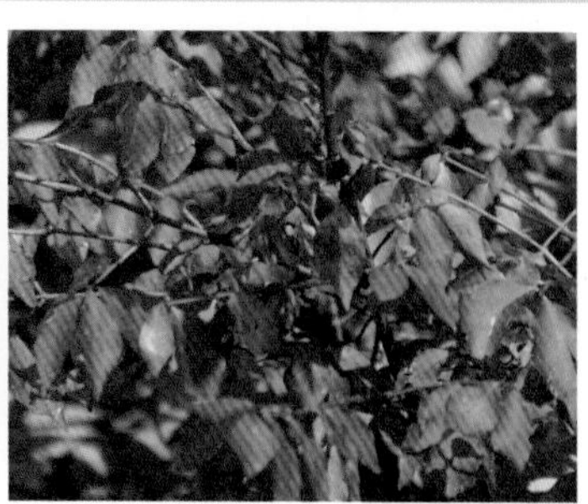
붉게 물든 잎

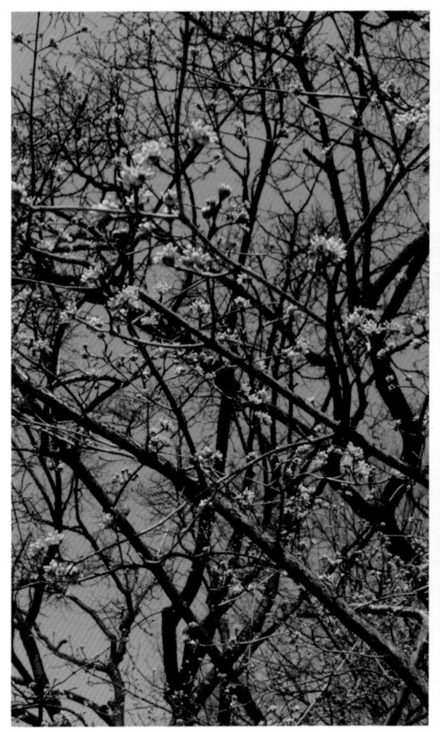
생강나무

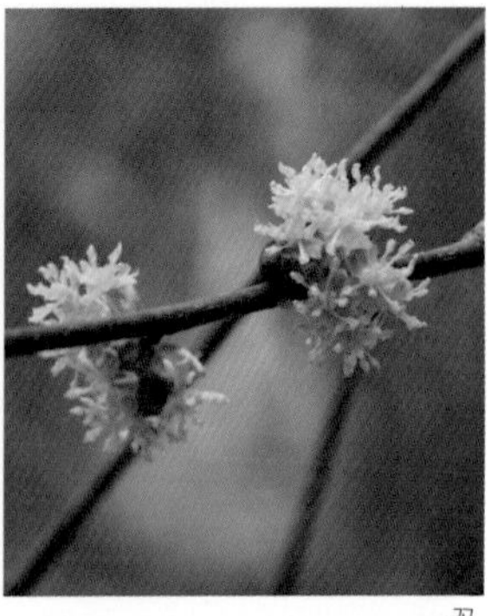
꽃

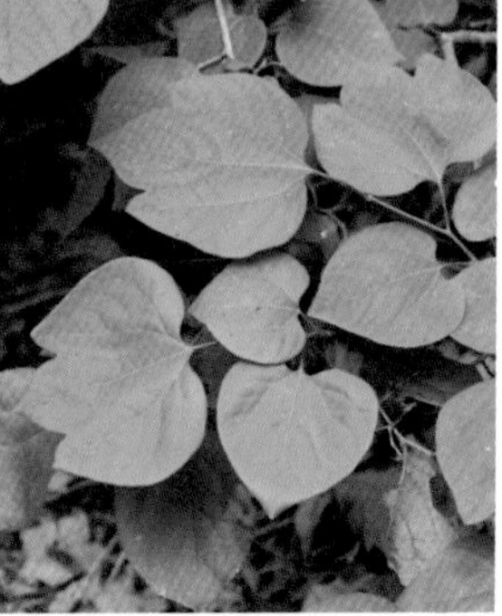
잎

산후풍, 수족냉증, 타박상에 효능

생강나무

낙엽 관목 *Lindera obtusiloba*

● 꽃 : 3~4월 노란색 ● 열매 : 9월 검은색 ● 이명 : 산동백, 단향매, 새양나무
● 생약명 : 황매목(黃梅木), 황매피(黃梅皮 가지), 삼찬풍(三鑽風 줄기껍질)

이른 봄, 산 중에 가장 먼저 노란색의 꽃망울을 터트리는 나무이다. 잎은 어긋나고 긴 난형이며 윗부분이 3개로 갈라져 있고, 연한 황색의 털이 있으며 가장자리는 밋밋하다. 수피는 회갈색으로 흰색 버짐 같은 무늬가 있다. 꽃은 암수딴그루로 가지마다 노란색의 꽃이 먼저 핀 후에 잎이 나온다. 열매는 장과로 붉은색에서 검은색으로 익는다.

채취시기	1	2	3	4	5	6	7	8	9	10	11	12

효능 해열, 어혈 제거, 산후풍, 피부병, 감기, 혈액순환, 타박상, 두통, 잎과 가지는 수족냉증, 관절염, 건위, 복통, 근육통, 기관지염, 해열, 황달, 스트레스, 식은땀, 산후 부종, 팔다리가 아픈 증상을 다스린다.

성미 맛은 맵고 성질은 따뜻하다.

귀경 위경, 간경에 작용

이용부위 잎, 꽃, 줄기껍질, 가지를 약용한다. 가을에 가지를 채취해서 그늘에 말려 이용한다.

용법용량 하루 10g의 줄기껍질이나 가지를 물에 달여 복용한다. 생강나무 꽃을 그늘에 말려 꽃 3~5개 정도를 끓는 물에 우려내어 복용한다.

민간요법

잎을 달여 기침, 해열약으로 이용하며, 외용으로 짓찧어 환부에 붙인다.

TIP

산나물
봄에 어린 싹을 쌈이나 나물, 장아찌를 담아 이용한다.

약차
잎과 싹을 덖어서 차로 이용한다. 비타민 C의 함량이 높아서 감기 등에 좋은 효과가 있다. 꽃을 그늘에 말려 꽃 3~5개 정도를 끓는 물에 우려내어 음용하기도 한다.

약술
생강나무 씨앗의 3~4배 정도의 담금주을 넣고 6개월 정도 숙성시켜 하루 3회 소주잔으로 1~2잔 정도 복용하면, 근육과 뼈를 튼튼하게 하고 머리를 맑게 한다.

처방
한기로 인한 복통, 소화불량에 단방으로 생강나무 수피 10g을 달여 복용한다. 산후부종에는 황매목 20g, 익모초, 당귀, 천궁 각 12g을 달여 복용한다.

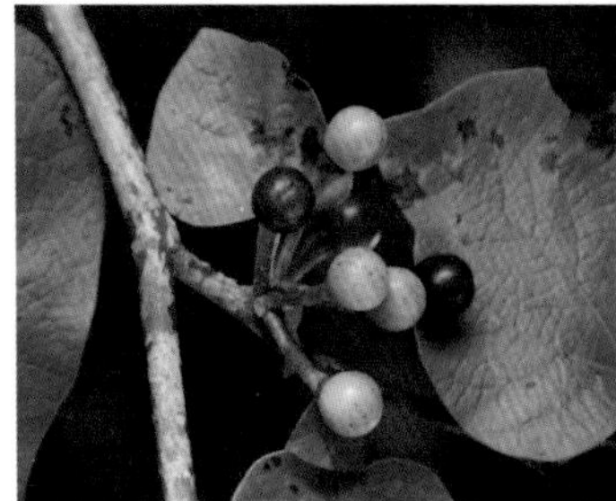

열매

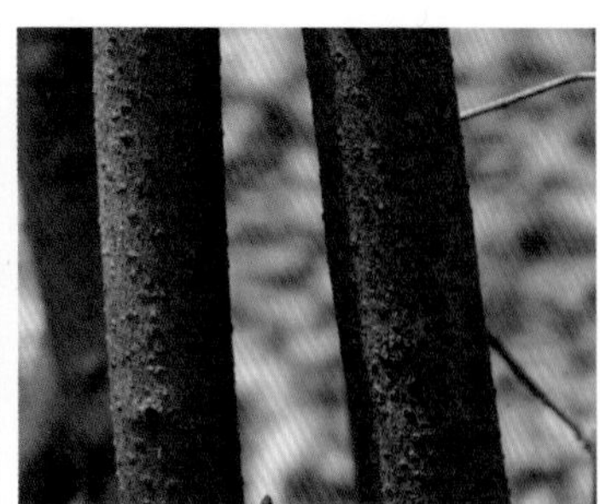

수피

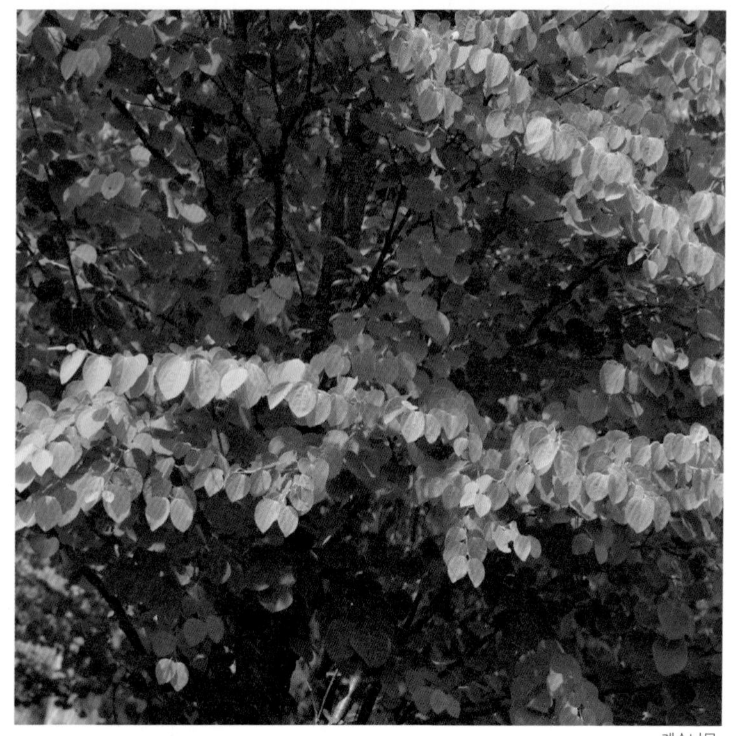

계수나무

해열·진통·면역력에 효능

계수나무

열이 많은 사람 출혈 증상에는 복용하지 않는다. 임산부가 과다 복용하면 유산의 위험이 있다.

낙엽 교목 *Cercidiphyllum japonicum*

● 꽃 : 3~4월 붉은색 ● 열매 : 10월 암갈색 ● 이명 : 연향수, 오군수
● 생약명 : 육계(肉桂 나무 껍질), 계지(桂枝 어린가지를 말린 것)

잎은 어긋나고 타원형으로 밑부분이 심장형이며, 가장자리에 둔한 톱니가 있다. 잎 앞면은 초록색이며, 수피는 흑회색에 세로로 거칠게 갈라진다. 꽃은 암수딴그루로 새 가지의 잎겨드랑이에서 붉은색의 꽃이 잎보다 먼저 핀다. 열매는 골돌과로 암갈색으로 익는다. 가을에 잎이 노랗게 단풍이 물들 때쯤에 낙엽이 지면서 달콤한 꿀향기가 풍긴다.

채취시기	1	2	3	4	5	6	7	8	9	10	11	12

효능 비위를 따뜻하게, 기혈을 원활하게 하며, 혈액순환 촉진, 감기, 진통, 진경, 관절통, 요통, 타박상에 의한 어혈, 강심작용, 해독, 적리에 의한 궤양, 출혈, 설사를 치료한다. 어린가지는 감기 초기에 땀을 나게 하며, 사지관절의 통증을 완화시키고, 경락을 따뜻하게 하고 경락을 통하게 한다.

성미 맛은 맵고 달며 성질은 따뜻하고 독성이 없다.

제법
거친 껍질을 제거 한 후 따뜻한 물에 담근 후 건져 얇게 잘라 그늘에 말려 이용한다.

귀경 심경, 비경, 간경, 신경에 작용

이용부위 줄기껍질, 어린가지를 약용한다. 겨울에 채취하여 나무껍질을 벗겨 내고 말려 이용한다.

용법용량 줄기껍질 6~12g정도를 달이거나 산제, 환제로 복용한다. 참고로 수정과 등에 들어가는 '계피'와 계수나무는 관련이 없다. 계피는 '생달나무' 나무껍질 말린 것을 말한다.

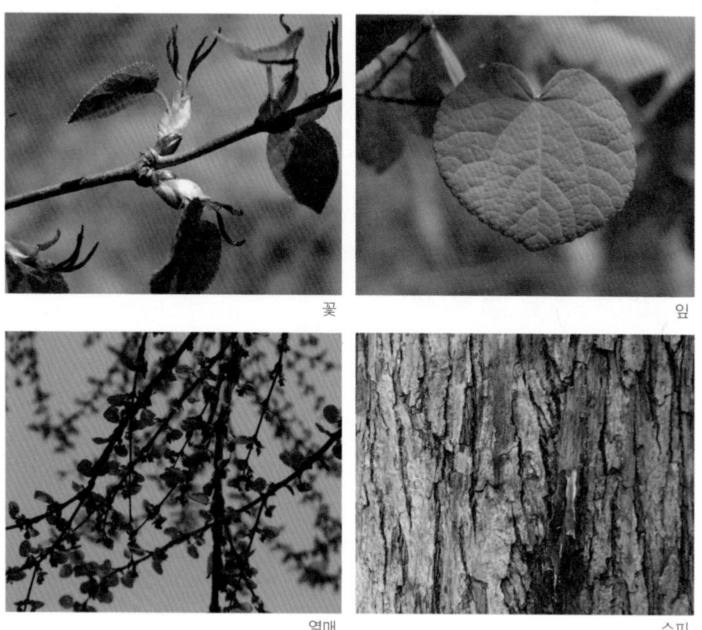

꽃 잎 열매 수피

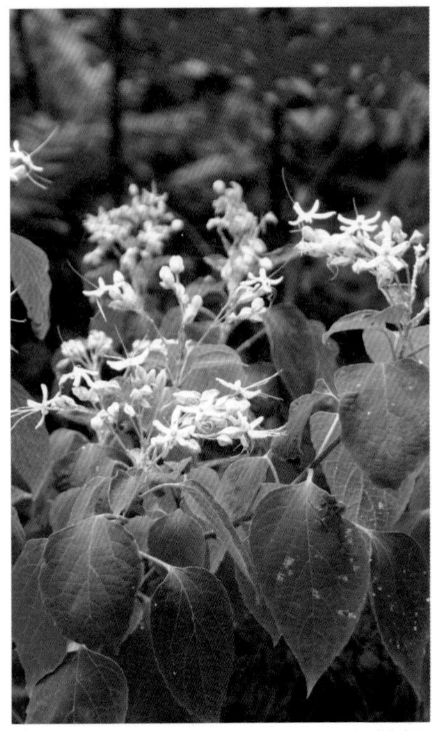
누리장나무

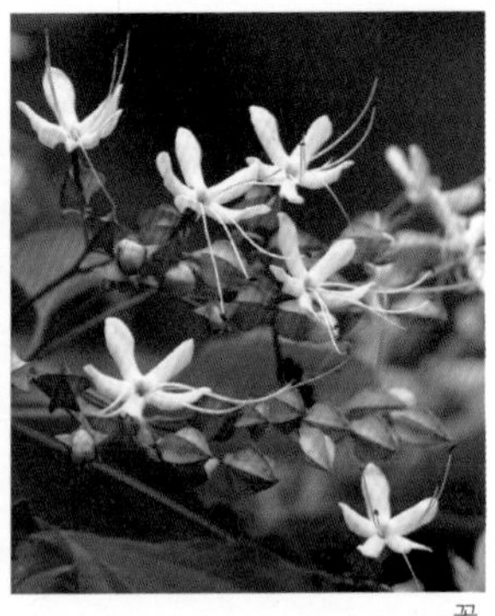
꽃

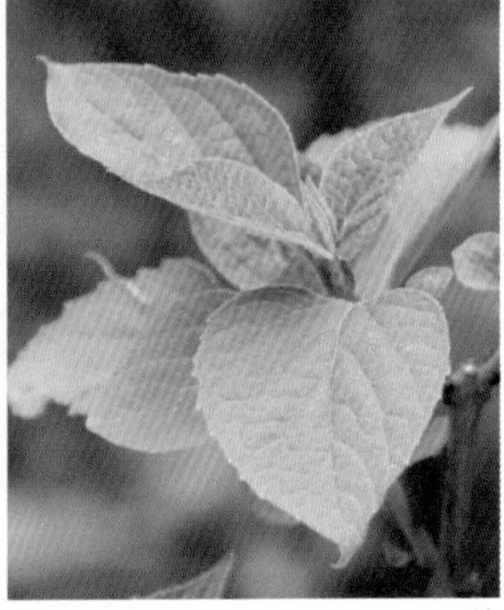
잎

혈압을 내리고 풍습성 관절염에 효능

누리장나무

장복하지 않는다
(구토, 신장장애를 초래할 수 있다).

낙엽 관목 *Clerodendron trichotomum*

● 꽃 : 7~8월 흰색 ● 열매 : 10월 ● 이명 : 개나무, 깨타리, 구릿대나무, 개똥나무, 누린내나무
● 생약명 : 취오동(臭梧桐 잎, 가지를 말린 것)

산비탈, 마을주변에서 자란다. 잎은 마주나고 끝은 뾰족하며, 달걀 모양 또는 삼각상(三角狀)이다. 가장자리는 밋밋하거나 물결 모양의 톱니가 있으며 양면에 털이 있다. 수피는 회갈색에 껍질눈이 발달해있다. 꽃은 취산꽃차례로 흰색의 꽃이 모여 피며 특유의 향이 난다. 열매는 핵과로 남색이다. 잎과 줄기에서 냄새가 나고 오동나무를 닮았다 하여 **'취오동'**이라고도 한다.

채취시기	1	2	3	4	5	6	7	8	9	10	11	12

효능 거풍제습(祛風除濕, 풍습 제거)하고, 강혈압(降血壓 혈압을 내리고), 진정작용, 관절염, 위염, 기관지염, 반신불수, 잎과 잔가지는 혈압을 낮추며, 뿌리는 풍습에 의한 사지마비, 동통, 식체에 의한 복부 팽창, 편두통, 타박상을 치료한다. 그 외 학질, 이질 등을 치료한다.

성미 맛은 맵고 달면서 쓰고 성질은 서늘하며, 독성이 없다.

귀경 간경에 작용

이용부위 뿌리, 뿌리줄기, 잎을 약용한다. 잎은 봄, 가을에 뿌리와 줄기를 채취하고, 잎은 꽃이 피기 전에 채취하여 햇볕에 별에 말려 이용한다.

용법용량 전초를 하루 10~20g 물에 달이거나 환이나 산제(가루약) 형태로 복용한다.

TIP

산나물
어린잎을 채취해 끓은 물에 데친 후 찬물에 담가 누린내를 제거하고 나물로 이용하거나, 장아찌를 담거나 묵나물로 이용한다.

제법

불순물을 제거하고 물에 담가 물이 스며든 후 썰어 햇볕에 말려 이용한다.

민간요법

달인 물로 환부를 씻거나 말린 잎을 가루, 또는 짓찧어 상처부위에 바른다. 피부병, 소양증(가려움증), 무좀, 습진, 화농성 상처에 달인 액을 바르거나 씻는다.

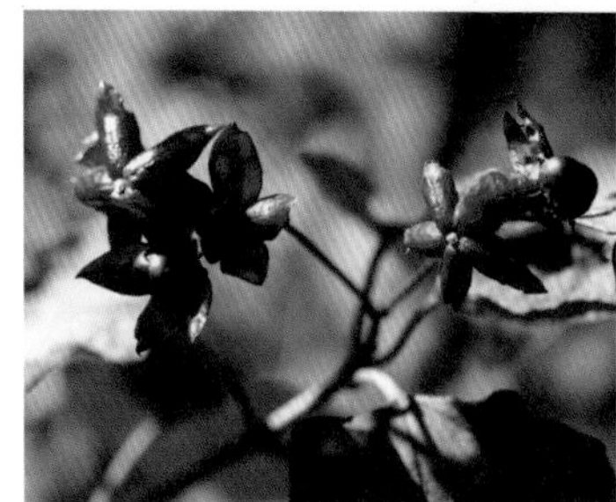
열매

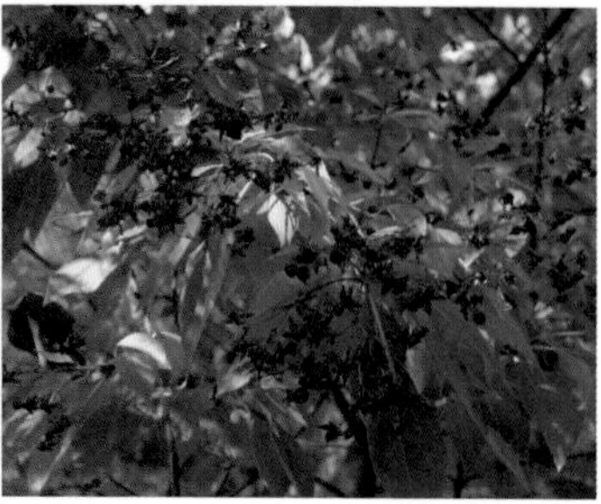
가지에 매달린 열매

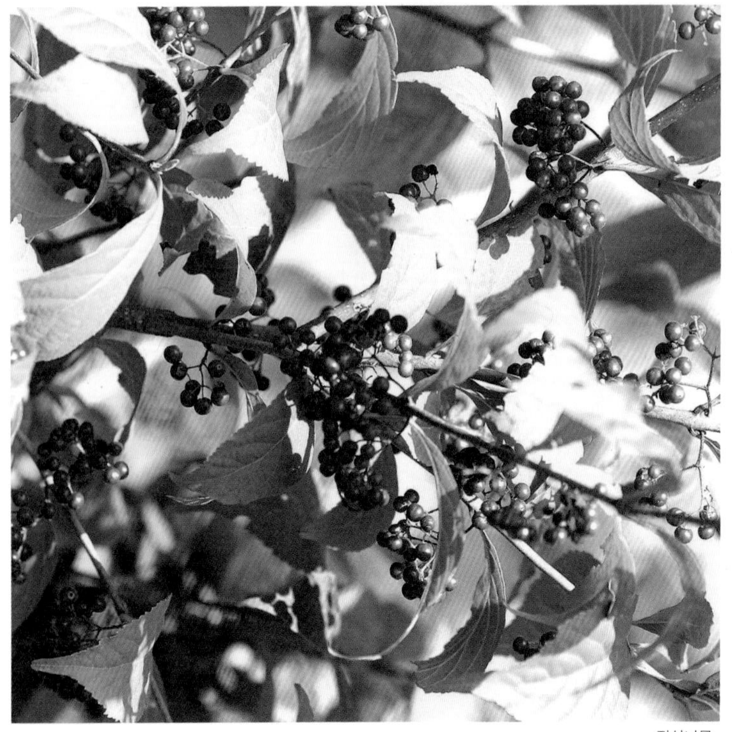

작살나무

출혈증상, 종기, 어혈 제거에 효능

작살나무

낙엽 관목 *Callicarpa japonica*

● 꽃 : 6~8월 연한 홍자색 ● 열매 : 9~10월 보라색 ● 이명 : 송금나무
● 생약명 : 자주(紫珠 잎, 줄기, 뿌리를 말린 것)

잎은 마주나는 긴 타원형으로 끝이 뾰족하고 가장자리에 톱니가 아래 쪽 까지 있으며 질감도 좋다. 양면에는 털이 없고 홍색의 샘점이 있다. 수피는 회갈색으로 얕게 갈라지며 어린가지는 둥글고 털이 있다가 없어진다. 꽃은 잎겨드랑이에서 가늘고 작은 취산꽃차례로 연한 홍자색 꽃이 핀다. 열매는 핵과로 보랏빛 구슬 모양을 띤다.

채취시기	1	2	3	4	5	6	7	8	9	10	11	12

효능 잎은 지혈작용을, 뿌리는 종기로 인한 출혈증상, 타박상, 어혈, 뉵혈(코피 출혈), 자궁출혈, 소화기와 호흡기 출혈, 잇몸 출혈, 소염증상을 치료한다. 외용으로는 외상출혈이나 화상치료에 쓰인다.

성미 맛은 쓰며 성질은 차다.

귀경 간경에 작용

TIP

처방
각혈의 치료제로 자주(건조한 잎) 분말 2~3g을 계란 흰자로 개어 4시간마다 한번씩 복용하거나 자주 잎(건조 한 것) 8g을 달여 차 대용으로 마신다. 가루약은 한번에 1~2g을 하루 3회 복용한다.

이용부위 잎, 어린줄기를 약용한다. 봄, 여름, 가을에 잎, 어린줄기를 채취해 생으로 먹거나 햇볕에 말려 가루를 낸다. 뿌리는 연중 채취해 절단하여 햇볕에 말려 이용한다.

용법용량 전초(잎, 줄기, 뿌리) 5~10g 정도를 물에 달여 복용한다.

민간요법

- 모든 인후통의 치료에 자주(신선 한 것) 40g을 달여 차 대신 자주 복용한다.
- 치아를 뺀 후 출혈이 멈추지 않을 때 소독한 솜에 자주 가루를 묻혀 코를 막는다.

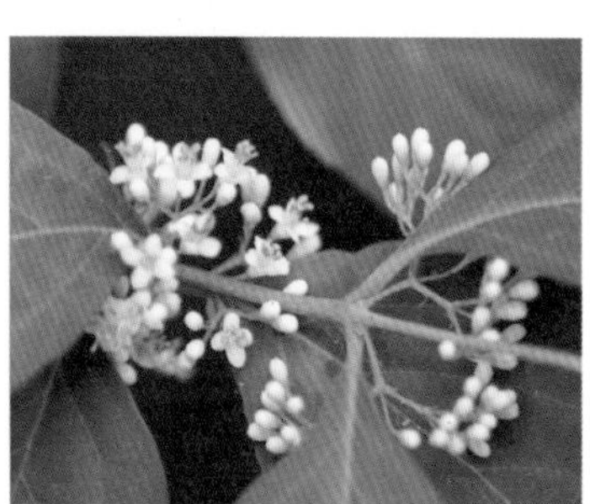
꽃

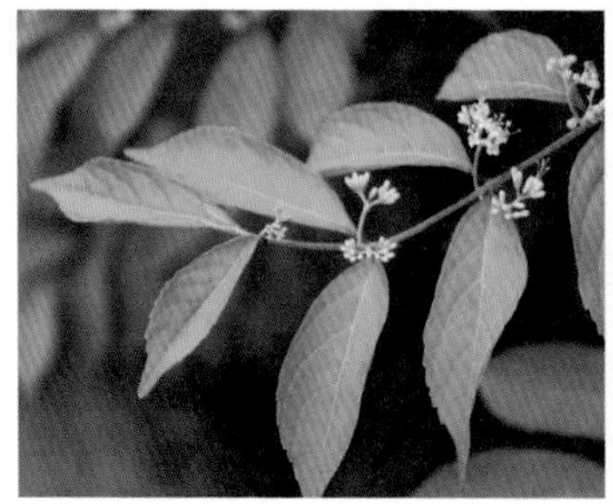
잎

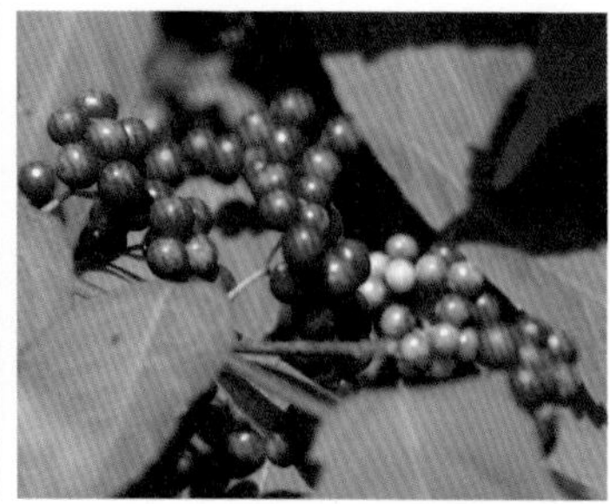
좀작살나무의 열매

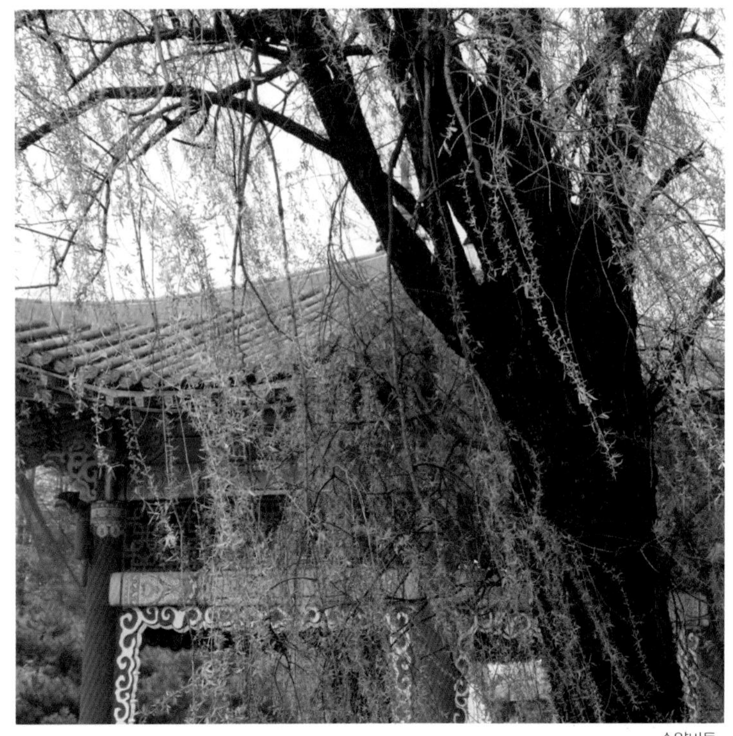

수양버들

옻독을 풀고 소염에 효능

수양버들

과다 복용하지 않는다.

낙엽 교목 *Salix babylonica*

● 꽃 : 3~4월 ● 열매 : 6월 ● 이명 : 버들강아지, 버들개지, 수양 양류수, 수류지
● 생약명 : 유지(柳枝 가지를 말린 것), 유백피(柳白皮 줄기껍질을 말린 것)

계곡이나 하천 등 물가에서 자라고 가지는 아래로 늘어진다. 잎은 어긋나며 좁은 피침형으로 끝 부분은 뾰족하고 가장자리에 작은 톱니가 있기도 하며, 뒷면은 흰 빛이 돌고 잎자루는 짧다. 수피는 회갈색이며, 세로로 갈라진다. 꽃은 암수딴그루로 황록색의 꽃이 잎과 함께 가지의 끝에서 핀다. 열매는 삭과로 작게 익는다. 종자에는 흰 선모(線毛)가 있다.

채취시기	1	2	3	4	5	6	7	8	9	10	11	12

효능 풍사를 제거하고, 습기를 없애며, 통증을 완화하고, 부종을 가라앉히며, 화상 등을 치료한다. 잎과 줄기는 갑상선종을, 가지는 종기, 소염, 이뇨, 통증을, 줄기 껍질은 거풍 이습, 소종, 지통, 화상, 풍을 제거하며, 간염, 유지(柳枝)는 소종, 이뇨 지통, 뿌리(柳根)는 이수, 거풍, 제습, 백탁, 황달 등을 치료한다.

성미 맛은 쓰며 성질은 차다.

귀경 간경에 작용

이용부위 잎, 줄기, 가지, 뿌리 등을 약용한다. 5~9월 사이에 잎, 가지를 채취하여 그늘에 말려 이용한다.

용법용량 가지는 30g, 줄기 껍질은 15g, 신선한 잎은 50~60g을 달이거나 가루로 복용한다.

TIP

처방
화상(火傷), 탕상(湯傷 물에 의한)에 의한 창(瘡 부스럼 등)에는 유피(柳皮)를 태운 잿가루를 바른다. 화상치료법으로 환부에 흐르는 물을 부어 열(熱)에 의한 독을 없애는 효과가 있으며, 침구법으로는 '축빈'이라는 혈자리에 자침한다.

제법

일 년 내내 채취하여 코르크층 목질부를 제거하고 인피부를 쓴다.

유사종 수양버들과 **능수버들**은 구별이 쉽지 않으나 수양버들은 잎 뒷면에 털이 있거나 없고 가지에 붉은 갈색 빛이 돈다.

민간요법

수양버들의 잎과 줄기도 옻독을 푸는 효과가 있다. 수양(水楊)버들의 잎과 줄기 껍질을 짓찧은 다음 물을 적당하게 넣고 2~3시간 두었다가 걸러서 생즙을 쓴다.

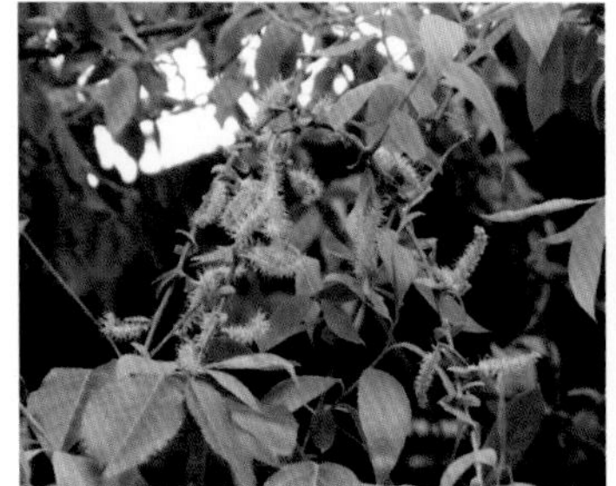

꽃

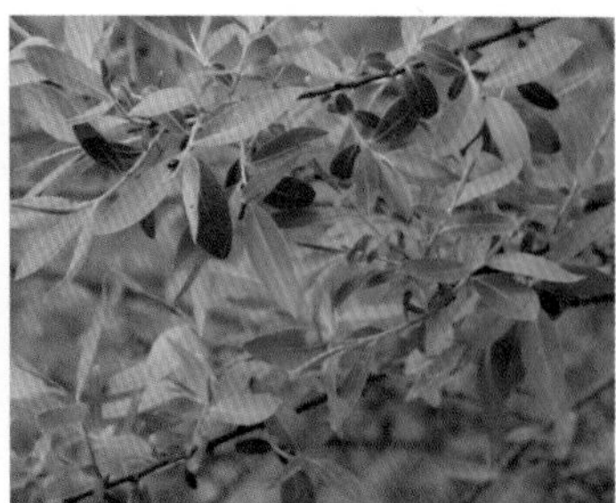
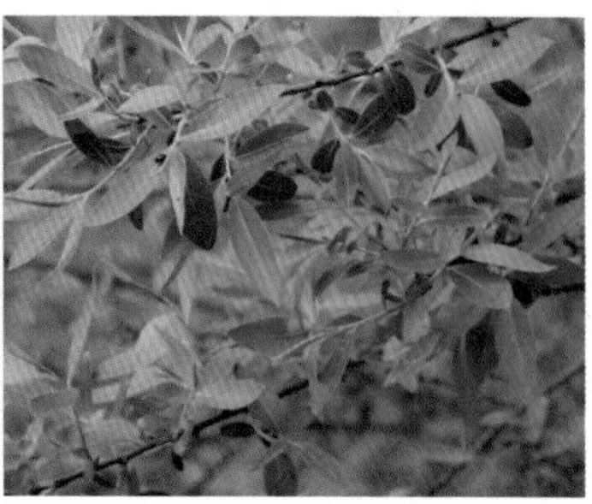

잎

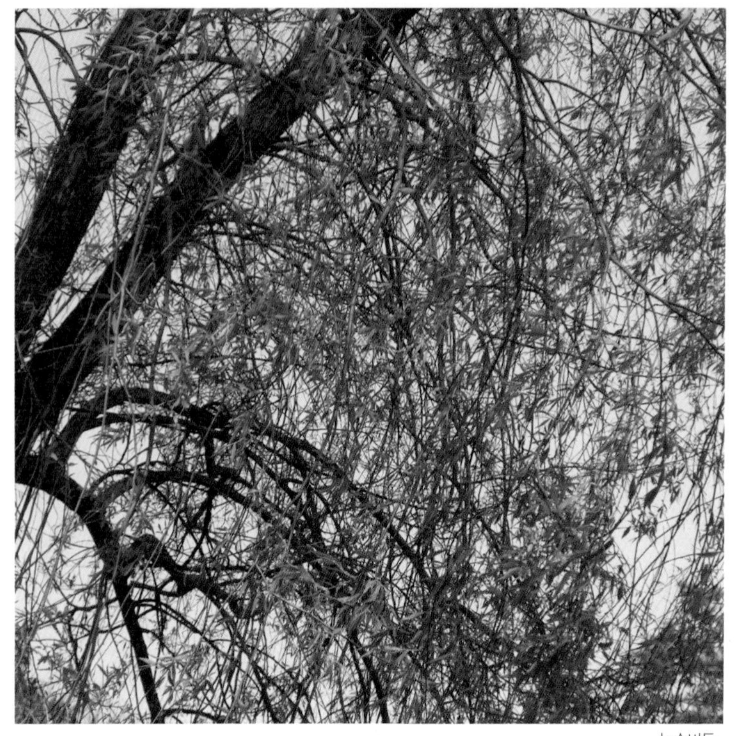

능수버들

옻독, 해열해독·이뇨작용에 효능

능수버들

버드나무 추출물의 복용에 주의를 요한다.
(천식환자나 두드러기 환자)

낙엽 교목 *Salix pseudolasiogyne*

● 꽃 : 3~4월 흰색 ● 열매 : 5월 ● 이명 : 수양버들, 고려수양
● 생약명 : 수양(水楊 나무껍질을 말린 것)

들녘이나 물가에 심어 기른다. 잎은 어긋나고 피침형으로 양끝이 뾰족하며 가지가 사방으로 많이 갈라진다. 잎 가장자리에 잔톱니가 있으며 잎 뒷면에는 흰빛이 돈다. 수피는 회갈색으로 세로로 갈라지고, 어린가지는 황갈색이며 늘어지는 특성이 있다. 꽃은 암수딴그루로 꽃이삭은 잎겨드랑이에 타원형으로 핀다. 열매는 원통형으로 털이 있으며, 밑으로 처지는 특성이 있다.

채취시기	1	2	3	4	5	6	7	8	9	10	11	12

효능 해열, 염증과 통증을 완화하며, 이뇨작용, 옻독을 풀며, 가지를 달여 복용하면 기침을 멈춘다. 달인 물로 양치를 하면 치통을 멎게 한다. 참고로 능수버들을 비롯한 버드나무과 식물에는 진통제의 대명사인 아스피린(Aspirin)의 원료(아세틸살리신산)를 추출하는 것으로 알려져 있다.

성미 맛은 달며 쓰고 성질은 따뜻하며 평하다.

귀경 간경에 작용

이용부위 나무껍질 말린 것을 약용한다. 2~3월 사이에 껍질을 채취하여 그늘에 말려 이용한다.

용법용량 나무껍질 20~30g을 달여 복용한다.

유사종 호랑버들은 잎보다 꽃이 먼저 피며, 잎 뒷면에 흰색 털이 있고, 겨울눈이 크고 붉은색이다. **갯버들**은 물가에서 자라고, 잎이 거꾸로난 피침형이며, 가장자리에 잔톱니가 있다. **용버들**은 아래로 처지는 가지가 꾸불꾸불한 것이 특징이며, 열매가 성숙하면 솜털이 달린 씨가 퍼진다. **키버들**은 잎이 어긋나거나 마주나고, 겨울눈의 끝부분이 빨간색이고 광택이 있다. **왕버들**은 잎과 꽃이 같이 나오며 수형이 비교적 큰 편이다.

민간요법

민간에서는 각혈에 버드나무 꽃을 달여 먹고, 옻이 오르면 가지를 태운 연기를 쐬었으며, 피가 나는 곳에는 열매의 솜털을 붙여 지혈하고, 감기와 무좀 등에도 사용하였다.
급성유선염과 여러 가지 부스럼을 치료한다. 생것을 갈아붙인다. 《본초강목(本草綱目)》

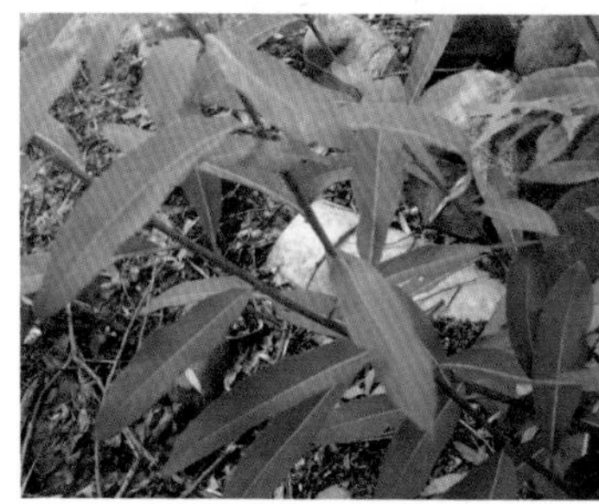
잎

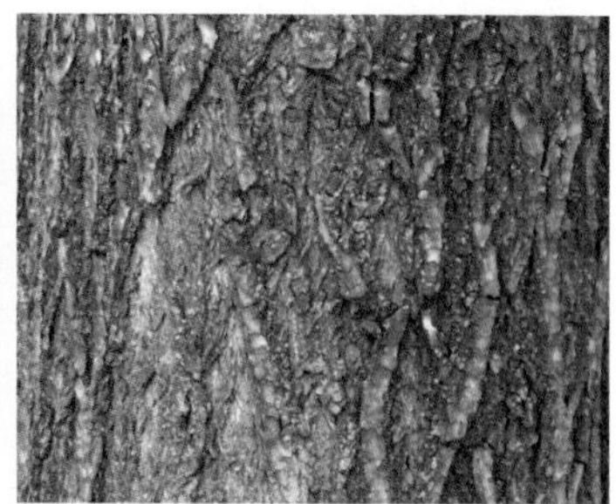
수피

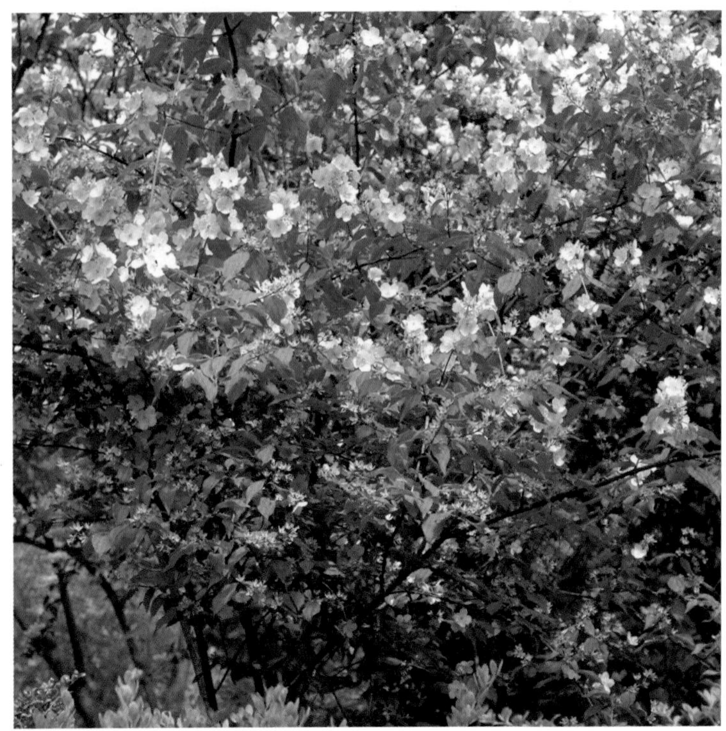

고광나무

해열해독·치질, 신경통에 효능

고광나무

낙엽 관목 *Philadelphus schrenckii*

● 꽃 : 5~6월 흰색 ● 열매 : 9~10월 갈색 ● 이명 : 쇠영꽃나무, 조선산매화
● 생약명 : 동북산매화(東北山梅花 꽃을 말린 것), 산매화근피(山梅花根皮 뿌리껍질 말린 것)

숲속의 산비탈에서 자란다. 잎은 마주나고 타원형 또는 좁은 달걀 모양으로 가장자리에는 작은 톱니가 성기게 나있으며 뒷면은 잎맥을 따라 털이 있다. 수피는 회백색이으로 세로로 갈라지며, 가지는 회색으로 껍질이 벗겨진다. 꽃은 잎겨드랑이 또는 가지 끝에서 총상꽃차례로 흰색의 꽃이 핀다. 열매는 삭과로 타원 모양에 갈색으로 익는다. 잎에서 오이냄새가 난다.

채취시기	1	2	3	4	5	6	7	8	9	10	11	12

효능 해열해독, 소종(消腫), 강장, 이뇨, 꽃은 신경성 강장, 기관지염, 신경통, 근육통, 뿌리는 치질, 향수의 재료로 이용한다.

귀경 방광경에 작용

이용부위 잎과 뿌리, 꽃과 열매를 약용한다. 가을철 익지 않은 열매, 뿌리를 채취해 그늘에 말려 이용한다.

용법용량 전초(잎, 뿌리, 꽃, 열매)를 하루 20~40g을 물에 달여 복용한다.

유사종 애기고광나무는 잎의 끝은 길며, 뾰족하고 양면에 털이 있으나 잎맥에 털이 있는 것도 있다. 남부 해안가에 자생하는 **섬고광나무**는 잎은 난형으로 거칠고 가장자리에 큰 줄 모양의 톱니가 있고 뒷면에 억센 털이 밀생한다. **얇은잎고광나무**는 잎의 질이 얇고 꽃자루와 꽃받침과 암술대에 털이 없다.

TIP

산나물
봄철에 어린순을 '오이순'이라 하여 채취한 잎을 살짝 데쳐 나물로 무쳐 먹는다. 오이순은 고광나무의 새순에서 오이 냄새가 난다하여 붙여진 이름이다.

약차
4월에 고광나무의 꽃을 따서 그늘에 말린 후 용기에 넣어 냉장보관하여 끓는 물에 넣어 우려마시면 신경통, 근육통, 치질 등에 효과적이다.

민간요법

- 탕액으로 김을 쐬고, 씻거나 술을 넣어 온습포 한다. 외용시에는 적량을 사용한다.
- 꽃을 우려내어 신경성 강장약, 이뇨, 열매와 뿌리는 치질약으로 이용한다.

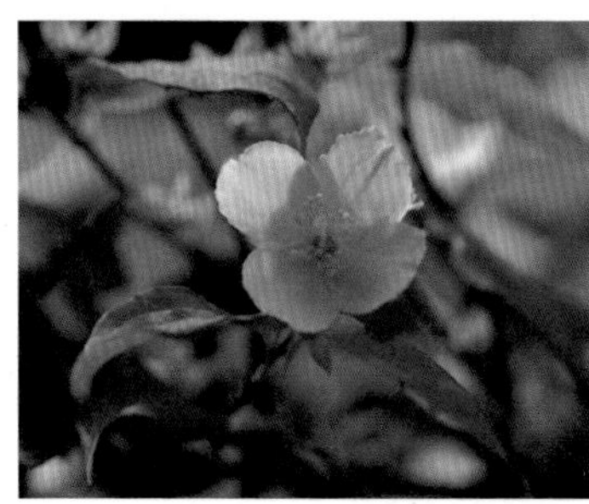
꽃

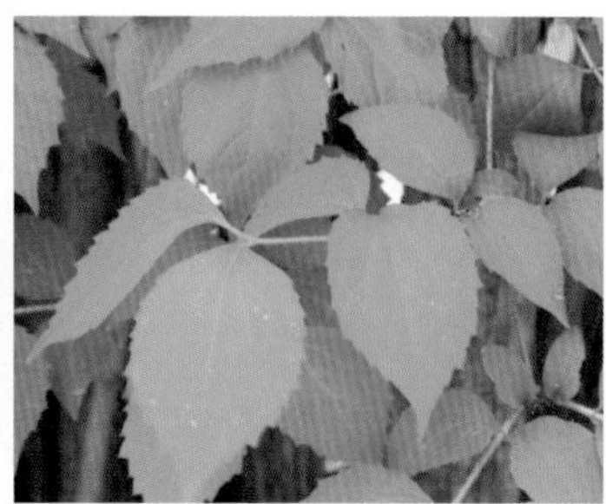
잎

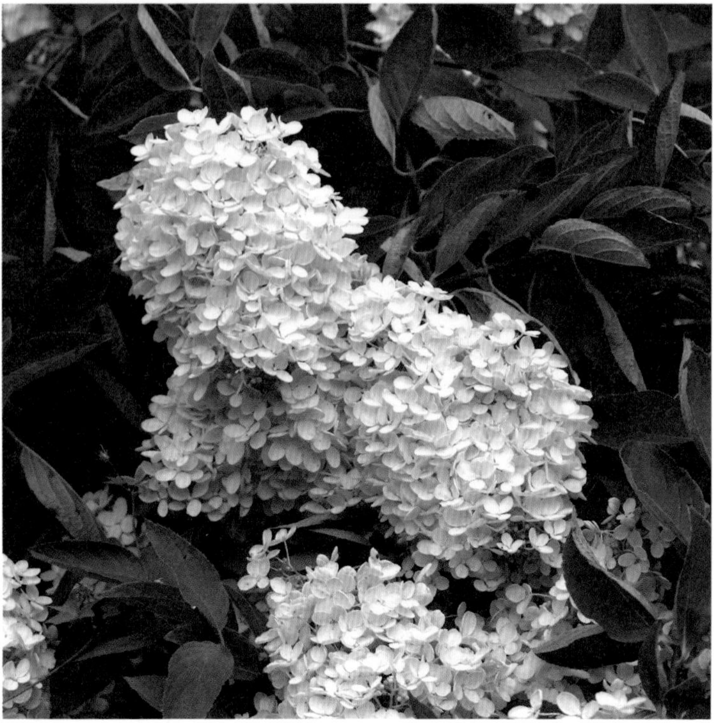

수국

해열·불면증·우울증에 효능

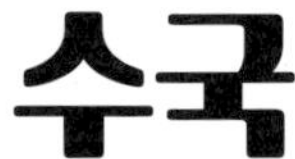

수국

임산부나 노약자는 함부로 를 복용하지 않는다. 독성이 있다.

낙엽 관목 *Hydrangea macrophylla* f. *otaksa*

- 꽃 : 6~7월 흰색, 청색, 보라색 등 ● 열매 : 없음 ● 이명 : 분수국
- 생약명 : 팔선화(八仙花 전초를 말린 것), 토상산(土常山 꽃과 잎을 말린 것)

잎은 마주나며, 난형 또는 타원형으로 두껍고 가장자리에는 톱니가 있다. 잎의 앞면은 짙은 녹색으로 광택이 있으며, 뒷면의 잎맥 위에 가는 털이 있다. 꽃은 산방꽃차례로 가지 끝에 달리며, 연한 자주색에서 하늘색, 다시 연한 분홍빛으로 변한다. 꽃잎처럼 생긴 꽃받침조각은 4~5장이며 원형이다. 열매는 맺지 못한다. 주로 심장질환을 치료하는 한약재로 활용된다.

채취시기	1	2	3	4	5	6	7	8	9	10	11	12	毒

효능 심장을 튼튼하게 하고, 심한 기침, 심장이 두근거리고 불안할 때, 습열을 없애며, 어혈을 제거하고, 부기를 내린다. 해열, 학질, 파혈, 심장질환, 불면증, 피로회복, 간 해독, 접골에 효능, 심장을 강하게 하고 우울증에 이용한다.

성미 맛은 맵고 쓰며 성질은 차며 독성이 있다.

귀경 심경, 방광경에 작용

이용부위 잎, 꽃, 뿌리를 햇볕에 말려 이용한다. 봄, 여름에 전초를 채취해 햇볕에 말려 이용한다.

용법용량 전초(잎, 꽃, 뿌리)를 하루 10~15g을 물로 달여 복용한다.

민간요법

달인 물로 씻거나 짓찧어 즙을 바른다. 외용시에는 적량을 사용한다.

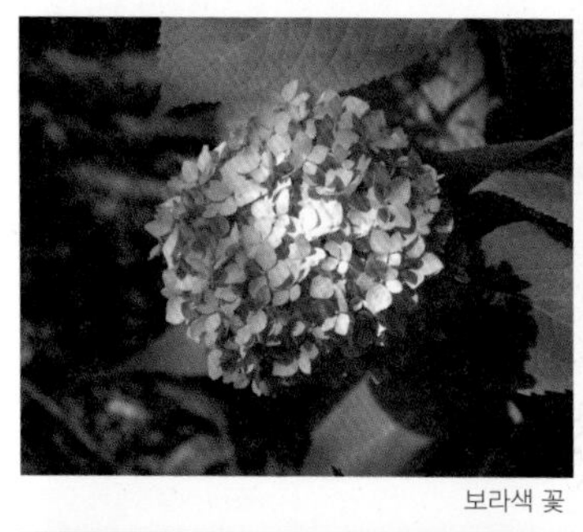

보라색 꽃

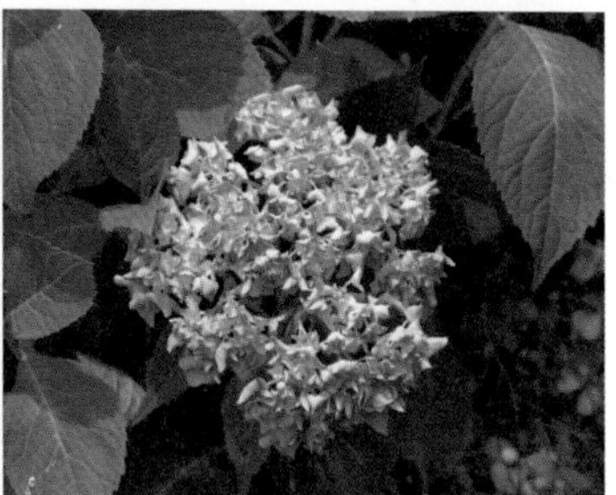

청색 꽃

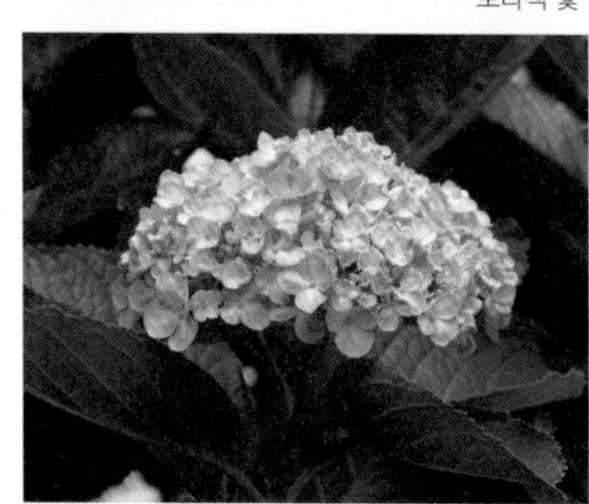

분홍색 꽃

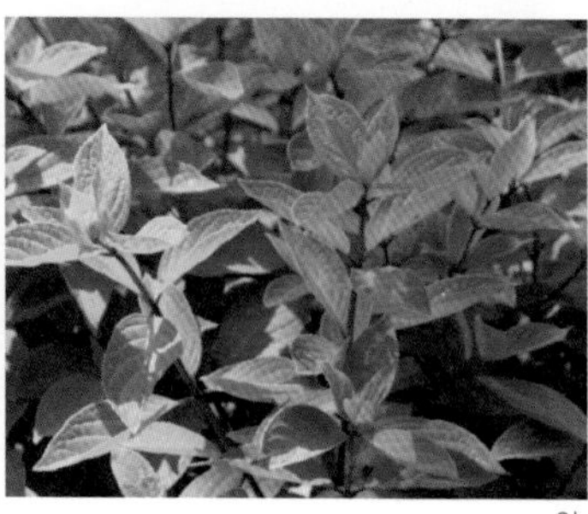

잎

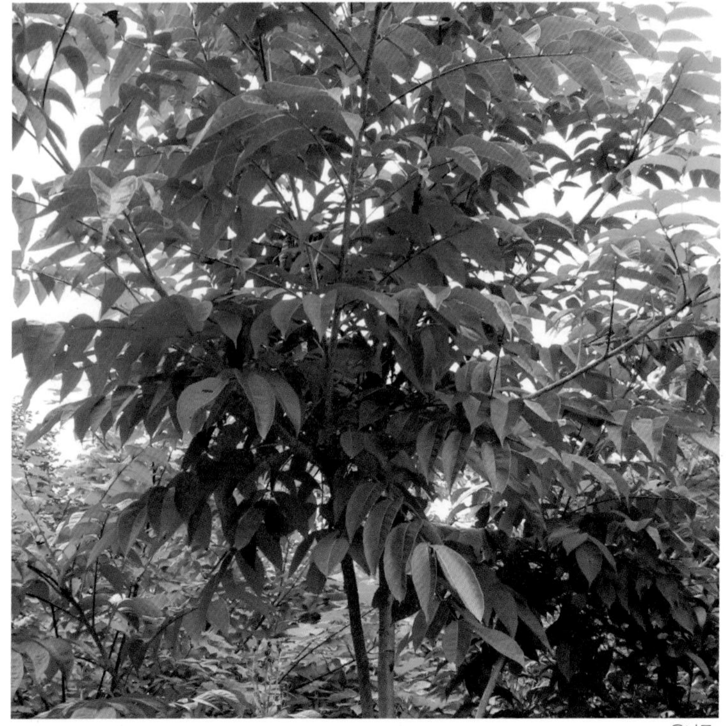
옻나무

혈액순환·항암·어혈을 풀어주는 효능

옻나무

독성으로 인하여 보약과 같이 사용한다.
임산부나, 허약한 사람은 쓰지 않는다.
(통경, 파혈작용이 강하다)

낙엽 교목 *Rhus verniciflua*

● 꽃 : 5~6월 연한 황록색 ● 열매 : 9~10월 갈색 ● 이명 : 참옻나무
● 생약명 : 칠수피(漆樹皮 또는 漆皮 나무껍질을 말린 것), 칠수자(漆樹子 열매를 말린 것)

잎은 어긋나고 깃꼴겹잎이며, 가장자리는 밋밋하다. 잎 표면에 약간의 털이 있으나 뒷면에는 많다. 수피는 어린나무는 회백색이지만 점차 진한 회색으로 불규칙하게 세로로 갈라진다. 꽃은 암수딴그루이고 원추꽃차례로 잎겨드랑이에서 작고 빽빽하게 황록색 꽃이 핀다. 열매는 핵과로 둥글납작하며 갈색으로 익는다. 잎과 가지를 자르면 흰액이 나온다.

채취시기	1	2	3	4	5	6	7	8	9	10	11	12	毒

효능 소음인의 보약으로 몸이 찬 사람, 여성의 부인병(생리불순 등)에 탁월한 효능이 있으며, 혈액순환을 활성화 하여 어혈을 풀어 주고, 소적(消積 뭉친 것을 풀어줌), 살균 살충작용, 강장, 신경통, 요통을 치료하는 효능이 있다.

성미 맛은 맵고 따뜻하며 독성이 있다.

귀경 간경, 비경에 작용

이용부위 칠수피(칠수피, 뿌리껍질), 잎, 종자(열매)를 약용한다. 옻나무에서 수액을 채취한 것을 '생옻'이라 하며 건조시킨 것을 이용한다.

TIP

산나물
새순을 끓는 물에 데친 후 찬물에 담가 독을 제거하고 나물로 이용하기도 한다.

제법

충분히 초(炒 약한 불로 볶아서) 해서 쓰면 위장의 손상을 예방한다.

용법용량 검게 볶아서 하루 2~4g 환을 짓거나 가루 내어 복용한다. 옻은 좋은 약재이나 독성이 있으므로 이를 중화하기 위하여 닭, 오리 또는 염소와 같이 쓴다.

민간요법

칠피(漆皮)를 외용으로 잘게 썰어 주초(酒炒 술에 담갔다가 볶음) 후, 환부에 붙인다.
참고로 옻이 올랐을 때는 밤나무 달인 물을 환부에 바르거나 씻으면 가려움증을 해소할 수 있다. 주로 밤나무의 말린 잎이나 가지 10~20g에 물을 붓고 중불에서 양이 반정도 줄 때까지 달여 그물을 아침 저녁으로 2~3일 정도 환부에 바르면 옻독으로 인한 가려움증이 가라앉는다.

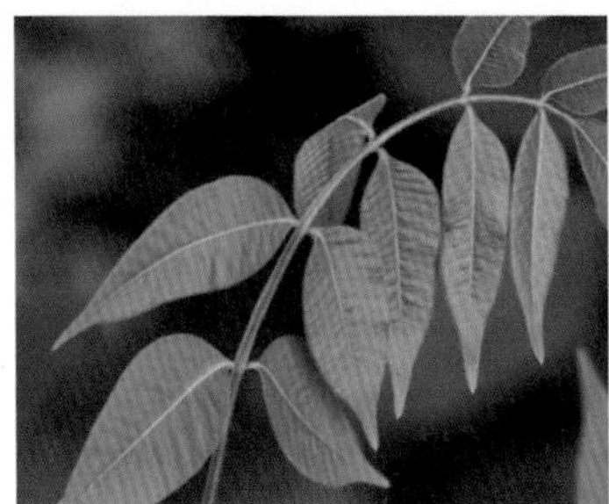
잎

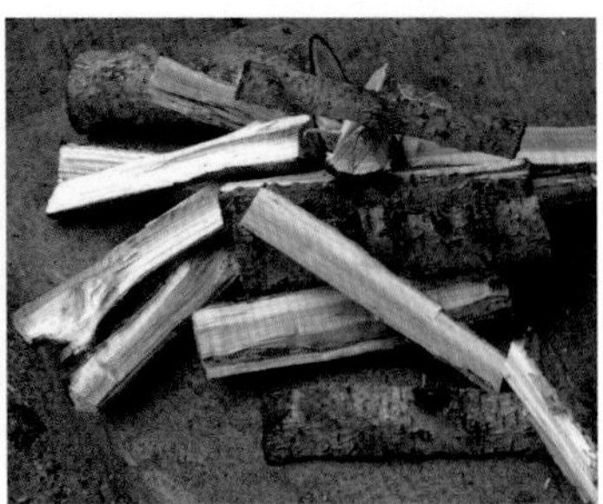
약재

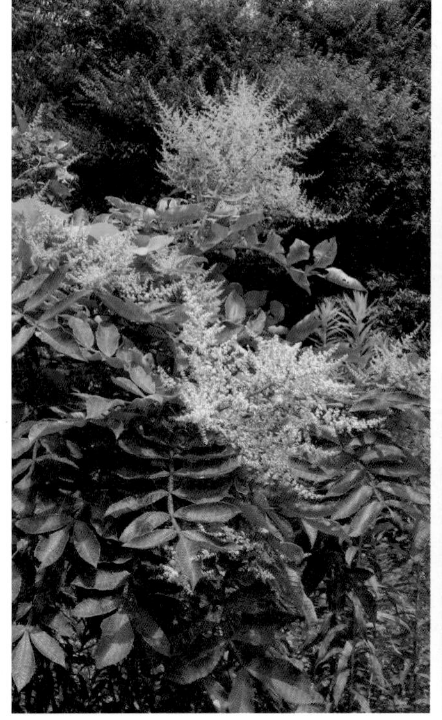
붉나무

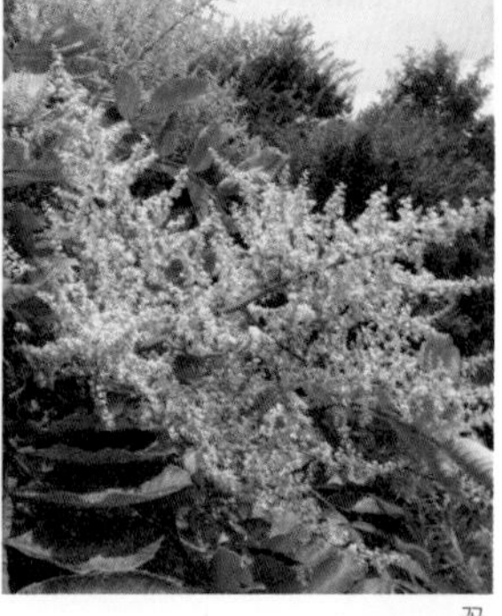
꽃

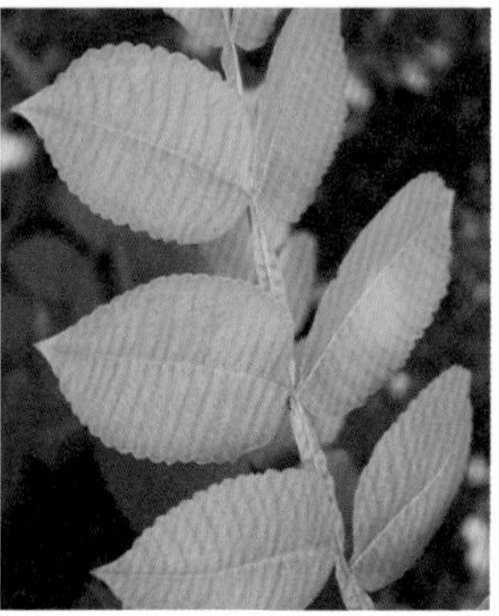
잎

염증·항암·혈당을 내려주는 효능

붉나무

📢 폐의 열에 의한 해수환자나 열이 있는 감기, 설사 환자는 복용하지 않는다.

낙엽 소교목 *Rhus javanica*

● 꽃 : 7~9월 황백색 ● 열매 : 10월 황갈색 ● 이명 : 목부자, 뿔나무, 불나무
● 생약명 : 오배자(五倍子 벌레집을 말린 것), 염부자(鹽膚子 열매를 말린 것)

산기슭이나 들에서 자란다. 잎은 어긋나고 난형으로 깃꼴겹잎이며, 잎줄기에 날개가 있는 것이 특징이다. 잎자루는 붉은색이며 끝이 뾰족하고 가장자리에 톱니가 있다. 겹잎자루 날개에 커다란 혹 같은 벌레혹이 있다. 꽃은 암수딴그루로 원추꽃차례에 작은 황백색의 꽃이 모여 핀다. 수피는 회색 또는 회갈색이며 껍질눈이 있다. 열매는 핵과로 포도송이처럼 달린다.

채취시기	1	2	3	4	5	6	7	8	9	10	11	12

제법

생으로 쓰던가 초(炒 볶아 쓴다)로 사용한다. 이른 가을 벌레집을 증기에 쪄서 말려 이용한다.

효능 수렴기능, 지한(止汗 땀을 멈추게 함), 항균, 항암작용, 지혈, 염증제거, 습진, 열매는 지사작용, 줄기껍질은 회충구제로, 오매자는 당뇨병의 혈당을 내려주며, 잎은 지해, 수렴, 해독작용을 한다. 뿌리껍질은 감모발열(感冒發熱 감기로 인한 발열), 급만성 장염, 청열해독(淸熱解毒 열을 제거하며 독을 없앰)에 효능이 있다.

성미 맛은 시며 떫고 성질은 차며 독성은 없다.

귀경 폐경, 대장경에 작용

이용부위 열매, 잎, 뿌리껍질, 벌레집을 약용한다. 가을에 잎에 생긴 벌레집(오배자)을 말려 이용하고, 뿌리는 연중 채취하며, 여름과 가을철에 잎을 채취하여 햇볕에 말려 이용한다.

용법용량 하루(오매자) 2~5g을, 달이거나, 산제 또는 환제로 복용한다. 나무껍질(염부목)은 20g~100g을 물로 달여 복용한다.

민간요법

달인 물로 씻거나 가루를 뿌리거나 개어 바른다. 외용으로 사교상(蛇咬傷 독충으로 인한 상처)에 사용한다. 잎이나 줄기를 자르면 흰색의 액이 나오는데 이는 화상, 피부병, 곪은 상처를 치료한다. 붉나무의 껍질과 열매는 급만성 장염에 쓰인다.

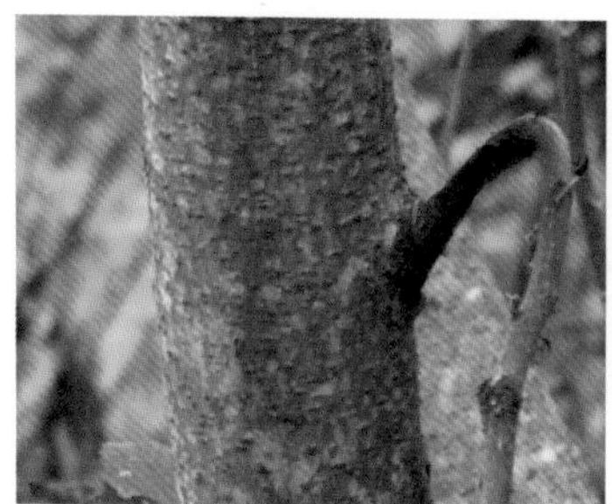

수피

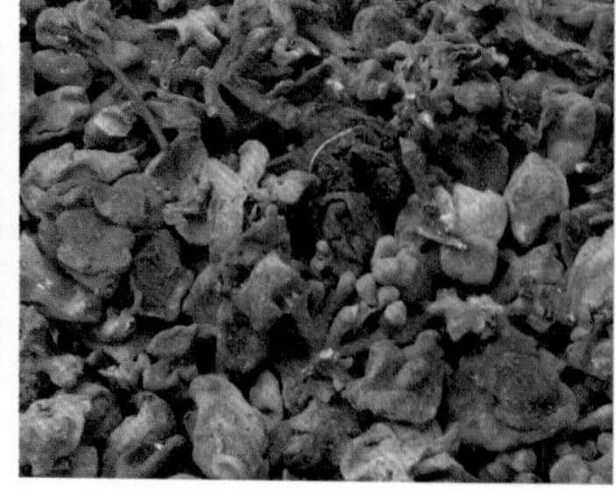

오배자 약재

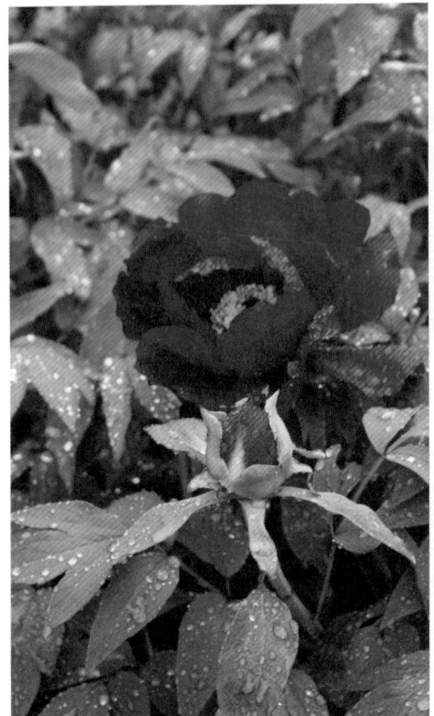
모란

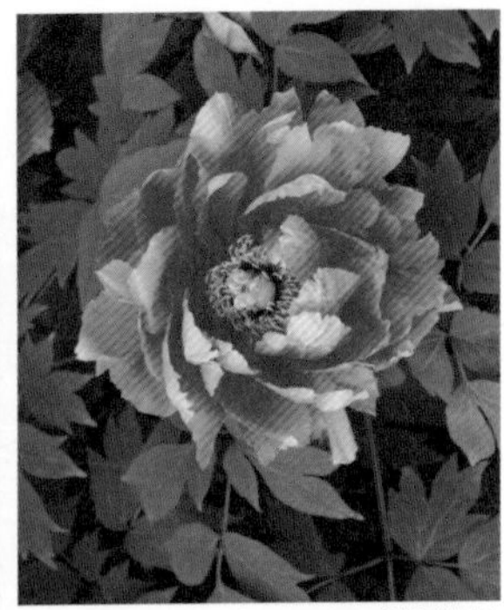
붉은색 꽃

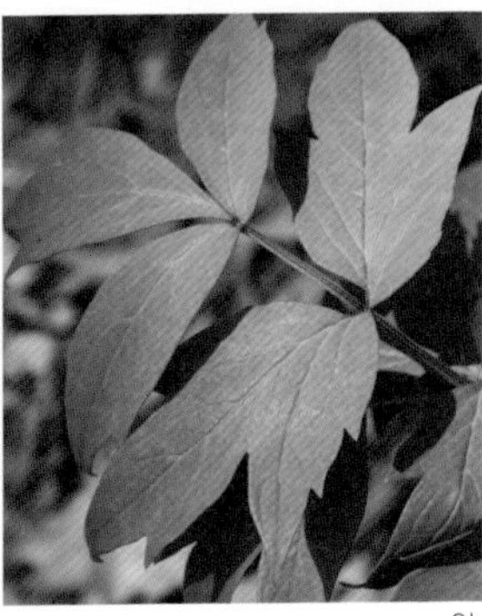
잎

항염·진통, 혈압강하에 효능

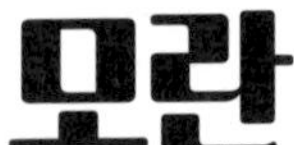

모란

토사자, 패모, 대황, 마늘은 같이 쓰지 않는다.
빈혈, 임산부, 허약한자, 월경 중에 복용하지 않는다.

낙엽 관목 *Paeonia suffruticosa*

● 꽃 : 5월 홍자색 ● 열매 : 9월 갈색 ● 이명 : 목단, 낙양화, 단피, 고상, 목작약
● 생약명 : 목단피(牧丹皮 뿌리껍질을 말린 것)

'목단(牧丹)'이라고도 한다. 잎은 어긋나고 2회 3출겹잎이다. 가장자리는 밋밋하고 잎 표면은 털이 없고 뒷면은 잔털이 있으며 흔히 흰빛이 돈다. 외피는 암갈색 또는 적갈색이며, 내피는 담 회갈색 또는 암자색이다. 수피는 회갈색에 얇은 조각으로 벗겨진다. 꽃은 가지 끝에서 1개씩 홍자색 꽃이 핀다. 열매는 골돌과로 별 모양에 갈색으로 익으면 검은색 씨를 드러낸다.

채취시기	1	2	3	4	5	6	7	8	9	10	11	12

효능 월경부조, 부인병, 산후어혈, 통경, 해열, 혈액순환개선, 타박상, 어혈, 뿌리껍질(목단피)은 혈열로 인한 생리불순, 허열로 인한 골증, 어혈제거, 피부습진, 소양증(가려움증), 면역기능, 억제작용, 요통, 건위, 지혈 등에 쓰인다.

성미 맛은 쓰고 매우며 성질은 약간 차다.

귀경 심경, 간경, 신경에 작용

이용부위 뿌리껍질을 약용한다. 봄 가을에 뿌리껍질을 채취해 말려 이용한다.

용법용량 목단피(뿌리껍질) 6~12g을 달이거나 환제 또는 산제로 복용한다.

TIP

약주
꽃이 활짝 피었을 때 채취하여 물에 살짝 헹구어 물기를 빼고, 담금주는 꽃 양의 3배 정도를 첨가하여 2~3개월 숙성시켜 음용하되, 쓴맛이 매우 강하므로 꿀이나 설탕 등을 가미하여 음용한다. 주로 부인과 질환에 좋다.

제법

뿌리의 불순물과 목심(木心)을 제거하고, 껍질만을 물이 충분히 스며들면 얇게 썰어 햇볕에 말려 사용한다.

민간요법

말린 모란 꽃잎을 물에 달여 따뜻하게 한 후에 좌욕을 하면 치질에 효과적이다. 모란꽃잎차는 혈액순환을 돕고 소염작용이 있어 치질에 좋다.

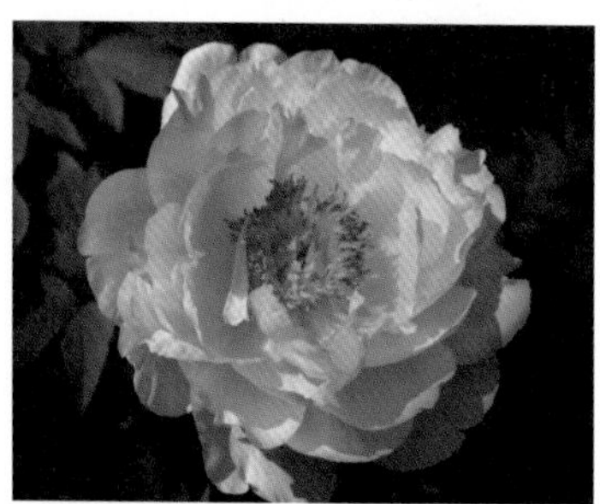
흰색 꽃

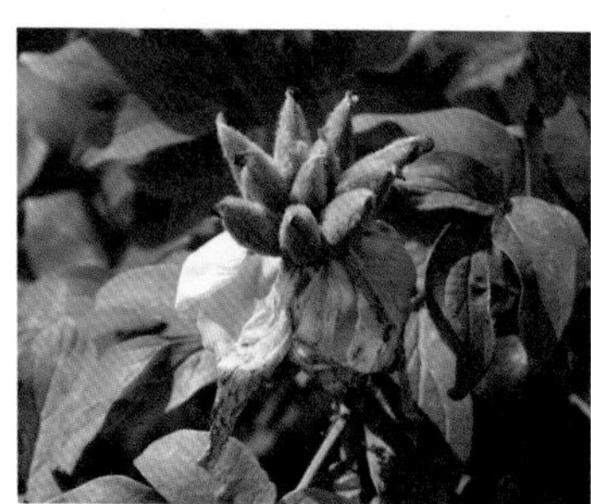
열매

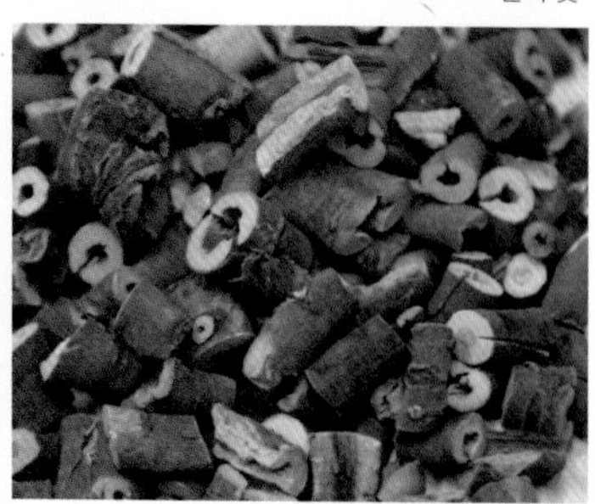
목단피

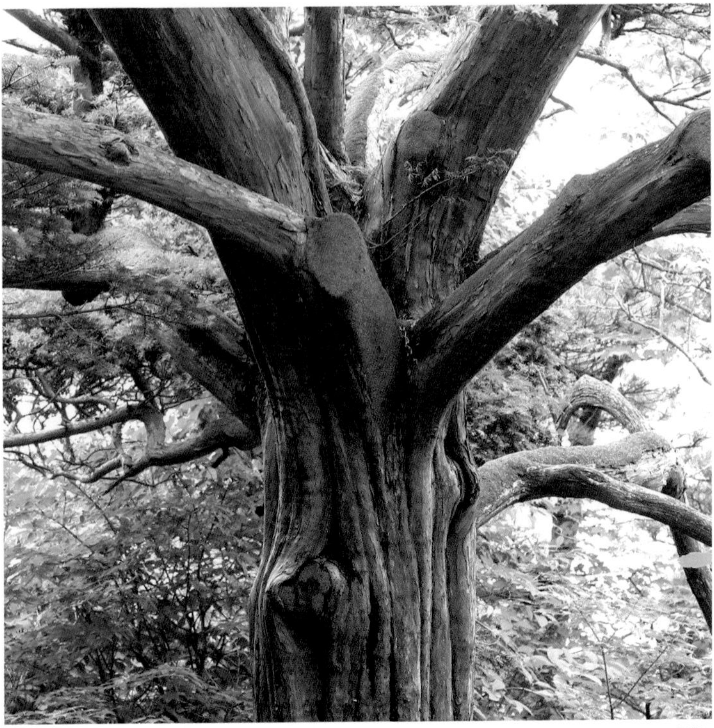

주목

항암·이뇨·부종·고혈압에 효능

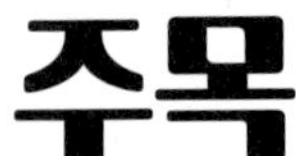

주목

과량 복용시 심장마비, 위장염의 부작용이 있을 수 있다.
(독성) 주목을 달일 때는 생강, 달걀과 같이 달인다(독성을 완화시킨다).

상록 침엽 교목 *Taxus cuspidata*

● 꽃 : 4월 황색 또는 녹색 ● 열매 : 9~10월 붉은색 ● 이명 : 적목, 적백송, 자삼, 적과목
● 생약명 : 주목엽(朱木葉 잎를 말린 것), 자삼(紫杉 가지 잎을 말린 것)

잎은 나선형으로 깃 모양이 2줄로 나있고 잎자루는 없다. 수피는 큰 가지와 줄기가 적갈색으로 세로로 얕게 갈라지고 띠처럼 벗겨진다. 작은 가지는 어긋나며, 어린가지는 녹색이다. 꽃은 암수딴그루로 수꽃은 비늘조각에 싸여 황색으로 달리고, 암꽃은 녹색으로 달린다. 열매는 둥글고 가운데가 비어 있으며 붉은색으로 단맛이 나고 먹을 수 있다.

채취시기	1	2	3	4	5	6	7	8	9	10	11	12

효능 풍습을 제거하고, 정신을 안정시키며, 항암작용, 당뇨병, 이뇨, 부종(신장성), 소변불리에 효과가 있다. 잎(생 또는 태워서)은 위장병, 혈압강하, 통경(通經 경락을 다스림), 이뇨, 가지는 소종(消腫 부스럼을 없애는 효능), 지통, 열매는 설사, 가래, 구충제, 줄기껍질은 부종, 월경불순 등에 이용한다.

성미 가지의 맛은 달며 쓰며 성질은 서늘하다. 솔잎의 맛은 쓰고 성질은 따뜻하며 독이 없다.

귀경 심경, 비경에 작용

이용부위 잎, 가지를 약용한다. 나무껍질과 가지와 잎(12월에 채취)을 채취하여 햇볕에 말려 이용한다.

용법용량 전초(잎, 가지)를 하루 5~10g을 물에 오래 달여 복용한다.

TIP

약차
주목잎과 설탕을 넣고 끓여 3개월 숙성시킨 후 복용한다. 주목잎차는 여름철에 더위를 잊게 한다.

약술
주목잎(3~6g), 가지(去皮한 것 9~15g)나무의 속껍질에 담금주를 넣어 2~3개월 숙성시킨 후 소주잔으로 하루 1~2잔씩 음용하면 종양, 백혈병 치료에 좋다.

약차
주목의 잎, 열매 등을 설탕과 함께 넣어 발효시킨 후 효소를 담가 음용할 수 있다.

민간요법

주목의 잎을 하루 5~10g을 물에 달여 2~3회 나누어 공복에 마시면 당뇨에 좋다.

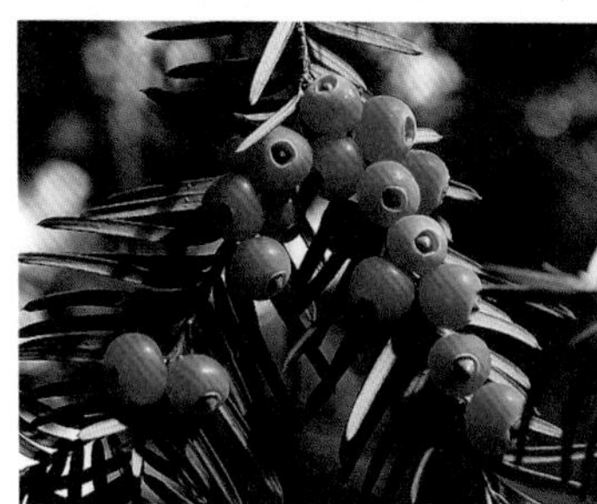

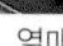
열매

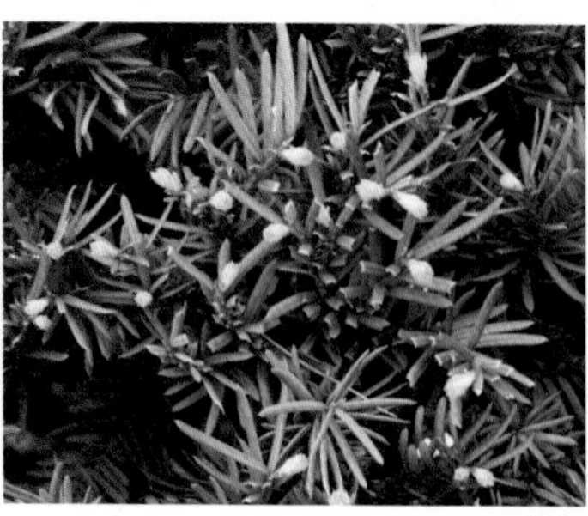
새싹

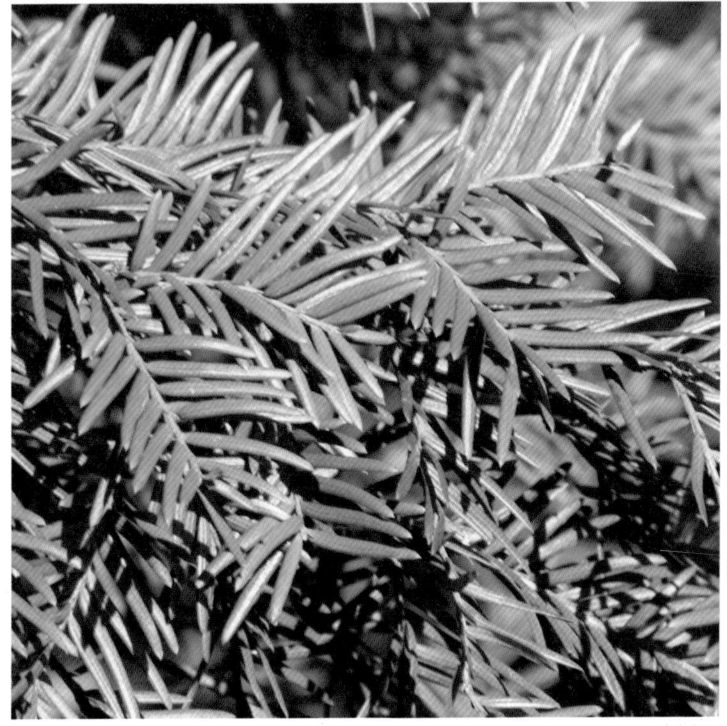

비자나무

살충제·시력회복, 근골에 효능

비자나무

과다 복용하면 설사 등의 부작용이 있다.

상록 교목 *Torreya nuncifera*

● 꽃 : 4월 갈색 ● 열매 : 이듬해 9~10월 적자색 ● 이명 : 적과, 옥비, 향비
● 생약명 : 비자(榧子 열매를 말린 것), 비근피(榧根皮 뿌리껍질을 말린 것)

산골짜기의 습한 지역에서 자란다. 잎은 선형에 깃 모양으로 2줄로 질이 두껍고 끝이 매우 뾰족하다. 수피는 회갈색으로 얇게 벗겨지며, 줄기가 사방으로 퍼지고 노목은 얕게 갈라져 떨어진다. 꽃은 암수딴그루로 수꽃은 잎겨드랑이에 연한 갈색이고, 암꽃은 가지의 밑부분에 녹색으로 달린다. 열매는 핵과로 타원형(아몬드 모양)에 육질의 종으로 싸여 있다.

채취시기	1	2	3	4	5	6	7	8	9	10	11	12

효능 해수를 멈추게 하고, 가래, 통변, 열매는 천연구충제(회충, 십이지장충, 요충)로 사용되며, 강장, 시력회복, 근골을 튼튼하게 하고, 살충작용 등에 이용한다.

성미 맛은 달고 성질은 평하다.

귀경 대장경, 위경, 폐경에 작용

이용부위 열매를 약용한다. 가을에 익은 열매를 채취해 햇볕에 말려 이용한다.

용법용량 열매 15~30g을 물에 달이거나 환제나 산제(가루)약 형태로 복용한다.

유사종 개비자나무는 비자나무에 비해 잎 길이가 길며 잎이 부드럽고 뒷면에 중륵이 뚜렷하고, 양측에 두 줄의 흰 기공선이 있다. **눈비자나무**는 개비자나무의 변종으로 뿌리에서 새싹이 돋는 것이 특징이며, 잎은 줄 모양으로 양끝이 뾰족하고 꽃은 녹색으로 핀다. 열매는 타원형으로 10월부터 이듬해 1월까지 붉게 익는다. 종자의 기름은 식용 또는 등유용 기름으로 사용한다.

TIP

약주
다 익거나 덜 익은 비자 열매 500g에 담금주 1.8리터를 붓고 밀봉한 뒤, 3~4개월 정도 서늘한 곳에 보관하며 숙성시킨다. 이후 건더기를 건져내고 음용하되, 감미를 하여도 된다. 비자 술은 자양강장, 피로회복, 위암, 혈압강하 등에 좋다.

제법

잡물과 겉껍질을 제거하고, 씨앗(仁)을 꺼내 짓찧어 부신다.

민간요법

열매껍질을 달여 복용 하던가, 씨를 생으로 복용하면 시력이 개선된다.

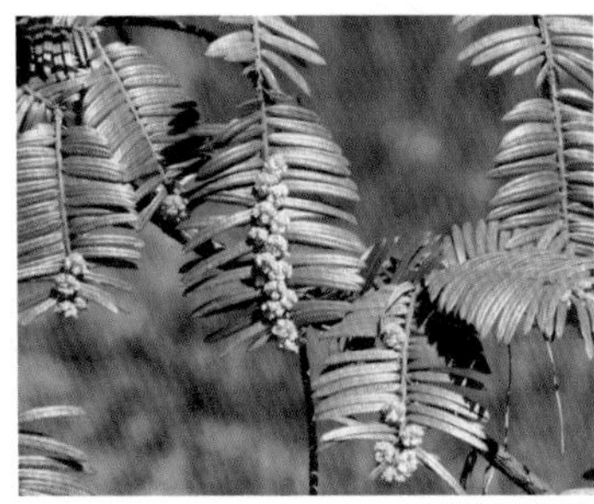

개비자나무의 꽃

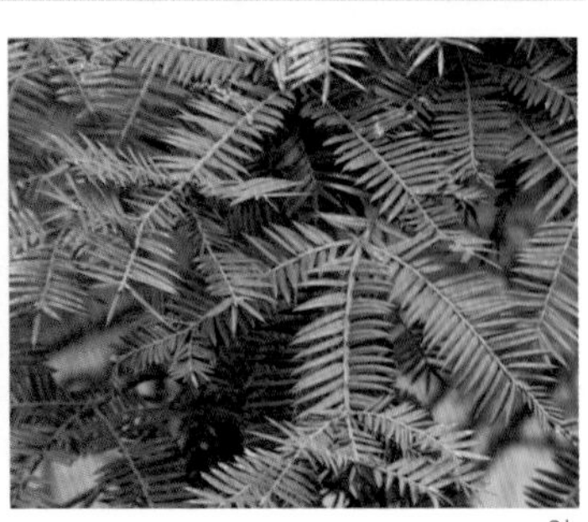

잎

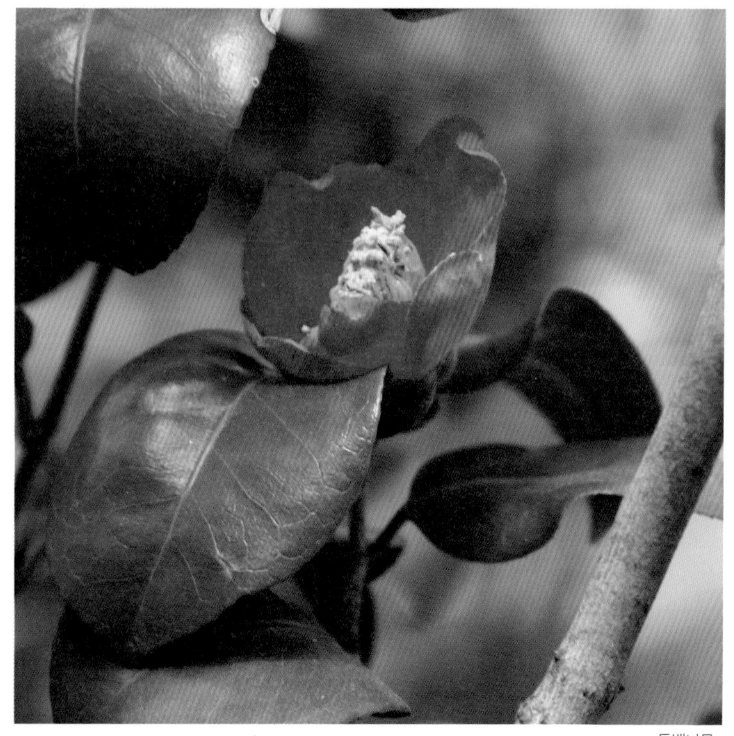

동백나무

어혈 제거와 부기를 가라 앉히는 효능

동백나무

상록 소교목 *Camellia japonica*

●꽃 : 12~3월 붉은색 ●열매 : 9~10월 붉은색 ●이명 : 산다수, 뜰동백나무
●생약명 : 산다화(山茶花 꽃을 말린 것)

잎은 어긋나고 긴 타원형으로 끝은 뾰족하고 가장자리에 물결 모양의 잔 톱니가 있다. 잎질은 윤기가 있으며 양면에 털은 없다. 수피는 회갈색이며 매끈한 편이다. 꽃은 가지 끝이나 잎겨드랑이에서 1개씩 붉은색으로 핀다. 열매는 삭과로 붉은색에 둥글고 광택이 나며, 익으면 3갈래로 갈라진다. 씨는 갈색에 타원형이고 기름을 짜서 식용하기도 한다.

채취시기	1	2	3	4	5	6	7	8	9	10	11	12

효능 꽃을 달여 자양강정, 건위나 각종 출혈증상, 즉 뉵혈(코피 출혈), 변혈(便血 변에 피가나오는 증상), 자궁출혈(子宮出血), 양혈지혈(凉血止血 피를 깨끗하게 하여 출혈을 멈추게 함) 등에 효능이 있고, 강심작용, 타박상, 어혈 제거, 부종, 장출혈에 이용한다.

성미 맛은 맵고 성질은 차다.

귀경 간경, 폐경에 작용

이용부위 꽃을 약용한다. 늦겨울이나 초봄에 꽃이 피기 전 꽃봉오리를 채취해 햇볕에 말려 이용한다.

TIP

약차(산다화차)
동백꽃을 따서 깨끗하게 씻어 말린 후 이를 다시 살짝 찌거나 덖어 말려 용기에 담아 냉장보관하여 끓는 물에 우려 마시면 어혈을 제거하고 인후통 등에 좋다.

제법

꽃이 피기 시작 할 때, 꽃봉오리를 채취해서 그늘에 말려 이용한다.

용법용량 꽃을 하루 5~10g을 달이거나, 가루약으로 복용한다. 남부지방에서는 동짓날 동백꽃을 물에 띄워 목욕하면 1년 내내 부스럼이 생기지 않는다고 하여 목욕하는 풍습이 있다.

민간요법

외용시에는 꽃을 가루로 만들어 참기름이나 마 기름에 개어 바른다. 화상(뜨거운 물에 의한) 각종 출혈증상에 쓴다. 그외에도 치질에 의한 출혈증상이 있을 때 산다화를 가루내어 복용하기도 한다.

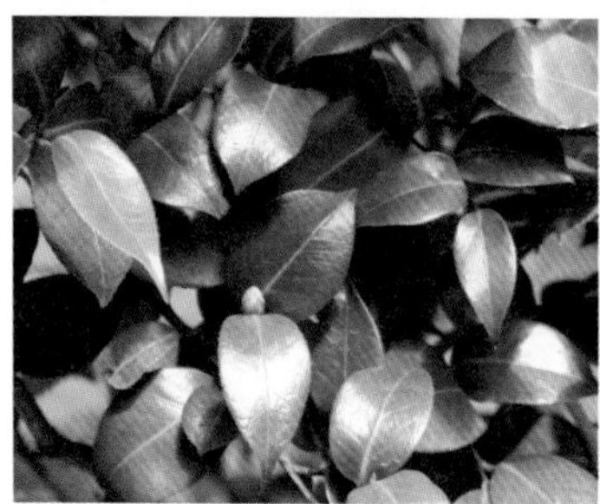

잎

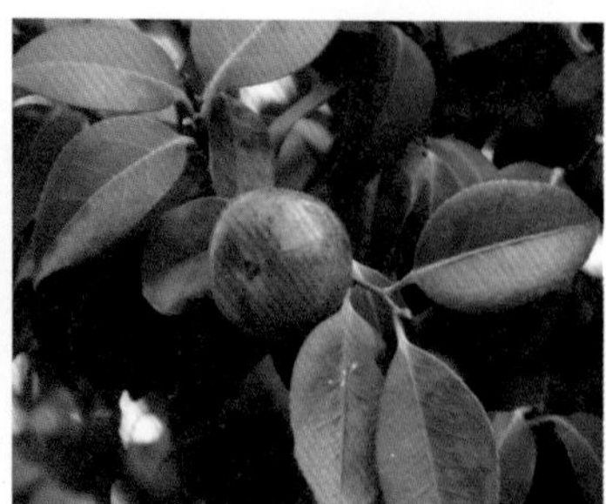

열매

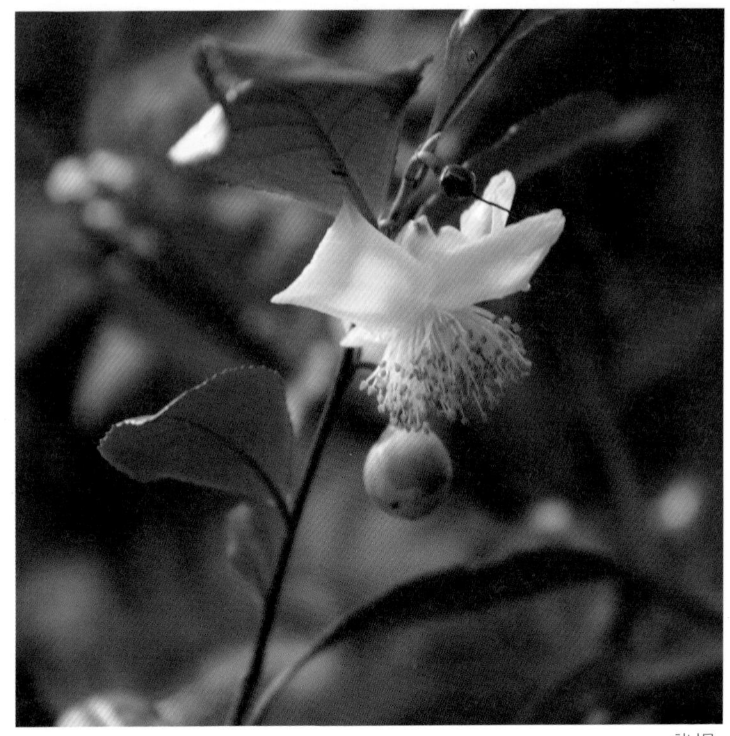

차나무

해열, 이질, 출혈증상, 염증에 효능

차나무

혈압이 높은 사람은 복용하지 않는다.

상록 관목 *Camellia sinensis*

● 꽃 : 10~11월 흰색 ● 열매 : 이듬해 10월 다갈색 ● 이명 : 실화상봉수, 모자상봉수
● 생약명 : 다엽(茶葉 잎을 말린 것), 다자(茶子 열매를 말린 것)

주로 더운 지방에서 자라는 식물로 잎은 어긋나고 긴 타원형으로 가죽질이며 가장자리에는 톱니가 있다. 잎 표면은 짙은 녹색이고 광택이 나며 잎자루는 짧다. 수피는 매끄러운 편이고, 회색 또는 회갈색이며 잔가지는 갈색이다. 꽃은 가을무렵 잎겨드랑이에서 흰색의 꽃이 아래나 옆을 향해 핀다. 열매는 삭과로 둥글며 단단하다.

효능 해열, 번갈을 멈추게 하고, 설사를 멈추게 한다. 잎은 이질, 장염, 소변불리(小便不利), 꽃은 출혈증상(장토혈, 자궁 출혈 등), 화상을 치료하며, 뿌리는 입안의 염증에 쓰고, 씨와 기름은 구충(회충), 설사, 복통에 효과가 있다.

성미 맛은 쓰고 달며 성질은 약간 차다.

이용부위 잎, 열매를 약용한다. 봄에 어린 새순을 채취해 불에 쬐어 말리고, 뿌리는 연중 채취해 햇볕에 말려 이용한다.

용법용량 차나무 잎을 가공하여 하루 10~20g을 물로 달여 복용한다.

TIP

약차
말린 찻잎 100g에 물 2리터 정도를 붓고 30분 정도 담가 두었다가 약 1시간 정도를 끓여 건더기를 걸러내고 식전에 한 잔씩 마시면 이질이나 대장염, 소화불량에 좋다.

차(茶)에 대하여
발효정도에 따라, 덖음차(녹차), 반발효차(우롱차), 발효차(홍차) 등이 있다. 너무 뜨겁게 마시는 것보다 60~70도 정도 따듯한 물에 타서 마시는 것이 좋다. 너무 뜨거우면 쓴 맛을 내는 탄닌이 나와 차맛을 해친다.

민간요법

외용으로 화상, 뿌리껍질은 간염(肝炎), 심장성(心臟性) 수종(水腫)을 치료한다. 외용 시에는 적량을 사용한다.

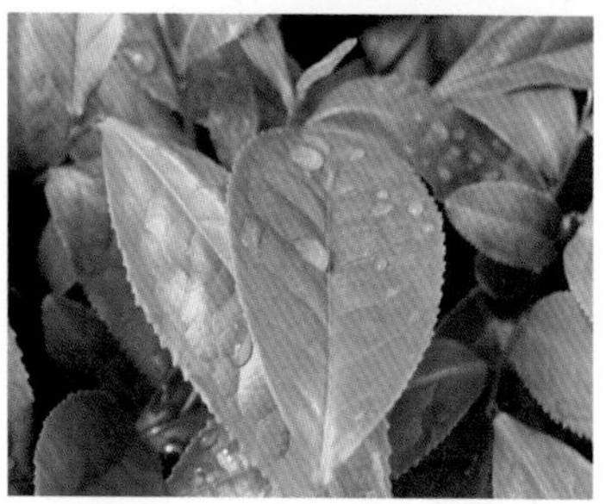
잎

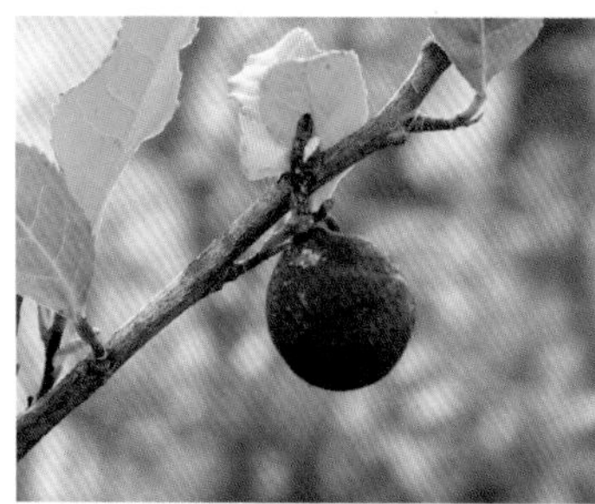
열매

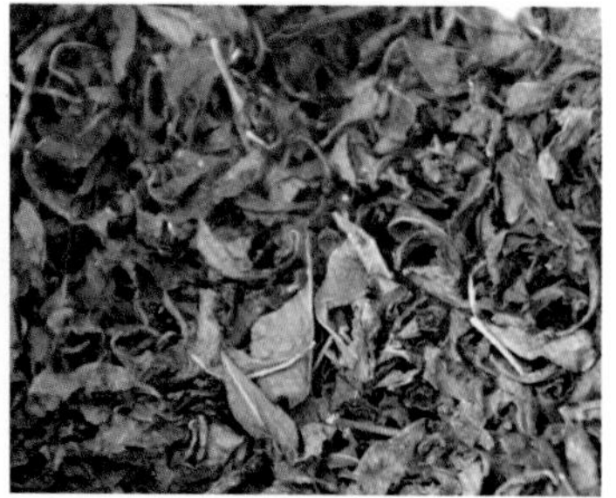
약재

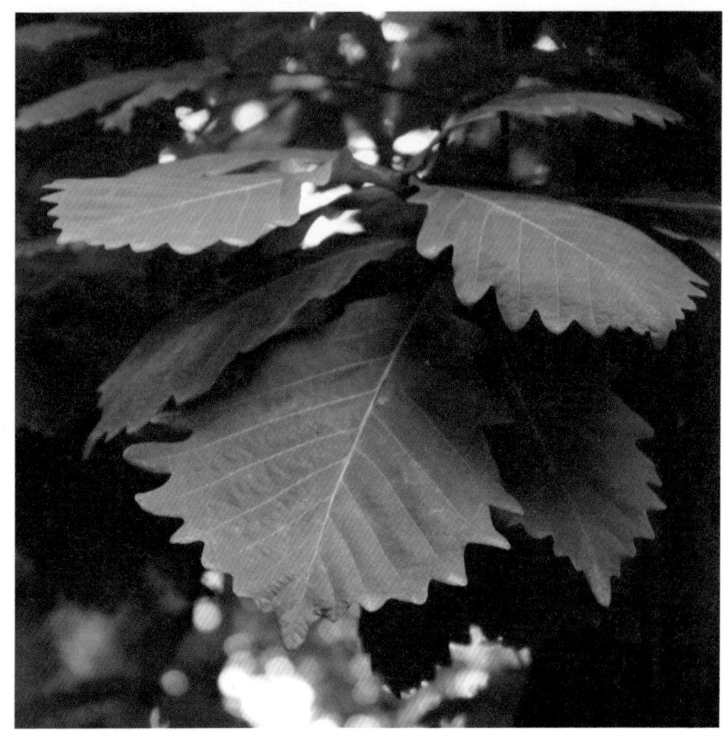

신갈나무

황달, 골다공증, 해독에 효능

신갈나무

낙엽 교목 *Quercus mongolica*

● 꽃 : 4~5월 황록색 ● 열매 : 9월 갈색 ● 이명 : 물갈나무
● 생약명 : 작수피(수피를 말린 것), 작수엽(잎을 말린 것)

산지 높은 곳에서 자란다. 잎은 어긋나고 거꾸로 된 달걀 모양으로 가장자리에 물결 모양의 둔한 톱니가 있다. 수피는 암회색이고 세로로 깊게 갈라진다. 꽃은 암수한그루로 아래로 달리고 새로 나온 가지의 잎겨드랑이에서 황록색으로 핀다. 잎이 참나무과의 떡갈나무와 비슷하나 잎 뒷면에 갈색 털이 없다. 열매는 견과로 난형에서 장란형에 이르고 두툼한 각두에 싸여있다.

채취시기	1	2	3	4	5	6	7	8	9	10	11	12

효능 습을 제거하고 열을 내리며, 해독, 이질, 황달, 이습(利濕), 설사, 중금속의 해독, 골다공증이나 골연화증 등에 이용한다.

성미 맛은 쓰며 떫고 성질은 따뜻하다.

이용부위 나무껍질, 잎을 약용한다. 봄, 가을에 나무껍질을 채취하여 바깥층의 외층 코르크층을 버리고 햇볕에 말리거나 태워서 이용한다.

용법용량 하루 나무껍질은 6~9g, 잎은 3~9g을 달이거나, 산제, 환, 고약 형태로 복용한다.

TIP

처방
이질, 장염으로 인한 설사 치료에 신갈나무 수피 20g을 달여 하루 3회 복용한다. 황달 치료에 수피를 강한 불로 태워 가루로 만들어 하루 8g을 3회 복용한다. 치질 치료에 수피(신선한 것)나, 잎을 짓찧어 환부에 바른다. 《길림중초약(吉林中草藥)》

유사종 상수리나무는 수피가 세로로 불규칙하게 갈라지고, 가장자리에 바늘 모양의 톱니가 있다. **떡갈나무**는 신갈나무와 비슷하나, 잎 뒷면에 갈색 털이 많고 잎이 억세고 두껍다. **졸참나무**는 잎자루가 있고, 잎 크기는 작은 편이나 참나무과 도토리 중 묵 맛이 가장 좋다. **갈참나무**는 잎자루가 있고, 잎 뒷면이 회백색이다. **굴참나무**는 잎이 상수리나무와 비슷하나, 뒷면이 회백색이며, 수피에 코르크질이 발달해있다. 위의 나무는 도토리 열매를 맺는 참나무과에 속하는 나무들이다.

민간요법

짓찧어 바르거나 탕액으로 발을 씻는다. 외용시에는 적량을 사용한다.

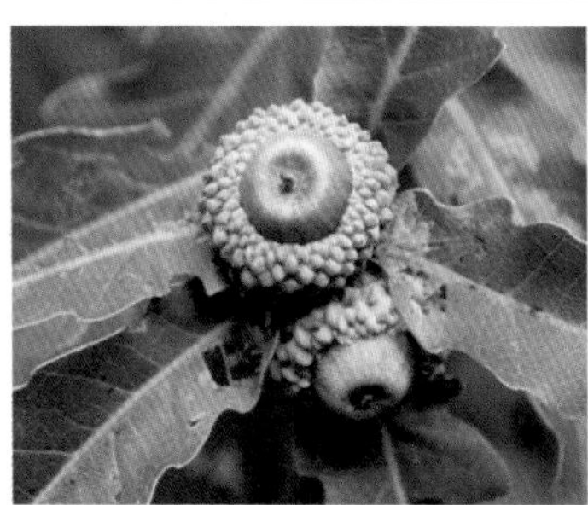

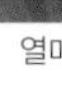

열매

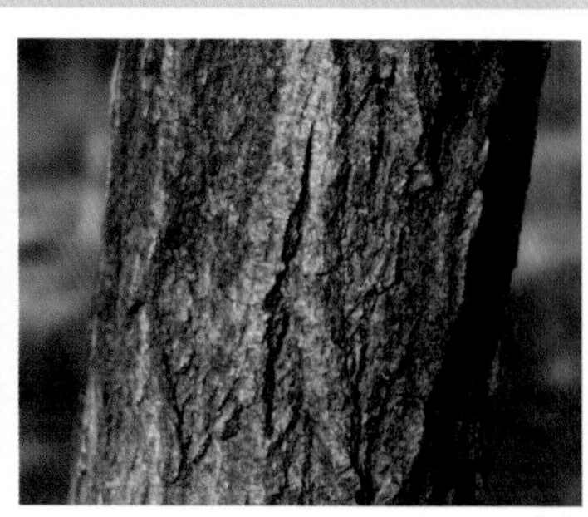

수피

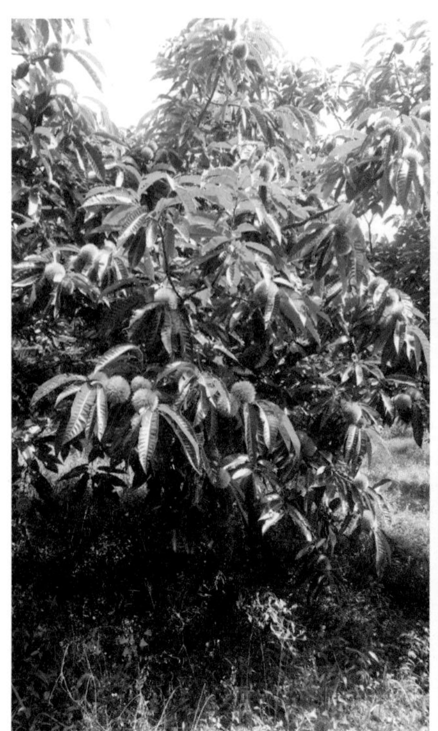
밤나무

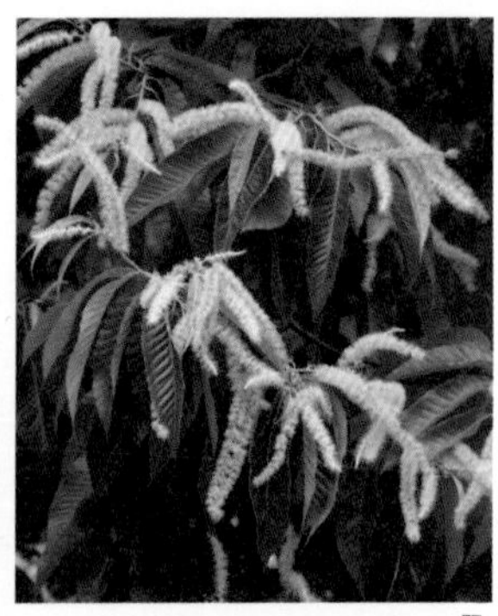
꽃

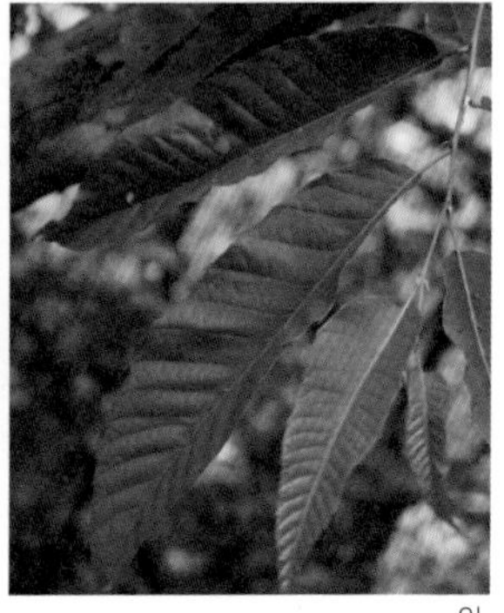
잎

위장질환, 혈액순환, 피부염에 효능

밤나무

변비가 있거나 열이 많은 사람은 복용에 주의를 요한다.

낙엽 교목 *Castanea crenata*

● 꽃 : 5~6월 황백색 ● 열매 : 9~10월 갈색 ● 이명 : 참밤나무, 율목, 판율
● 생약명 : 율자(栗子 속씨를 말린 것), 율수피(栗樹皮 나무껍질을 말린 것)

산의 계곡이나 숲속의 물가 쪽에서 자란다. 잎은 어긋나고 타원형으로 얇은 가죽질에 끝이 길며 뾰족하다. 잎 가장자리에 톱니가 바늘처럼 날카롭다. 수피는 암회색으로 세로로 갈라지며 짧은 털이 나지만 나중에 없어진다. 꽃은 암수한그루이고 새로 나온 가지의 잎겨드랑이에서 나며, 특유의 향이 있다. 열매는 구형으로 가시로 덮여 있고 익으면 껍질이 터지면서 밤이 나온다.

채취시기	1	2	3	4	5	6	7	8	9	10	11	12

효능 위장질환(위염, 위암), 신허요통(신장 허약으로 인한 요통), 기관지염, 혈액순환, 생잎은 옻이 올랐거나, 피부염, 습진, 땀띠, 부스럼, 지사, 꽃은 이질, 설사, 혈변에, 껍질은 가래를 삭이고, 태운 재는 타박상에 이용한다.

성미 맛은 달며 성질은 따뜻하고 독성은 없다.

이용부위 열매, 뿌리, 잎, 꽃, 나무껍질을 약용한다. 가을철에 열매를 채취하여 껍질을 제거하고 햇볕에 말려 이용한다.

용법용량 하루 열매껍질은 3~6g, 나무껍질은 6~18g을 물로 달이거나 환을 짓거나 가루 내어 먹는다.

TIP

처방
목안에 가시가 걸린 경우에 열매 껍질(율피)을 태운 뒤, 가루로 만들어 목 안에 불어 넣는다.
주름 제거 및 미백에 열매 껍질(율피)을 가루로 만들어 굴에 개여 붙인다.

밤죽의 효능
껍질을 벗긴 밤을 물에 불린 후 갈아서 죽을 쑨 밤죽은 유아의 이유식, 어린이나 허약자의 영양식으로 좋다. 밤죽은 아이들의 성장 발육, 소화를 돕고 원기회복, 감기예방 등에 효과적이다.

민간요법

- 근골 부종 및 동통에 알밤 과즙을 짓찧어 환부에 바른다.
- 옻이 오른 환부에 율엽(栗葉), 즉 밤잎을 물에 달여서 복용하거나 씻는다.
- 아이의 입안이 헐었을 때, 삶은 밤을 자주 먹인다.
- 설사에 구운 밤 20~30개를 먹으면 낫는다.

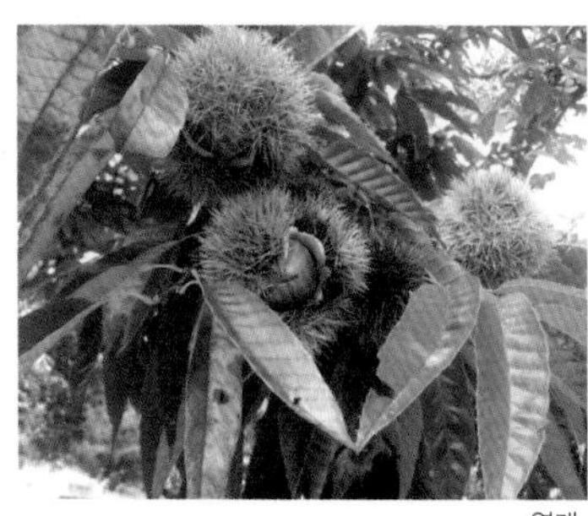
열매

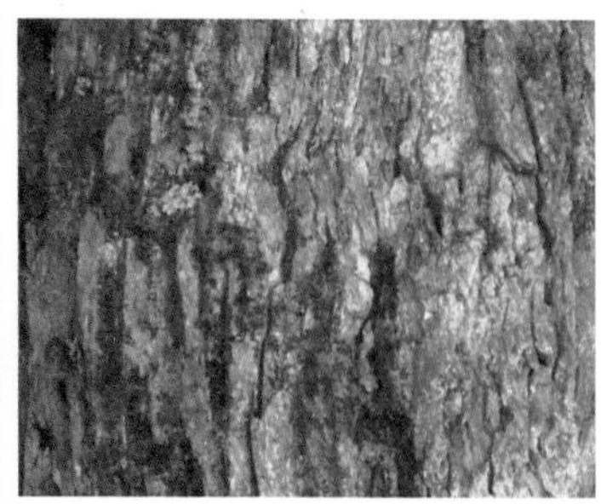
수피

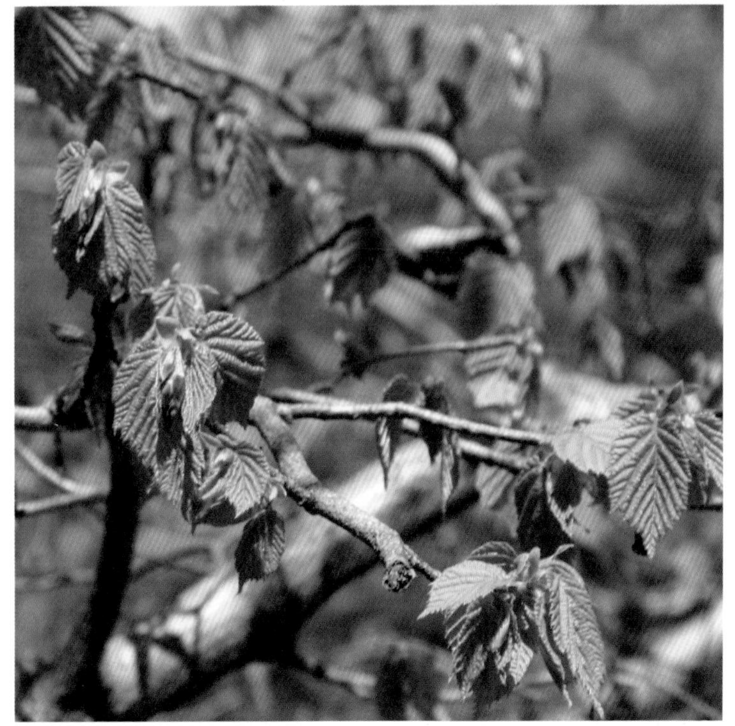

개암나무 새순

위장질환, 간염, 혈액순환에 효능

개암나무

변비가 있는 사람은 과량 복용하지 않는다.

낙엽 관목 *Corylus helerophylla*

● 꽃 : 3~4월 붉은색(암꽃) ● 열매 : 9월 황록색 ● 이명 : 산백과, 깨금나무, 처낭
● 생약명 : 진자(榛子 열매를 말린 것)

잎은 어긋나고 거꾸로 된 넓은 달걀 모양으로 끝이 뾰족하며 가장자리에 불규칙한 잔톱니가 있다. 앞면은 거의 털이 없고 뒷면의 잎맥에는 짧은 털이 있다. 수피는 회갈색이고 어린 가지에 샘털이 있다. 꽃은 암수한그루로 잎보다 꽃이 먼저 피고 암꽃은 붉은색으로, 수꽃은 연록색으로 원주형이다. 열매는 견과로 구형이며, 포엽에 쌓인 열매를 **'개암'**이라 하여 식용한다.

채취시기	1	2	3	4	5	6	7	8	9	10	11	12

효능 조중(調中 비위를 조절), 개위(開胃 위장질환), 눈을 밝게 하며, 결막염, 혈액순환, 간염, 건위, 소화작용, 병후체허 개선에 효능이 있다.

성미 맛은 달고 성질은 평하며 독성이 없다.

이용부위 열매를 약용한다. 가을에 익은 열매를 채취해 햇볕에 말려 총포(總苞)와 열매껍질을 제거하고 이용한다.

TIP

처방
병후 몸이 허약하여, 식욕이 부진할 때 진자(개암나무 열매) 80g, 산약 40g, 당삼 16g, 진피(陳皮 물푸레나무) 12g을 달여 복용한다.

용법용량 하루 열매 4~8g을 물에 달이거나 산제(가루) 형태로 복용한다.

민간요법

민간에서 씨의 기름을 치통, 이뇨, 지통, 신장염에 사용하였다.

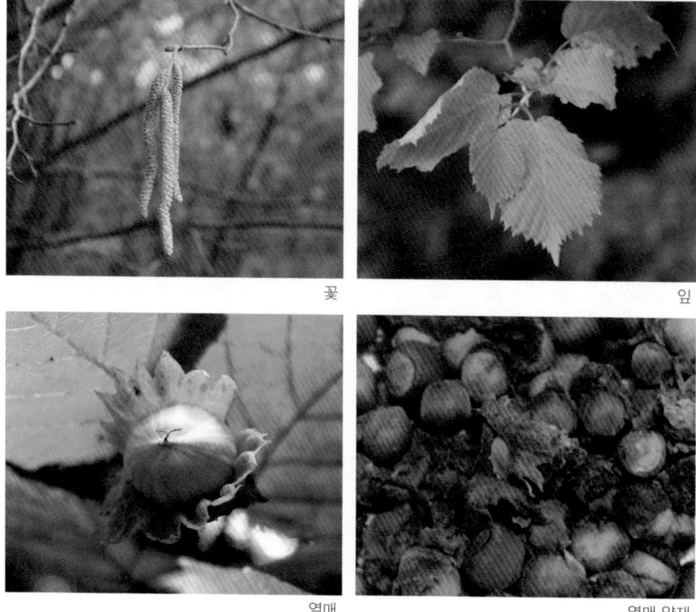

꽃

잎

열매

열매 약재

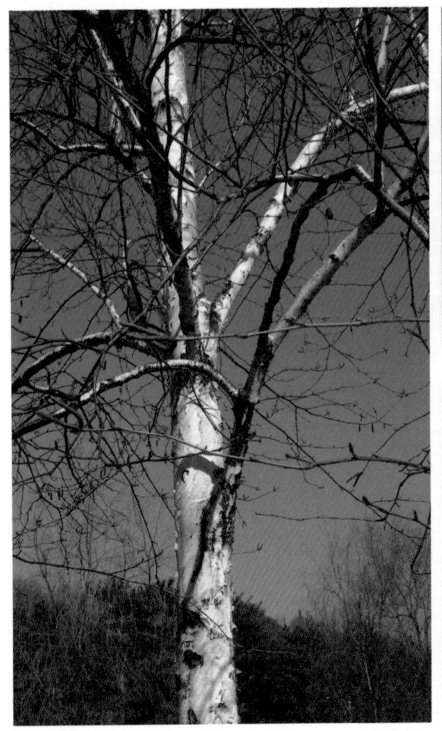
자작나무

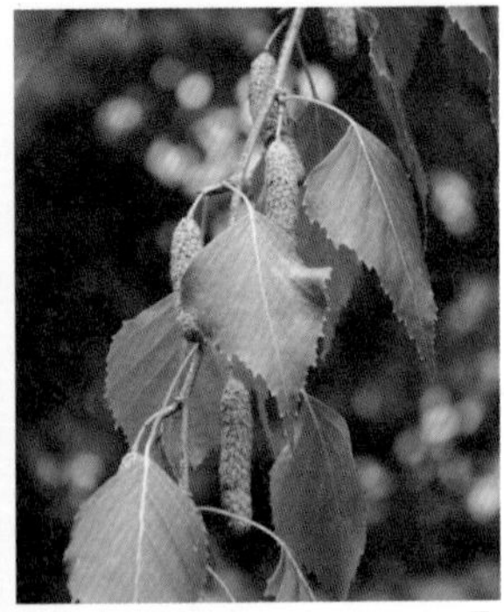
꽃

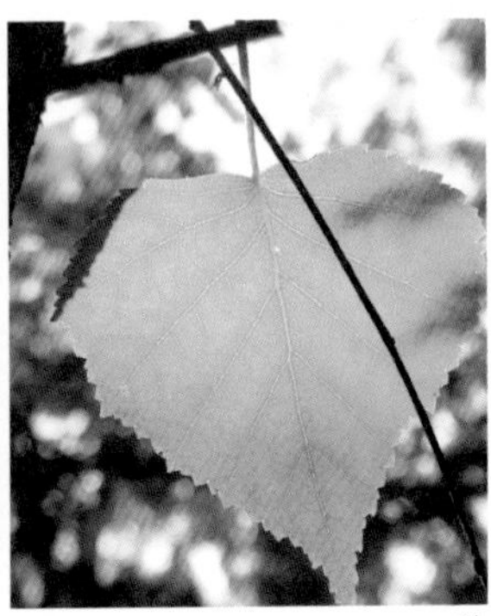
잎

신장염, 간경화, 편도선염에 효능

자작나무

비장, 위장이 허약한 사람은 복용하지 않는다.

낙엽 교목 *Betula Platyphylla* var. *japonica*

- 꽃 : 4~5월 ● 열매 : 9월 ● 이명 : 백화수, 화피(樺皮), 화목피(樺木皮)
- 생약명 : 백화피(白樺皮 수피를 말린 것)

잎은 어긋나고 세모진 달걀 모양 또는 마름모꼴로 끝이 뾰족하다. 잎 가장자리에는 불규칙한 톱니가 있다. 수피는 흰색이며, 광택이 나고 위로부터 아래로 얇게 종이처럼 벗겨진다. 꽃은 암수한그루로 잎과 같이 핀다. 열매는 시과로 좁은 타원형이며, 열매이삭은 원주형이다. 나무껍질의 지방분 때문에 불을 지피면 자작자작 소리를 내며 탄다고 해서 붙여진 이름이다.

채취시기	1	2	3	4	5	6	7	8	9	10	11	12

효능 나무껍질을 이뇨, 진통, 해열에, 뿌리는 황달, 지방간, 간경화, 각종 염증, 신장염, 방광염, 소변불리, 유방염, 거담지해(祛痰止咳 담을 제거하고 해수를 멈추게 함), 편도선염, 요로감염, 만성기관지염 등의 치료에 쓴다.

성미 맛은 쓰고, 성질이 차다.

귀경 폐경, 위경에 작용

이용부위 줄기껍질, 뿌리를 약용한다. 봄에 연한 줄기를 채취하여 껍질을 벗겨 내고 말려 이용한다.

TIP

약술(백화피주)
말린 수피 적량(150~200g)에 담금주 1.8리터를 붓고 밀봉하여 서늘한 곳에 약 6개월 정도 숙성시킨다. 이후 건더기는 건져내고 하루 1~2회 한잔씩 마시면 만성기관지염, 편도선염, 신장염 등에 좋다.

용법용량 하루 나무껍질 10~15g을 달여 하루 2~3회씩 복용한다.

유사종 사스레나무의 수피는 회색 또는 회갈색이며 오래될수록 세로로 갈라지고 얕은 비늘조각이 떨어진다. 처음에는 털이 있으나 점차 없어지며 흰 껍질눈이 없다. **거제수나무**의 수피는 황갈색 혹은 적갈색이며 종잇장 모양으로 벗겨진다. 어린가지는 적갈색으로 윤기가 나며 흰 껍질눈이 있다.

민간요법

- 만성기관지염에 단방으로 화피 50g을 달여 하루 3회 복용한다.
- 말린 약재를 1회에 10~15g씩 달여서 복용한다.
- 약재를 달여, 뜨거운 물로 찜질한다.(류머티스나 통풍, 피부염)

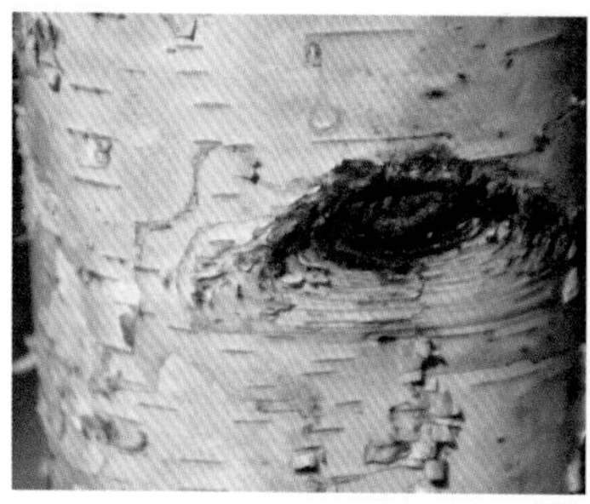
수피

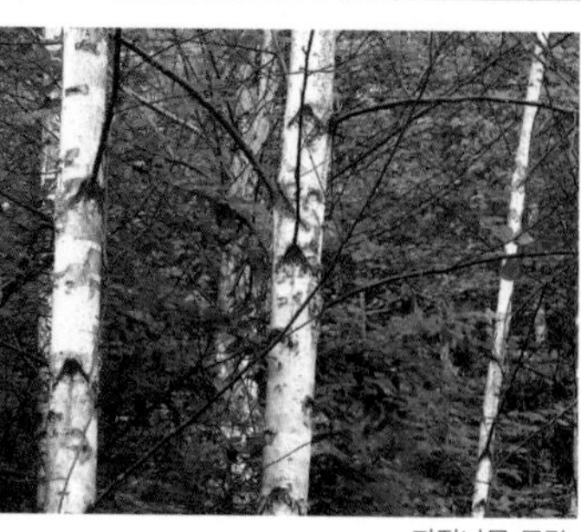
자작나무 군락

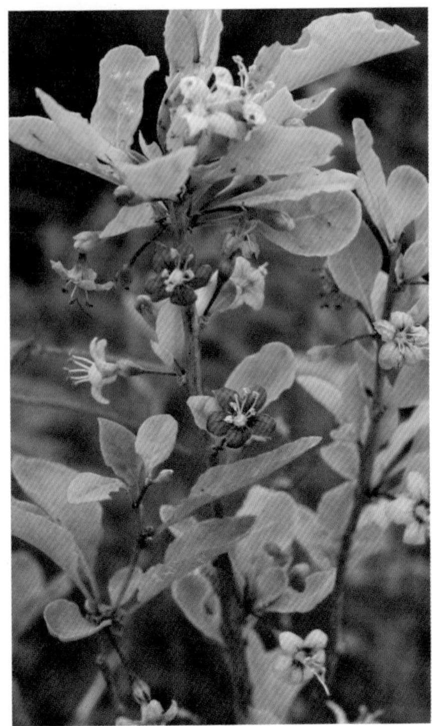
구기자

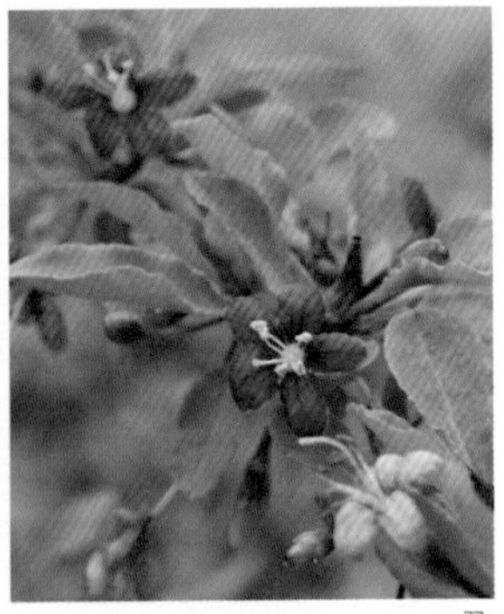
꽃

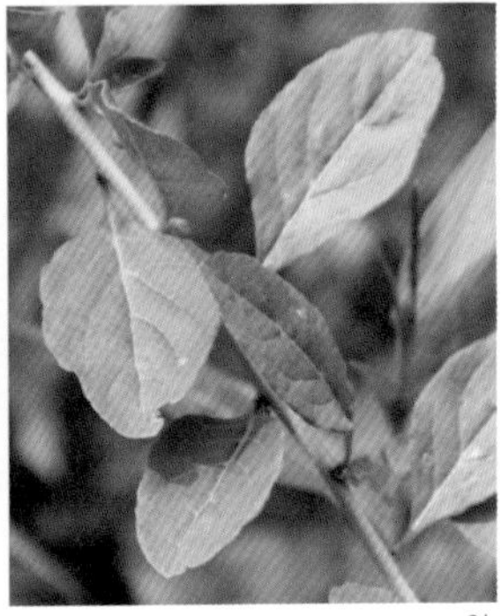
잎

간·신장을 보호하고, 자양강장에 효능

구기자나무

감기, 고열, 소화기 허약으로 인한 설사(변이 묽은 사람) 등에는 복용하지 않는다.

낙엽 관목 *Lycium chinense*

● 꽃 : 6~9월 연한 보란색 ● 열매 : 9~10월 붉은색 ● 이명 : 구기, 구계, 지골피
● 생약명 : 구기자(拘杞子 열매를 말린 것), 지골피(地骨皮 뿌리껍질 말린 것)

잎은 어긋나고 타원형으로 피침형이며 가장자리는 밋밋하고, 밑부분은 좁다. 줄기는 회색 또는 회갈색으로 가시는 있거나 없으며, 비스듬히 자라고 끝이 밑으로 처진다. 가지에는 가시가 있으며 가지의 끝은 뾰족하여 가시 모양을 이룬다. 꽃은 잎겨드랑이에서 1~4개로 연한 보라색 꽃이 핀다. 열매는 장과로 난형에 붉은색이며, **'구기자'**라 하고 뿌리는 **'지골피'**라 한다.

채취시기	1	2	3	4	5	6	7	8	9	10	11	12

효능 자양강장, 정력증진, 간과 신장을 보하며, 피로회복, 잎은 혈압강하, 뿌리껍질(지골피)는 폐열에 의한 해수, 토혈, 비출혈, 소갈, 요통, 진해, 해열, 당뇨병, 고혈압에 효과가 있다.

성미 맛은 달고 성질은 차다.(구기자) 맛은 달며 성질은 차며 독이 없다.(지골피)

귀경 간경, 신경, 폐경에 작용(구기자). 간경 폐경 신경에 작용(지골피).

이용부위 지골피(뿌리껍질), 구기자(열매)를 약용한다. 가을에 열매와 뿌리를 채취하여 햇볕에 말려 이용한다.

용법용량 하루 지골피(뿌리껍질)는 6~12g을, 구기자(열매)는 3~15g을 물에 달이거나, 가루약, 환제 또는 고(膏)로 복용한다.

TIP

산나물
봄에 어린 순을 따 끓는 물에 데쳐 잠시 물에 담갔다가 나물로 먹거나 묵나물로 먹는다.

약차
구기자 단방, 또는 오미자를 같이 달여 약차로 이용하면 좋다. 생맥산이라 하여 인삼, 맥문동, 오미자를 같은 양으로 달여 여름철 갈증해소 음료로 복용하기도 한다. 잎 3g 정도를 달여 차로 이용한다.

약술
구기자(열매)에 술을 부어 2~3개월 숙성시켜 매일 한 두잔씩 복용하면, 혈색이 좋아지고, 간과 신을 보하며 폐를 윤택하게 한다.

민간요법

두드러기 치료에 지골피 300g, 백양나무 껍질 160g, 소금 80g, 백반가루 10g을 부드러운 가루로 만들어 물 5리터를 넣고 달여, 환부를 씻거나 바른다.

제법

- 술에 축여 짓찧어 쓴다.
- 감초 물에 담가 말려 이용한다. (지골피)

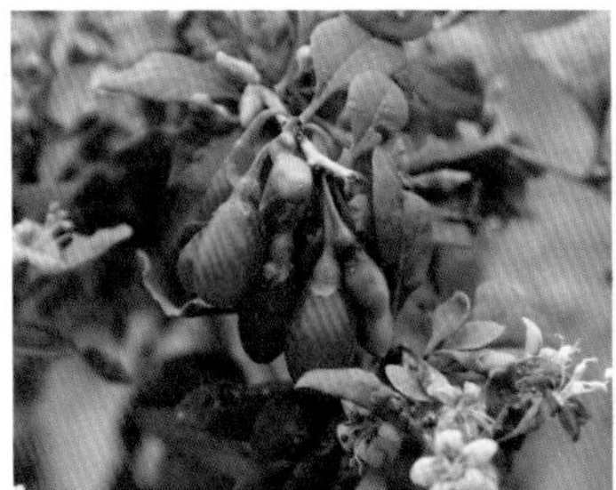
열매

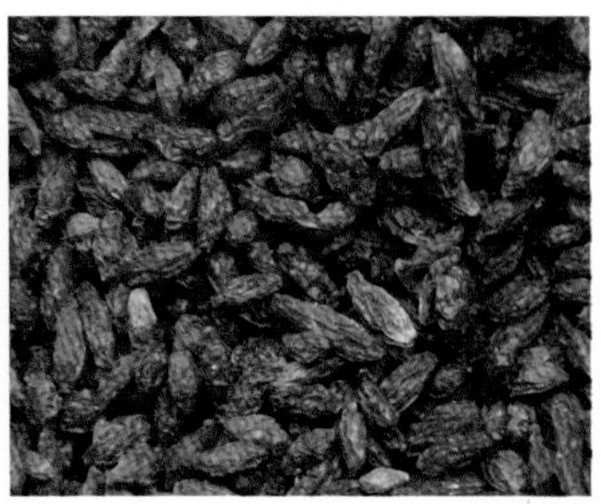
약재

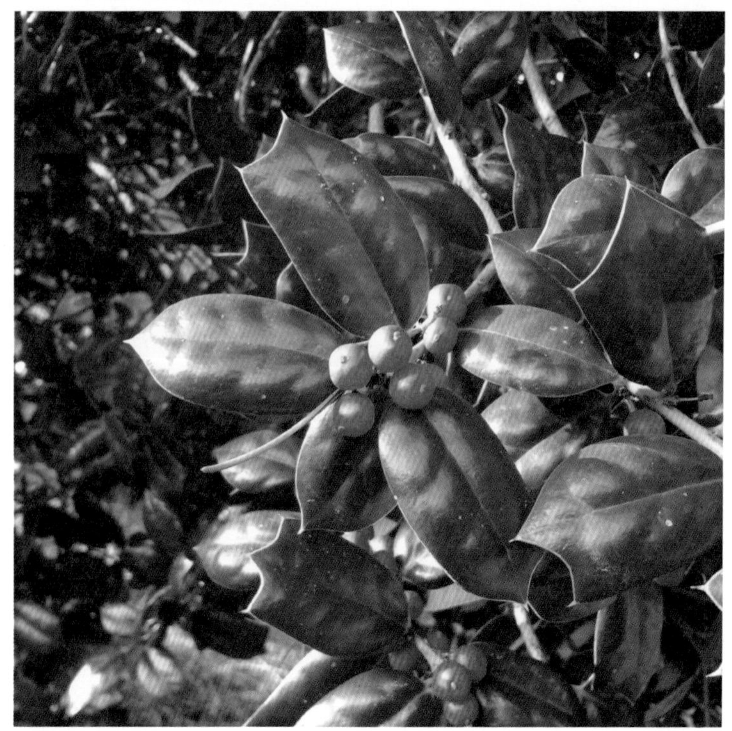
호랑가시나무

근골을 튼튼하게 하고 타박상에 효능

호랑가시나무

상록 관목 *Ilex cornuta*

● 꽃 : 4~5월 백록색 ● 열매 : 9~10월 붉은색 ● 이명 : 구골목, 묘아자나무
● 생약명 : 구골자(枸骨子 열매를 말린 것), 구골엽(枸骨葉 잎을 말린 것)

남부지방 식물이다. 잎은 어긋나고 타원형으로 긴 사각형이다. 잎이 질기며 가죽처럼 두껍고 광택이 난다. 잎끝은 3개로 갈라져서 바늘 모양의 가시가 있고, 발톱 같은 가시가 가장자리에 견고하게 달려있다. 수피는 회백색이고 껍질눈이 있다. 꽃은 암수딴그루이며 지난해 가지의 잎겨드랑이에서 백록색으로 모여 핀다. 열매는 핵과로 둥글며 붉은색으로 익는다.

채취시기	1	2	3	4	5	6	7	8	9	10	11	12

효능 간과 신장을 보하고 자양강장, 근골동통, 잎과 뿌리는 잎은 거풍습(去風濕 풍습을 제거)하고 통증을 멈추게 하며, 해수, 경락을 활성화시킨다. 껍질은 허리와 다리를 튼튼하게, 종자는 자음(음기를 돋궈줌), 익정(정기를 보함), 어혈을 치료한다.

성미 맛은 쓰고 성질은 서늘하다.

이용부위 전초(잎, 줄기 잔가지 뿌리껍질, 열매)를 약용한다. 잎은 여름철 채취해 햇볕에 말리고, 뿌리와 줄기는 연중, 가을철에 익은 열매를 채취하여 햇볕에 말려 이용한다.

TIP

약차
새순을 덖어 차처럼 우려 복용한다. 잎 15~30g 정도를 달여 차로 복용한다.

약술
구골수피(나무껍질) 열매를 술에 담가 6개월 정도 숙성시켜 복용한다. 이는 허리와 다리가 튼튼하게 하는 효능이 있다. 《본초습유(本草拾遺)》

용법용량 하루에 뿌리 15~45g, 잎과 열매 6~15g을 달여 복용한다.

민간요법

달인 물(탕액)로 환부를 씻는다. 정강이에 난 부스럼이 곪았을 때, 구골근 140g을 달인 물로 하루1~2회 환부를 씻는다. 《복건민간약초(福建民間草藥)》

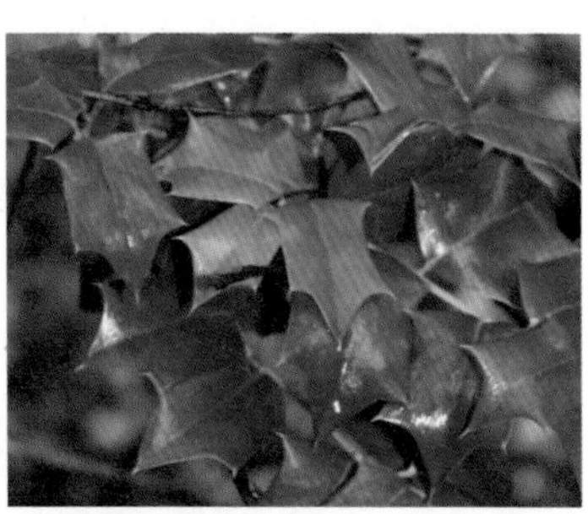
잎

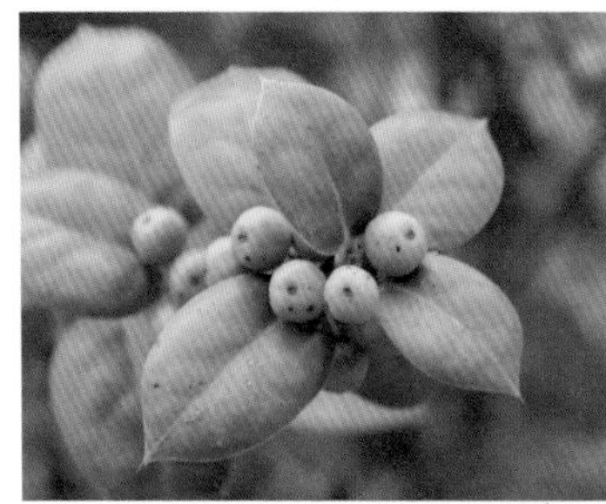
덜 익은 열매

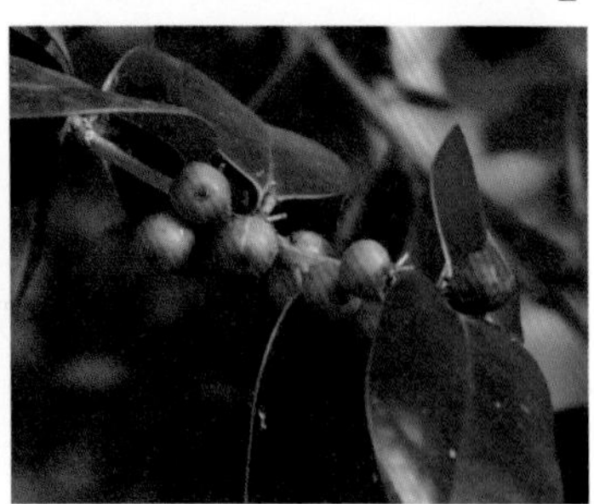
익은 열매

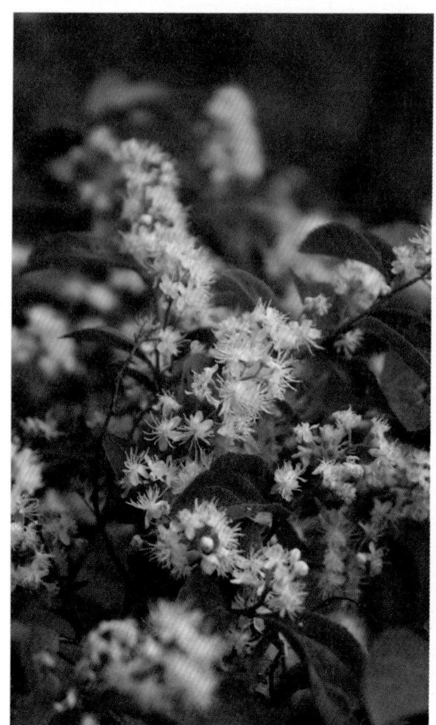

노린재나무

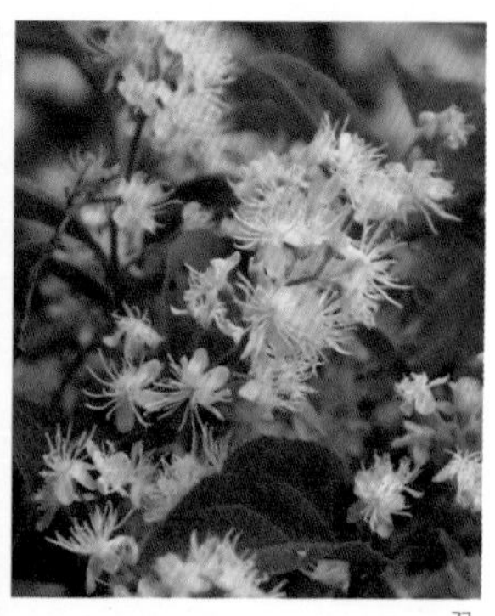

꽃

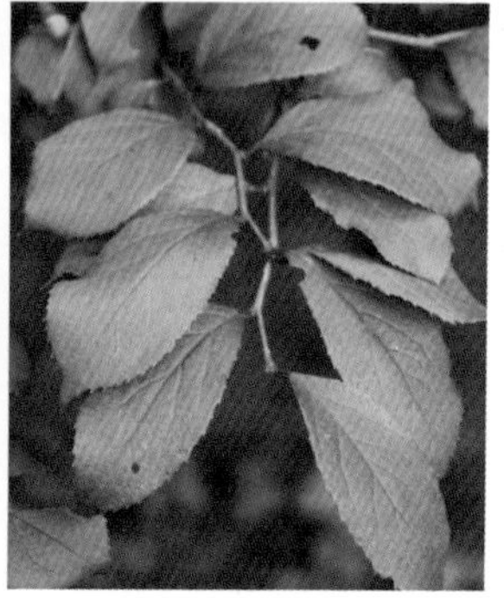

잎

위궤양, 종창, 관절염, 황달에 효능

노린재나무

과량 복용하면 구토 메스꺼운 증세의 부작용이 있다.

낙엽 관목 *Symplocos sawafutagi*

● 꽃 : 5~6월 흰색 ● 열매 : 9월 남색 ● 이명 : 토상산, 황회목(黃灰木)나무
● 생약명 : 화산반근(華山礬根 뿌리를 말린 것), 화산반과(華山礬果 열매를 말린 것)

전국의 산지에서 자란다. 잎은 어긋나고 타원형 또는 좁은 타원형으로 얇은 혁질이며 작은 가지에는 털이 있다. 수피는 회갈색이며 세로로 얇게 갈라진다. 가지는 퍼져 나며 가장자리는 얕고 둥근 톱니가 있고 밋밋하다. 꽃은 새 가지 끝에서 원추꽃차례로 흰색의 꽃이 꿀 향기를 내며 핀다. 열매는 핵과로 타원형이고 진한 파란색으로 익는다.

채취시기	1	2	3	4	5	6	7	8	9	10	11	12

효능 황달, 소변불리, 관절염, 이질, 위궤양, 줄기와 잎은 지혈, 설사, 화상에, 뿌리는 열이 있는 감기, 근골동통, 열매는 종창, 꽃과 잎은 급성 편도선염, 아구창을 치료한다.

성미 맛은 맵고 쓰며 성질은 평하며, 약간의 독성이 있다.

이용부위 줄기, 잎, 뿌리를 약용한다. 줄기와 잎은 연중 채취하며, 뿌리는 햇볕에 말려 이용한다.

TIP

처방

① 근골통의 치료에 화산반근(뿌리를 말린 것) 40g을 달여 복용한다.
② 학질이나 창종(瘡腫 부스럼), 개창(疥瘡 옴으로 인한 종기. 부스럼 등)의 치료에 화산반근 8~12g을 달여 복용한다.

용법용량 하루에 줄기, 잎, 뿌리 6~10g을 물에 달여 복용한다.

유사종 검노린재나무의 잎은 어긋나고 타원형이며 뒷면의 털이 노린재나무보다 많다. 잎끝은 뾰족한 톱니가 있고, 안으로 꼬부라져 있으며 새 가지 끝에 원추꽃차례로 흰색의 꽃이 핀다. 열매는 검은색으로 익고 주로 남부지방, 특히 바닷가 근처에서 많이 자란다. 노린재나무에 비해 검은색의 열매를 맺기 때문에 검노린재나무라는 이름이 붙었다. 노린재나무의 이름은 단풍 든 잎을 태우면 노란색의 재로 낸 물을 **'황회(黃灰)'**라 하는데, 이는 옷감을 노랗게 물들일 때 매염제로 사용했기 때문이다.

민간요법

외용으로 열매를 짓찧어서 바르거나, 가루 내어 물에 개어 붙인다. 물에 달여 탕액으로 환부를 씻는다. 줄기, 잎 20g을 달여 아침 저녁으로 나누어 복용한다.

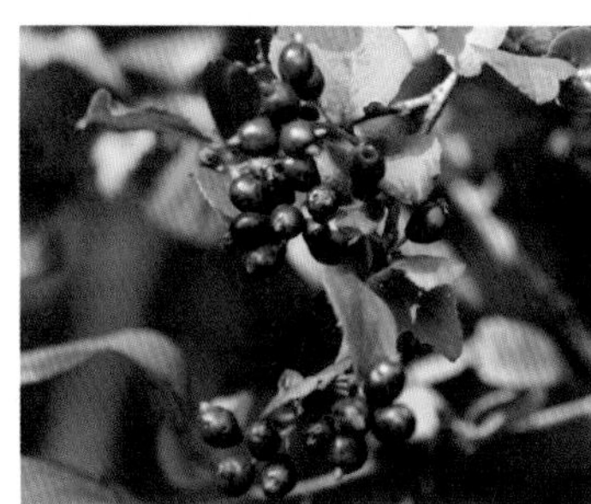
열매

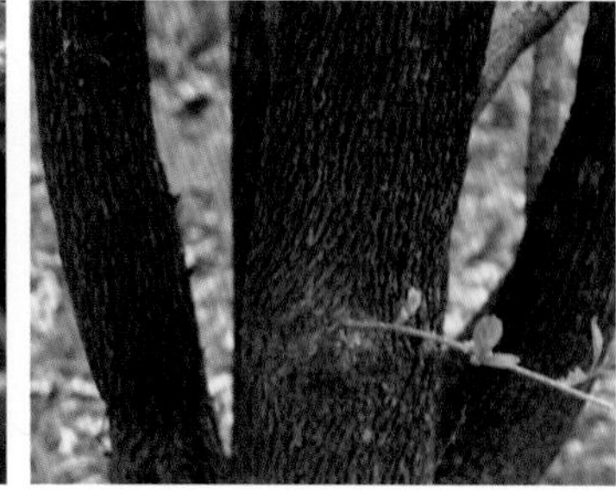
수피

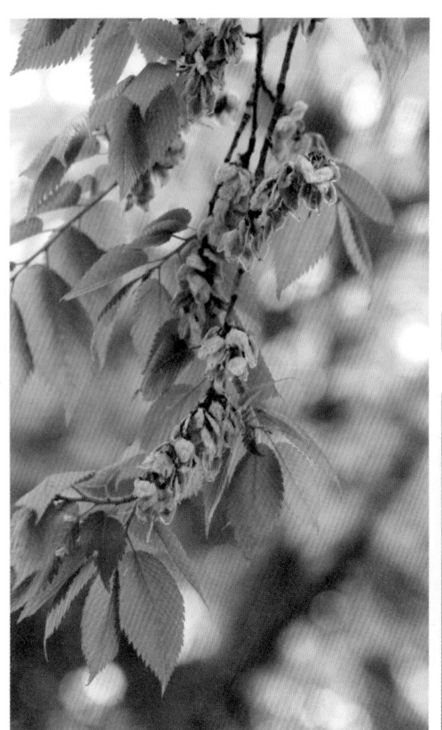

느릅나무

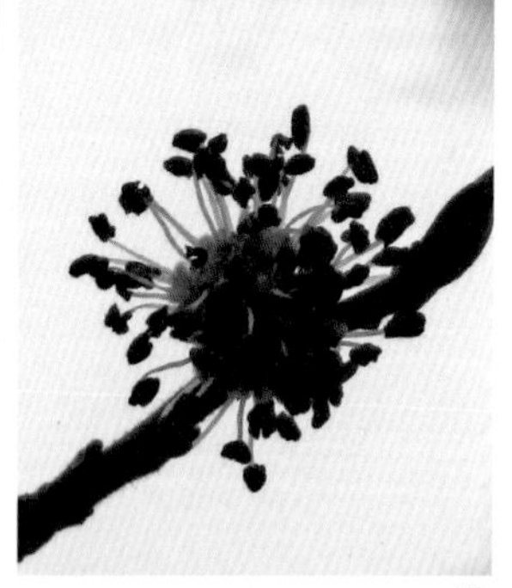

꽃

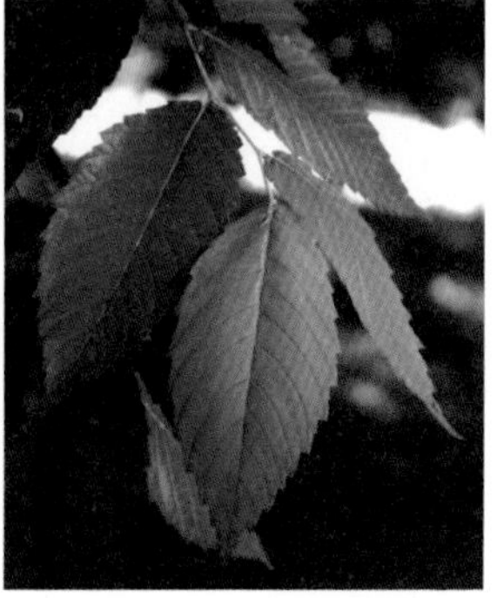

당느릅나무의 잎

항암·항균·종창에 탁월한 효능

느릅나무

🕬 **비위가 허약한 환자에게는 주의하여 써야 한다.**

낙엽 교목 *Ulmus davidiana Planch.* var. *japonica*

● 꽃 : 3~4월 황갈색 ● 열매 : 5~6월 ● 이명 : 둥근참느릅나무, 좀참느릅

● 생약명 : 유근피(楡根皮 뿌리껍질을 말린 것), 유엽(楡葉 잎을 말린 것)

잎은 어긋나고 타원형으로 끝이 뾰족하다. 가장자리에 짧은 겹톱니가 있고 윤기가 있으며, 잎 앞면은 촉감이 거칠며 뒷면은 연녹색이다. 수피는 회흑색이고 세로의 균열이 있으며 거칠다. 꽃은 잎보다 먼저 피며, 잎겨드랑이에서 취산꽃차례로 자잘한 황록색 꽃이 모여 핀다. 열매는 시과로 타원형이며 털이 없고 둘레에 날개가 있는 연한 갈색으로 익는다.

채취시기	1	2	3	4	5	6	7	8	9	10	11	12

효능 항균작용, 이뇨, 부종, 통변, 위장의 열을 제거, 치질, 소변불통, 소변불리, 변비, 옹종, 항암(유방암, 위암, 간암) 등에 이용한다.

성미 맛은 달며 성질은 평하다.

귀경 비경, 위경, 폐경, 대장경에 작용

이용부위 뿌리껍질, 잎, 꽃, 열매를 약용한다. 봄 또는 가을에 뿌리를 채취해서 내피를 벗겨 겉껍질을 벗겨버리고 햇볕에 말려 이용한다.

용법용량 하루에 뿌리껍질은 8~15g, 잎, 꽃, 열매는 12~30g을 물로 달이거나 가루 내어 복용한다.

유사종 참느릅나무 잎은 타원형에 두꺼운 편이며, 수피는 회갈색이고 벗겨진다. 열매의 종자는 중앙부가 타원형이다. **당느릅나무**의 잎은 타원형에 끝이 길며, 뾰족하다. 수피는 갈색이고 가장자리에 톱니가 있다.

TIP

약술
말린 유근피(뿌리껍질) 200g에 담금주1.8리터를 붓고 밀봉하여 서늘한 곳에 3개월 정도 보관한 뒤, 건더기는 건져내고 하루에 소주잔 1잔씩 1~2회 음용하면 당뇨, 심장병 등에 좋다.

효소
열매를 딴 후, 꽃, 잎 등을 섞어 풀처럼 만들어두면 발효가 된다. 그리고 이것을 네모난 덩어리로 말린다.

처방
이뇨, 전신부종에 유백피 15g, 목통, 차전자, 택사, 저령 각 12g을 달여 복용한다. 만성기관지염(진해, 거담작용)에 유백피 12g, 자완, 관동화, 길경 각 8g을 달여 복용한다.

민간요법

외용약으로 쓸 때는 달인 물로 씻거나, 짓찧어 바르고, 가루를 내어 개어 바른다.

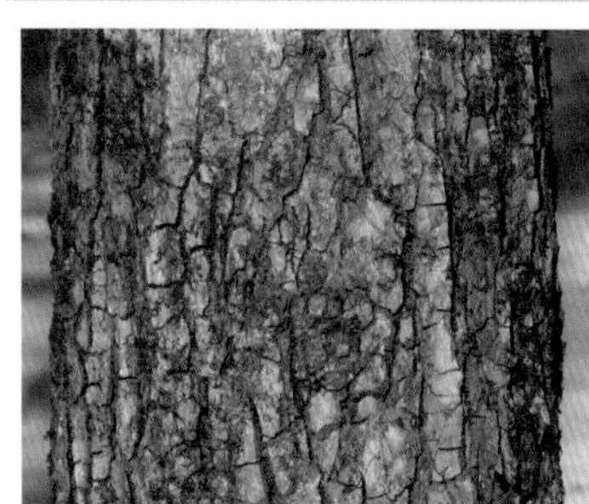
수피

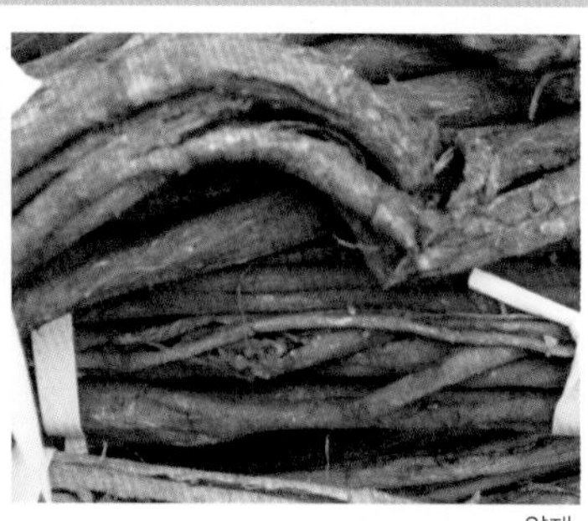
약재

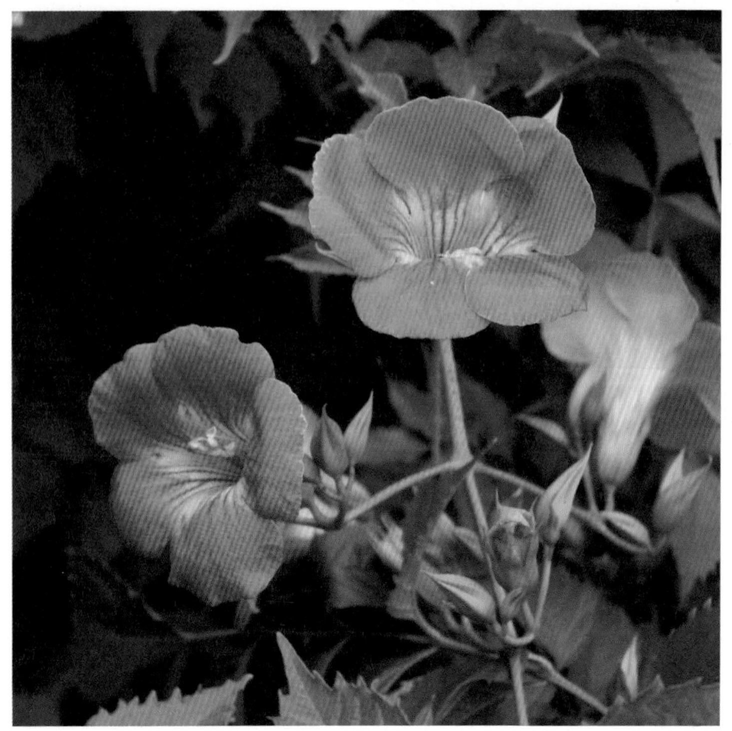

능소화의 꽃

항혈전 작용·피부소양증에 효과

능소화

허약자나 임산부, 기혈이 허약하고, 어혈이 없는 사람은 복용을 하지 않으며, 꽃가루가 눈에 들어가지 않도록 한다.

낙엽 만목 *Campsis grandifolia*

● 꽃 : 7~9월 등황색 ● 열매 : 10월 갈색 ● 이명 : 금등화, 릉소화, 대화능소화

● 생약명 : 능소화(凌霄花 꽃을 말린 것), 능소경엽(凌霄莖葉 뿌리를 말린 것)

꽃이 예뻐 주로 관상수로 많이 심는다. 잎은 마주나고 홀수깃모양의 겹잎이며, 소엽은 7~11장이고 난형이다. 가장자리에는 거친 톱니가 있으며 양면에는 털이 없다. 다른 물체에 달라붙어 타고 올라간다. 수피는 회갈색으로 세로로 벗겨진다. 꽃은 원추꽃차례로 가지 끝에서 나와 등황색의 나팔 모양으로 핀다. 열매는 삭과로 네모지고, 국내에서는 열매를 보기가 어렵다.

효능 청간(淸肝 간을 깨끗하게 함), 청혈(淸血 혈을 깨끗하게 함), 어혈 제거와 자궁출혈, 월경통, 주사비(코가 빨개지는 증상), 적취, 피부소양증(가려움증), 항균작용, 자궁평활근억제작용, 유선염, 어혈성 월경폐색 등에 이용한다.

성미 맛은 시고 성질은 약간 차며, 약한 독성이 있다.

귀경 간경에 작용

TIP

처방

① 어혈로 인한 월경폐색, 월경불순에 당귀, 천궁, 홍화, 적작약 각 8g, 능소화 4g을 달여 복용한다.

② 당뇨병으로 인한 갈증에 능소화 40g을 가루 내어 달여 하루 3회 나누어 복용한다.

이용부위 잎, 줄기, 꽃을 약용한다. 7~9월 개화 초기에 꽃을 채취해서 햇볕에 말리거나 불에 쬐어 말려 이용한다.

용법용량 하루(잎, 줄기, 꽃) 3~6g을 물로 달이거나 가루약으로 복용한다.

민간요법

· 민간에서는 통경, 산후 월경불순, 이뇨, 해열제로 쓰였다.

· 외용으로는 가루를 내어 개어서 환부에 바른다.

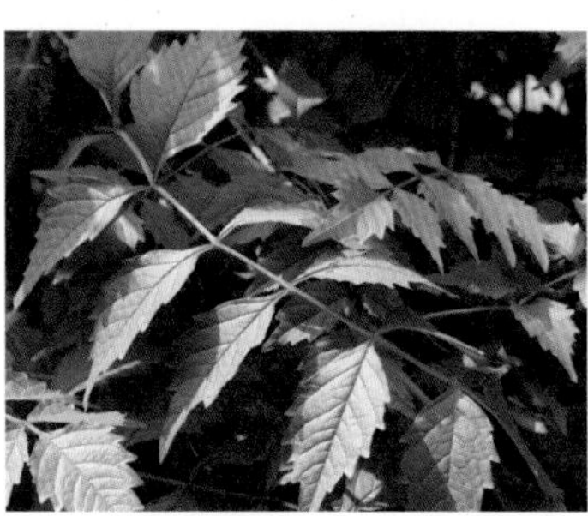
잎

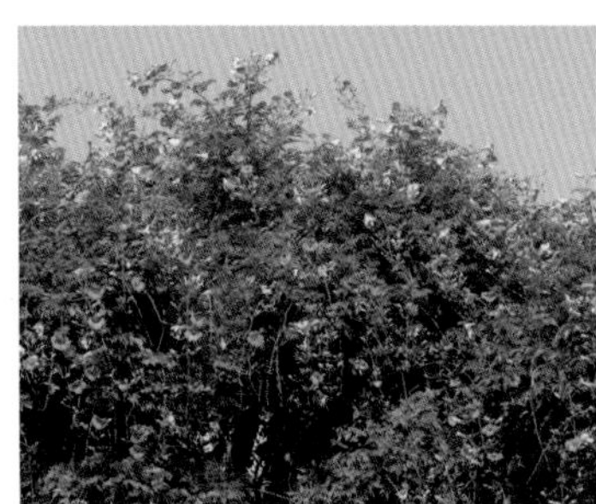
능소화 덩굴

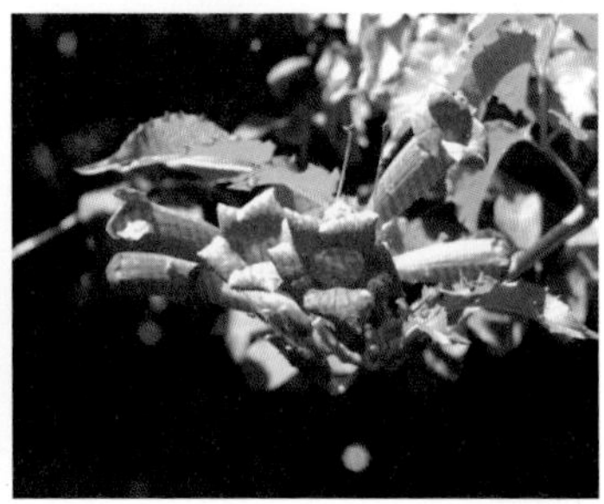
미국능소화

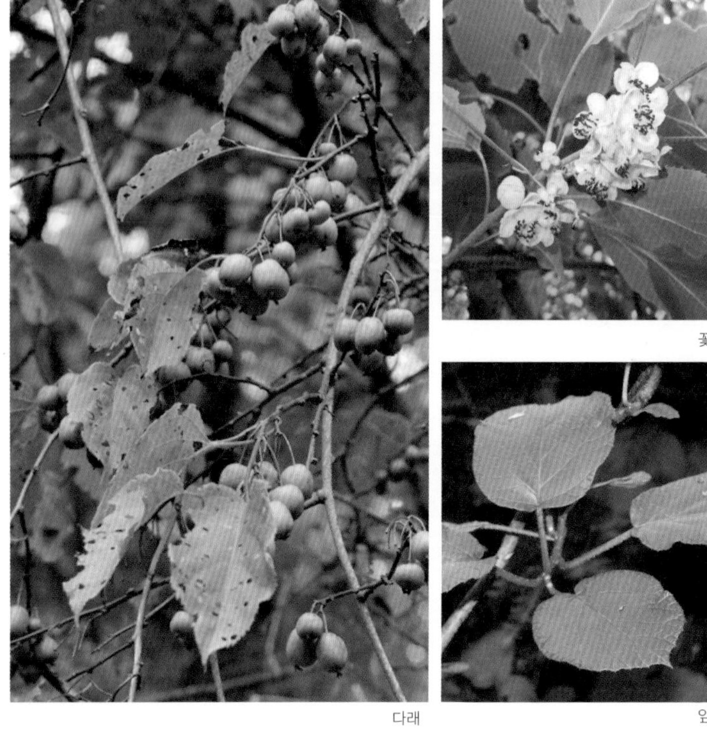
다래

꽃

잎

소화불량·고지혈증·골다공증에 효능

다래

비위가 허한 사람은 복용하지 않는다. (구토, 설사 등 부작용)

낙엽 만목 *Actinidia arguta*

● 꽃 : 5~6월 흰색 ● 열매 : 9~10월 황록색 ● 이명 : 목자, 등리, 미후리
● 생약명 : 미후도(열매를 말린 것), 목천료(木天蓼 잎을 말린 것)

잎은 어긋나고 타원형으로 끝은 뾰족하고, 가장자리에 톱니가 있다. 수피는 적갈색으로 너덜너덜 벗겨진다. 어린가지에는 잔털이 있으며 피목이 뚜렷하다. 꽃은 암수딴그루로 잎겨드랑이에서 취산꽃차례로 3~10개의 흰색 꽃이 모여 달린다. 개화시에는 흰색이며 후에 등황색으로 변한다. 열매는 장과로 달걀 모양의 황록색으로 물렁하게 익는다. 향기가 일품이다.

채취시기	1	2	3	4	5	6	7	8	9	10	11	12

효능 항암, 항노화작용, 항균작용, 골다공증, 당뇨병, 간 보호, 고지혈증, 강하작용, 위염, 통풍, 해열, 살충, 냉증, 열을 내리고, 갈증해소, 몸을 따뜻하게 하는 효능이 있다.

성미 맛은 시고 달며 성질은 차다.

귀경 위경, 간경, 신경에 작용

이용부위 열매, 가지, 잎을 약용한다. 가을에 뿌리 열매(약간 덜 익은)를 채취해서 절편(切片)하여 햇볕에 말려 이용한다.

용법용량 하루에 열매 8~20g을 물로 달여 복용한다.

TIP

산나물
어린줄기와 잎을 채취하여 살짝 데쳐서 나물 또는 말려 묵나물로 이용한다.

약술
다래(열매)를 담금주에 담가 발효주로 이용한다. 비타민, 유기산 등 영양이 풍부하여 자양강장, 미용, 피로회복에 효과가 있다.

처방
① 소화불량, 식욕부진에 단방으로 미후도(열매) 60g을 달여 복용한다.
② 당뇨병에 미후도 60g, 천화분, 맥문동 각 30g, 오미자 20g을 달여 복용한다.
③ 갈증, 해열작용에 미후도(생것 말린 것) 30g을 달여 복용한다.

민간요법

봄철 나무의 생리활동이 왕성할 때, 다래나무에 상처를 내어 그 수액을 받아 마시면 피로회복, 항암, 신장염 등에 효과가 있다고 한다.

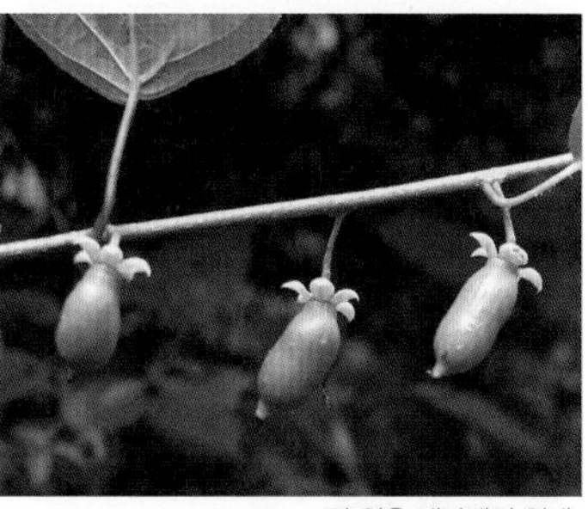

덜 익은 개다래의 열매

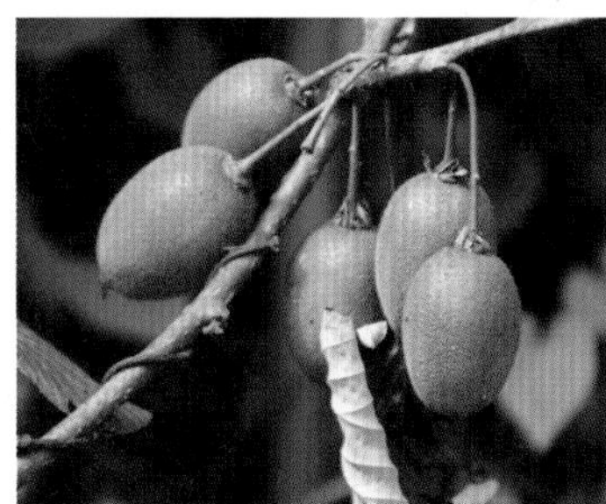

익은 열매(참다래 품종, 키위)

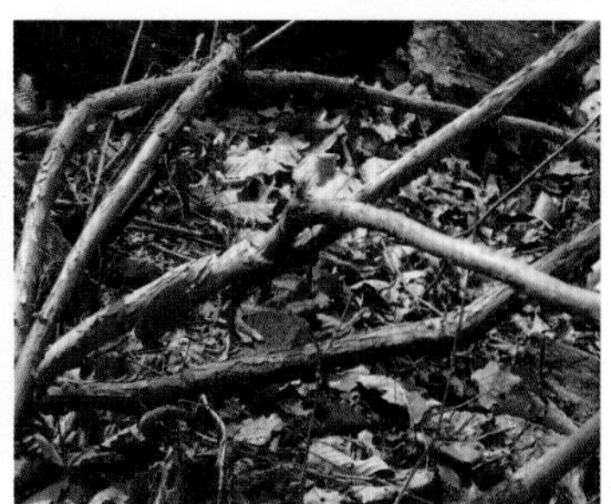

수피

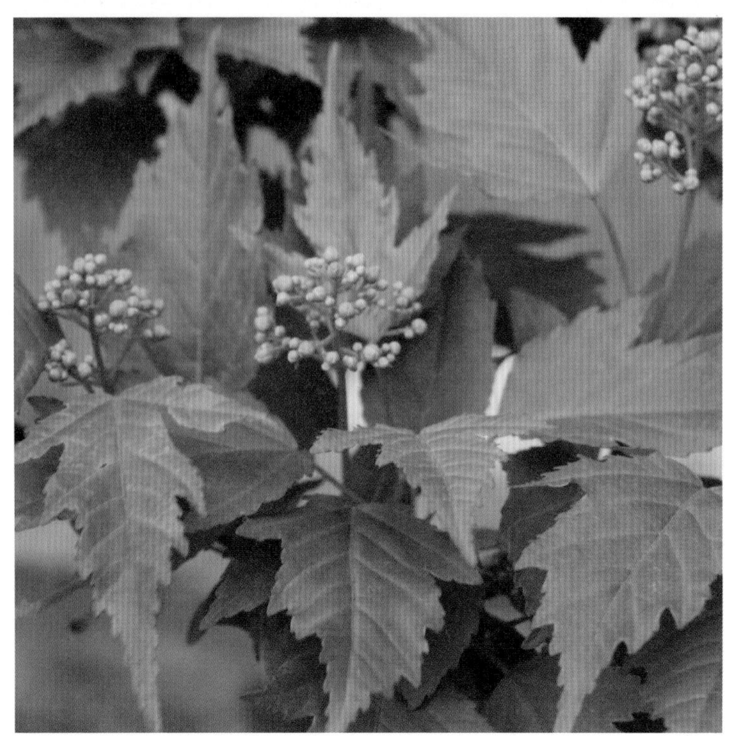
신나무

신경통, 두통, 안구질환에 효능

신나무

신나무버섯(풍수균, 楓樹菌)은 독성이 있으므로 함부로 복용하지 않는다.

낙엽 소교목 *Acer tataricum* subsp. *ginnala*

● 꽃 : 5~6월 황록색 ● 열매 : 9~10월 ● 이명 : 색목, 시닥나무, 시다기나무, 신당나무
● 생약명 : 다조아(茶條芽 잎 새싹), 다조축(뿌리껍질을 말린 것), 신백피(속껍질을 말린 것)

잎은 마주나고 삼각상 난형에 끝이 뾰족하며 가장자리에 불규칙한 겹톱니와 함께 3갈래로 갈라진다. 잎 뒷면에는 갈색의 털이 있고 수피는 회갈색이며, 고목일수록 세로로 갈라진다. 꽃은 원추꽃차례로 가지 끝에서 연한 황록색의 꽃이 핀다. 열매는 시과로 초기에는 붉은 빛을 띠나 나중에 갈색으로 변하며, 날개는 점차 벌어지며 털이 있다.

채취시기	1	2	3	4	5	6	7	8	9	10	11	12	毒

효능 열을 제거하며, 충혈된 눈을 밝게 하고, 감기로 인한 두통, 치질, 설사, 관절통, 사지마비, 위장병, 뿌리껍질은 관절염, 신경통, 잔가지는 면역력 강화, 잎은 설사를 멈추며 부스럼, 고름 독을 제거, 줄기 속껍질은 기침약, 신장염, 부종, 이뇨증에 이용한다.

성미 맛은 쓰며, 성질은 차다.

이용부위 잎, 새싹을 약용한다. 이른 봄 잎을 발아하는 어린 싹을 채취해 냄비에 중불로 태워 햇볕에 말려 이용한다.

TIP

약차
이른 봄 새싹을 채취해 그늘에 말려 차로 이용한다.

수액의 효능
3~4월 신나무 수액에 미량 함유된 약알칼리성 당분이 위와 신경통, 치질, 허약체질 개선에 효과가 있다.

용법용량 하루에 잎 10g을 물로 달여 아침 저녁으로 복용한다.

유사종 중국단풍은 잎이 마주나고 도란형으로 3갈래로 갈라진다. 갈래조각은 끝이 뾰족하나 가장자리는 신나무에 비해 밋밋하다. 수피는 회갈색에 오래될수록 세로로 갈라지면서 벗겨진다.

민간요법

외용약으로 쓸 때는 달인 물로 눈을 자주 씻어준다.(눈병)

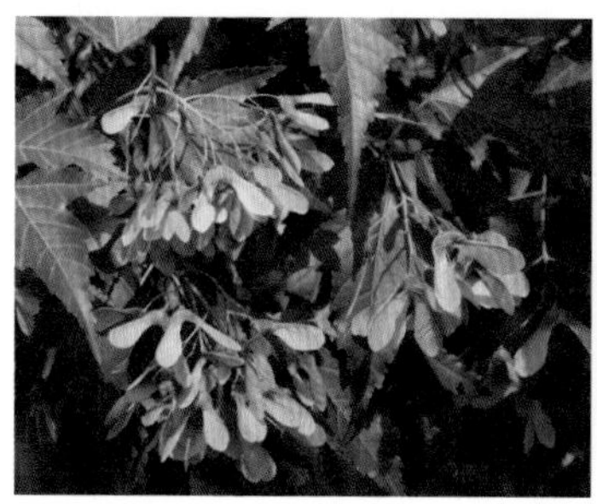
열매

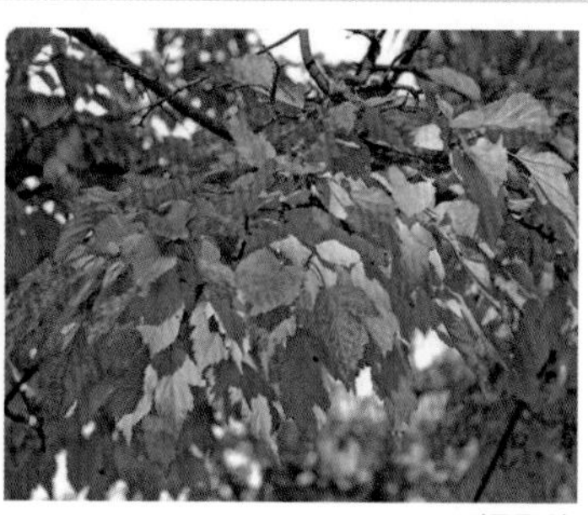
단풍든 잎

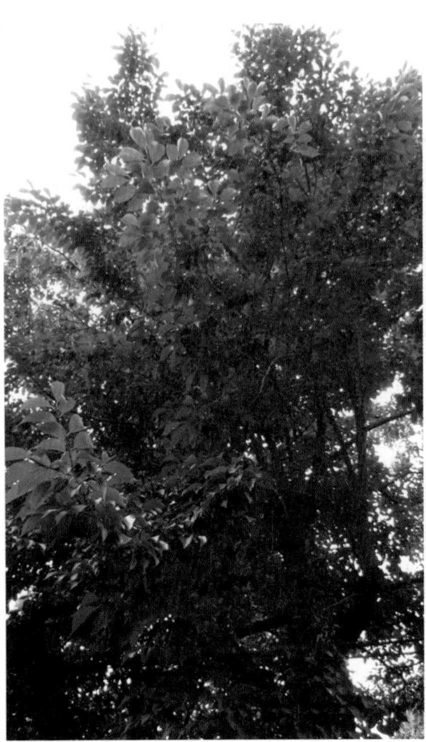

두충

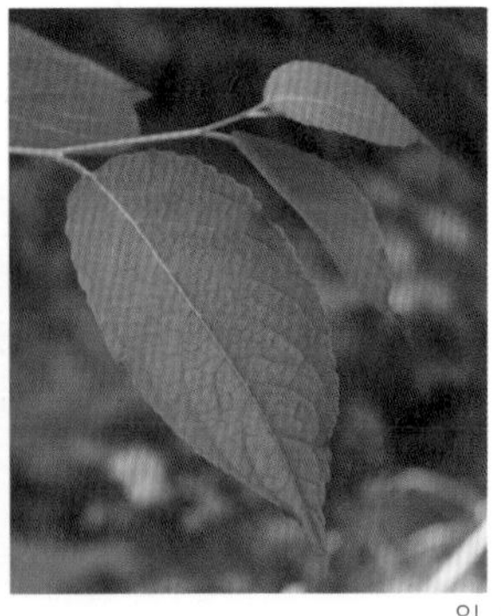

잎

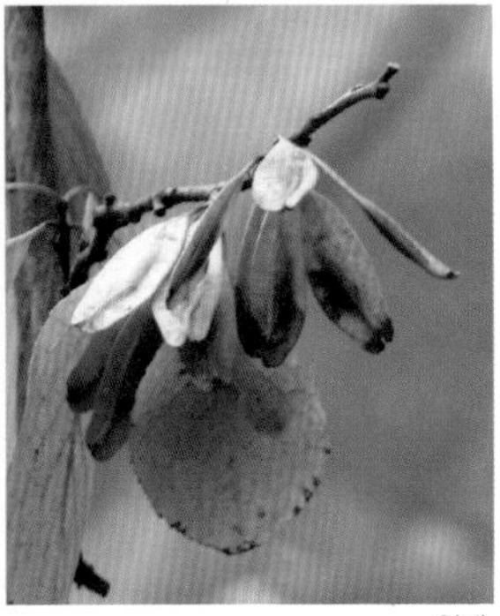

열매

신장과 간장을 보하는 효능

두충

음허화왕(陰虛火旺 음이 허하여 열이 왕성한 증상)자는 복용을 금한다.

낙엽 교목 *Euommia ulmoides*

● 꽃 : 4~5월 녹황색 ● 열매 : 10월 황록색 ● 이명 : 두중, 사중
● 생약명 : 두충(나무껍질을 말린 것), 두충엽(잎을 말린 것), 두충실(씨를 말린 것)

잎은 어긋나고 긴 타원형으로 가장자리에 톱니가 있으며, 끝은 뾰족하다. 수피는 회갈색 또는 흑회색으로 노목일수록 불규칙하게 갈라진다. 꽃은 암수딴그루로 꽃잎 없이 녹황색의 꽃이 핀다. 암꽃은 긴 타원형이고 수꽃은 선형이다. 열매는 시과로 긴 타원형에 날개가 있다. 잎이나 줄기, 열매를 자르면 고무 같은 끈끈한 액이 실처럼 나온다.

채취시기	1	2	3	4	5	6	7	8	9	10	11	12

효능 간과 신장을 보(補)하며 무릎을 강하게 만든다. 요통, 강장, 혈압강하, 항균작용, 항암, 면역기능 증강, 보신, 이뇨에, 잎은 신경통, 해열, 진해, 고혈압에 껍질을 강장, 강정, 진정, 진통제로, 허리가 아픈 데와 유정 등에 이용한다.

성미 맛은 달고 매우며, 성질은 따뜻하며 평하다.

귀경 간경. 신경에 작용

이용부위 나무껍질, 잎, 열매, 뿌리 등을 약용한다. 봄부터 여름 사이에 나무껍질을 벗겨 코르크층을 제거하고 햇볕에서 말린다. 잎은 서리가 내리기 전 채취하여 그늘에 말려 이용한다.

용법용량 하루 두충(나무껍질)을 1회 5~10g을 달이거나 환제 또는 산제로 하여 복용한다.

TIP

산나물
봄에 어린순을 끓는 물에 살짝 데쳐 나물로 먹기도 하고 달여 차로 마시기도 한다.

약차
두충 50g을 물 2리터를 넣고 강한 불로 달이다 끓기 시작하면 약한 불로 1시간 정도 달여 음용한다.

약술
두충(나무껍질) 적당량을 담금주에 담가 3~6개월 정도 숙성시켜 하루 1~2회 공복시 소주잔으로 한잔씩 마시면 강장, 보신, 신경통 등에 효능이 있다.

제법

염수초(鹽水炒 소금물에 담갔다가 볶아서 쓴다) 하거나 초(炒 볶아서) 해서 쓴다. 술로 볶고 실처럼 길게 썰어서 쓴다.

민간요법

민간에서는 두충나무껍질을 가루 내어 산후 혈압이 높아질 때 5g씩 하루 2~3번 더운물에 타서 먹는다.

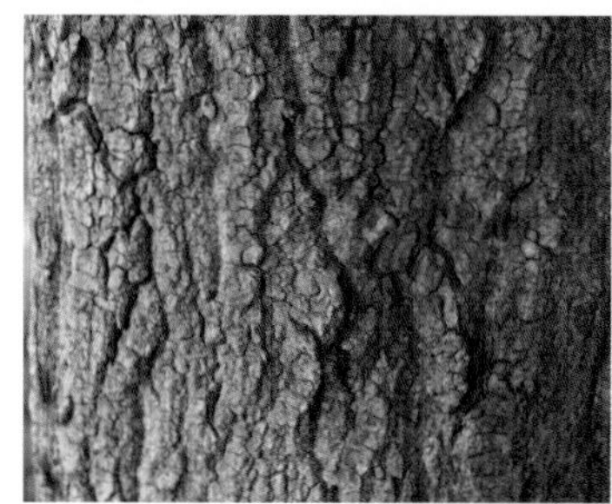
수피

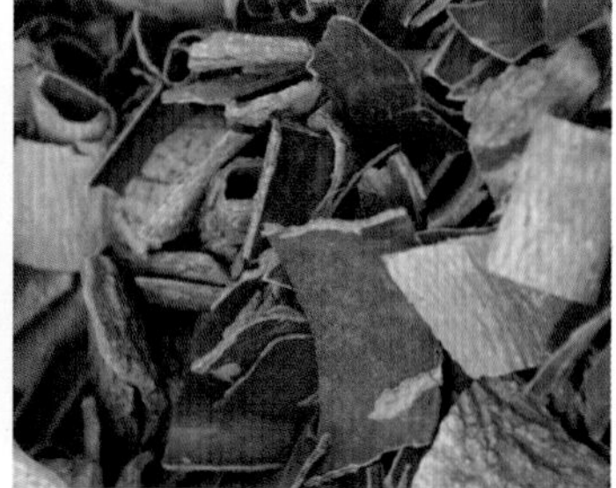
약재

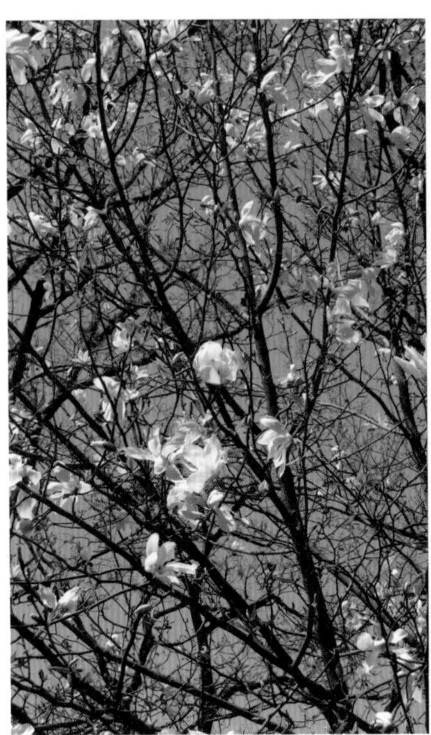
목련

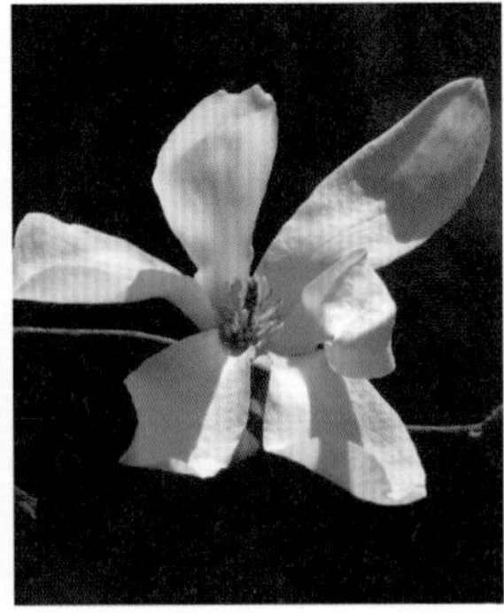
꽃

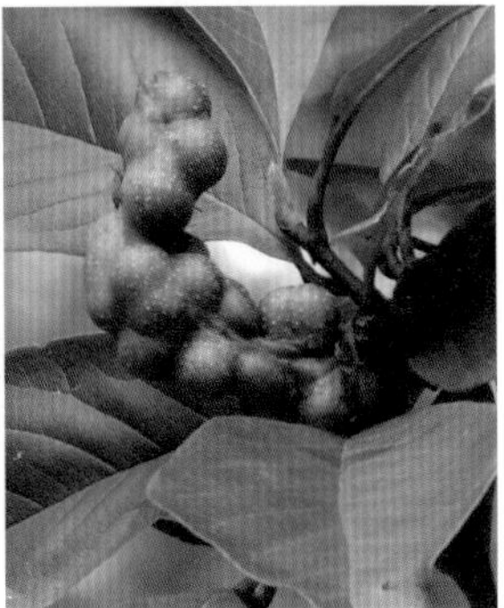
덜 익는 열매

축농증, 알레르기성 비염에 효능

목련

낙엽 교목 *Magnolia kobus*

● 꽃 : 3~4월 흰색 ● 열매 : 9~10월 붉은색 ● 이명 : 영춘화, 목연, 두란
● 생약명 : 신이화(辛夷花 꽃봉오리를 말린 것), 옥란화(玉蘭花 꽃을 말린 것)

잎은 어긋나고 넓은 난형 또는 거꾸로 된 난형으로 끝이 뾰족하다. 잎 가장자리는 밋밋한 편이고, 앞면에는 털이 없고 뒷면에는 잔털이 약간 있다. 수피는 회백색에 매끄럽고 껍질눈이 있다. 꽃은 가지 끝에서 잎보다 먼저 피고 꽃잎은 6~9개이다. 열매는 장원형으로 붉은 닭볏처럼 생겨 익으면 벌어지면서 흑갈색의 씨를 드러낸다. **백목련**에 비해 화피조각이 좁다.

채취시기	1	2	3	4	5	6	7	8	9	10	11	12

효능 폐를 이롭게 하며, 거담, 기를 원활하게 한다. 코의 염증, 축농증, 혈압강하, 자궁출혈, 항염증 작용과 꽃봉오리는 거풍, 두통, 축농증을 치료하는 효능이 있다.

성미 맛은 맵고 성질은 따뜻하다

귀경 폐경, 위경에 작용

이용부위 꽃봉오리, 열매를 약용한다. 봄철 꽃봉오리가 벌어지기 전 꽃봉오리를 채취하여 햇볕에 말린 후, 꽃차(목련꽃봉오리차)로 이용한다. 꽃차는 축농증, 만성비염, 환절기 알레르기성 비염 등 호흡기 면역력 향상에 좋다.

용법용량 하루에 5~10g정도를 달여 복용하고, 열매는 9~11월에 채취하여 술에 담가 복용한다.

TIP

약술
목련(꽃) 150g 정도를 담금주에 우려내어 복용하면 혈압강하, 자궁근육을 긴장시키는 효능이 있다.

효소
목련 꽃을 흑설탕과 1:1의 비율로 재워 숙성이 되면 수시로 음용한다.

제법

털을 버리고, 꿀물을 뿌려 볶아서 쓴다.

민간요법

민간에서 꽃, 잎, 열매를 지통, 건위, 소화, 이뇨, 해열제로 사용하였다.

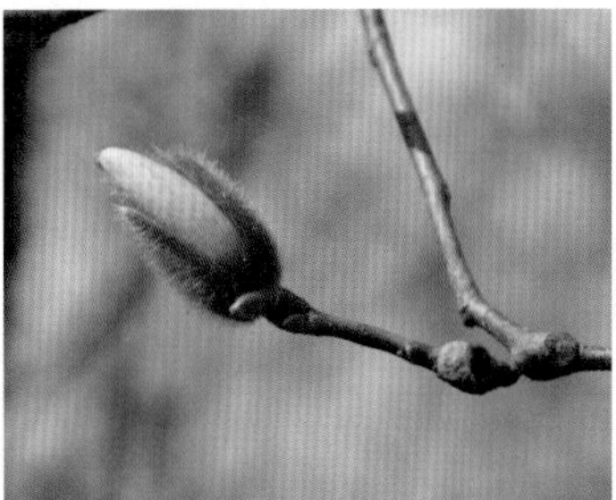
꽃봉오리

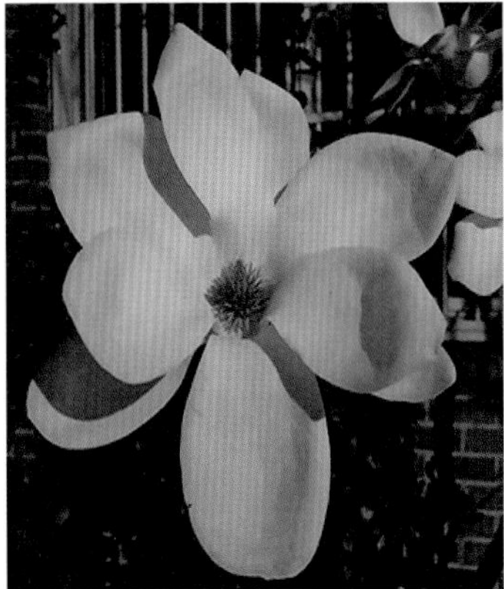
화피조각이 넓은 백목련의 꽃

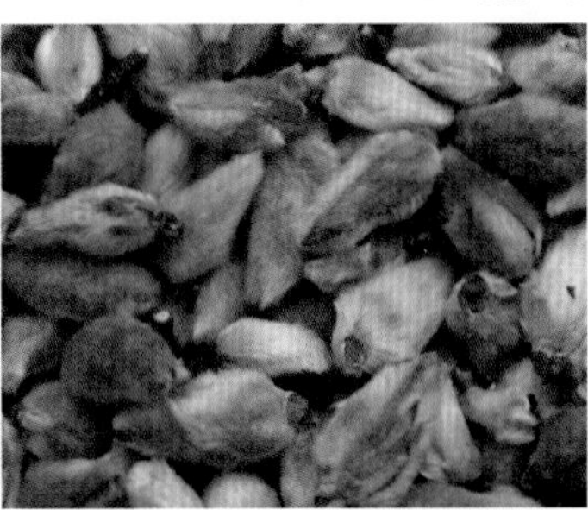
약재(신이화)

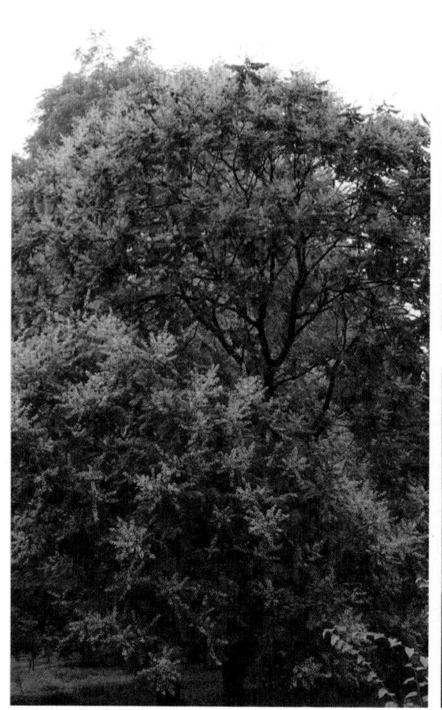
모감주나무

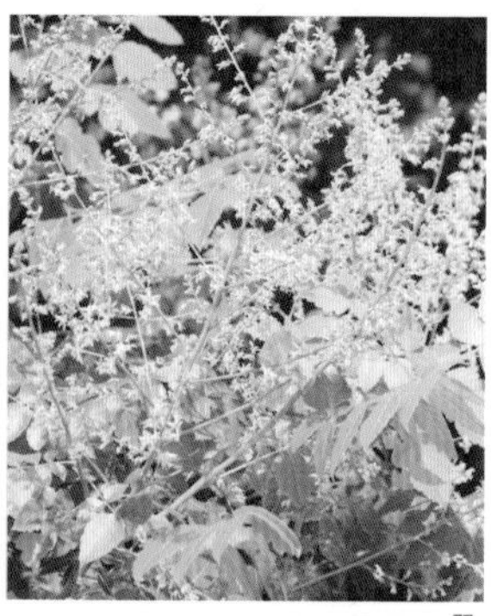
꽃

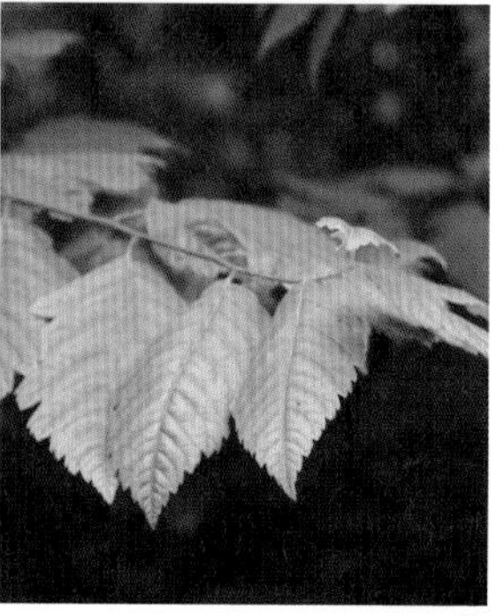
잎

안과질환, 이질, 장염에 효능

모감주나무

설사를 자주하는 사람은 피하고, 장기복용하지 않는다.

낙엽 소교목 *Koelreuteria paniculata*

- 꽃 : 6~7월 노란색 ● 열매 : 9~10월 갈색 ● 이명 : 염주나무, 선비수, 목난수
- 생약명 : 난수화(欒樹花 꽃을 말린 것), 난수근(欒水根 뿌리를 말린 것)

강가 및 인근지역에서 자란다. 잎은 어긋나며, 깃 모양의 겹잎이다. 잎 가장자리에는 불규칙한 톱니가 있고 결각상으로 깊게 갈라져 있다. 수피는 회갈색이며, 고목이 될수록 세로로 갈라지거나 벗겨진다. 꽃은 가지 끝에 원추꽃차례로 노란색 꽃이 모여 핀다. 풍선처럼 부풀어지는 열매는 꽃이 진 후 녹색의 꽈리 모양으로 열린다. 갈색으로 익이면 검은 씨가 나온다.

채취시기	1	2	3	4	5	6	7	8	9	10	11	12

효능 눈이 아프고 부어오르고 눈물이 나는 증상, 간염, 장염, 이질, 살충(殺蟲)과 잎은 안적(眼赤), 종통, 소화불량, 치질, 안질 등에, 잎과 꽃은 염료로도 사용한다.

성미 맛은 맵고 성질은 차다.

이용부위 꽃, 뿌리를 약용한다. 6~7월경 꽃이 필 때 꽃을 채취하여 그늘에서 말려 이용한다.

용법용량 꽃 10～20g을 물에 달여 복용한다.

TIP

처방
전염성 안과질환에 황련(깽깽이풀의 뿌리줄기)과 함께 물에 달여 수시로 눈을 씻으면 효과가 있다.

제법

극도로 눈이 아프고, 눈물이 나는 모든 눈병을 치료한다. 눈이 부어오르는 증상을 치료한다. 《신농본초경(神農本草經)》

민간요법

민간에서 열매껍질 추출액으로 세안제나 세척제로 사용하기도 하였다.

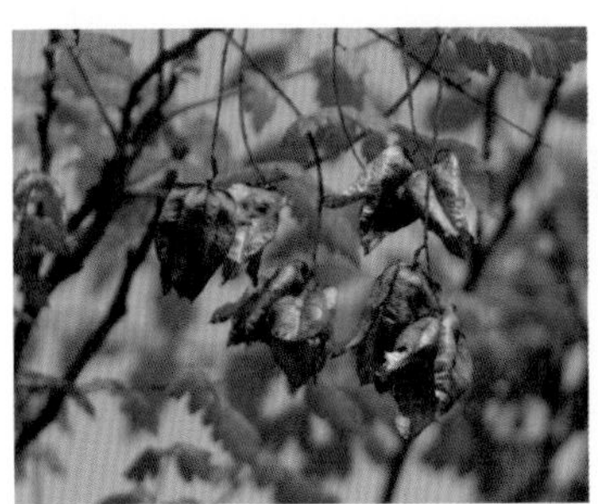
익은 열매

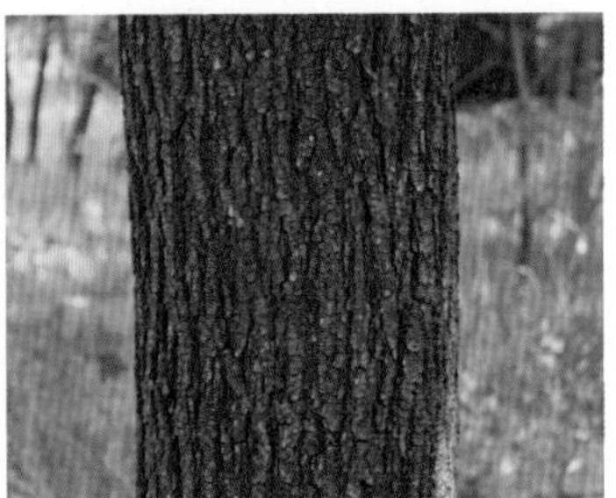
수피

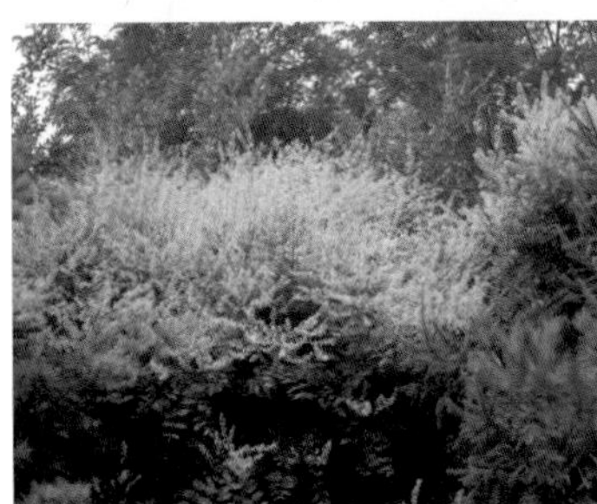
모감주 군락

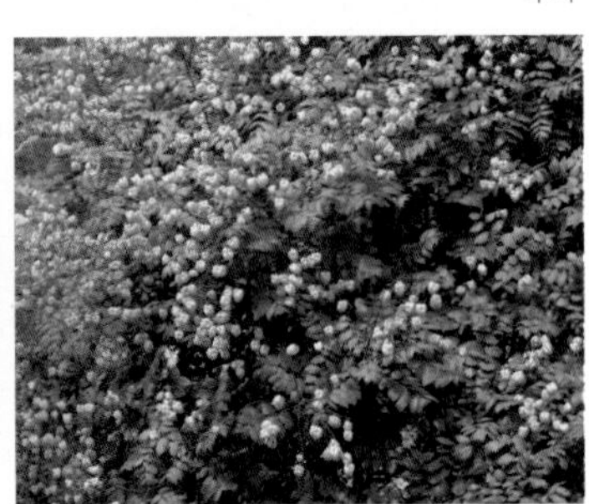
모감주 열매

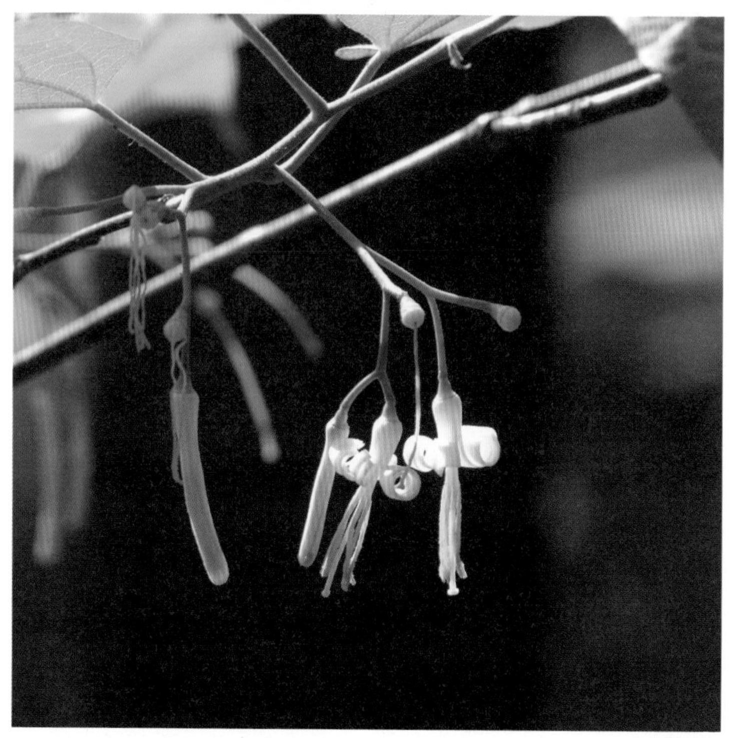

박쥐나무

중풍 예방, 관절통. 마비증상에 효능

박쥐나무

임산부나 소아, 허약한 사람, 폐기능이 약한 사람은 복용을 피한다.

낙엽 관목 *Alangium platanifolium*

● 꽃 : 5~6월 흰색 ● 열매 : 9월 남색 ● 이명 : 누른대나무, 남방잎
● 생약명 : 팔각풍(八角楓)

잎은 어긋나고 원 모양 또는 오각상 심장형으로 3~5개로 갈라지며, 끝은 꼬리처럼 길고 뾰족하다. 뒷면에 손바닥 모양의 잎맥이 있다. 수피는 검은 빛을 띤 회색이며 껍질눈이 있다. 꽃은 잎겨드랑이에서 취산꽃차례로 아래를 향하여 흰색으로 달린다. 열매는 핵과로 둥근 모양에 남색으로 익는다. 잎의 모양이 박쥐를 닮았다 하여 붙여진 이름이다.

채취시기	1	2	3	4	5	6	7	8	9	10	11	12	毒

효능 풍습, 관절통, 지통, 사지마비, 타박상, 어혈 제거, 반신불수, 잎은 타박상, 부러진 뼈를 이어주는 효능(접골), 꽃은 편두통, 흉복창만을 치료한다.

성미 맛은 쓰고 매우며 성질은 따뜻하고 독성이 있다.

이용부위 잎, 뿌리, 꽃을 약용한다. 뿌리는 수시로 채취해 햇볕에 말려 이용한다.

용법용량 뿌리 3~6g을 달이거나, 술에 담가 복용한다.

TIP

산나물
봄철에 어린잎을 나물로 무쳐 먹거나 쌈 또는 된장 속에 박아 장아찌로 식용할 수 있다.

약술
말린 뿌리 100g과 담금주 1.8리터를 용기에 넣고 밀봉한 후, 서늘한 곳에서 3~6개월 정도 숙성시킨다. 건더기를 건져내고 하루 2~3잔 정도 음용하면 심장병 예방과 관절염, 요통에 좋다.

민간요법

타박상에 의한 환부(피멍 등)에 외용할 때에는 산제로 술에 타서 바른다.

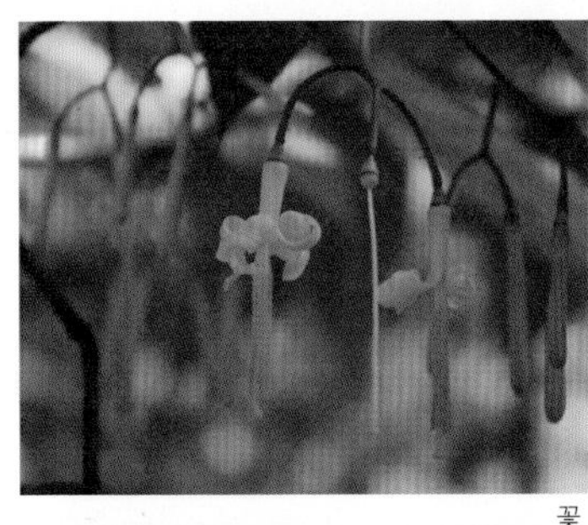
꽃

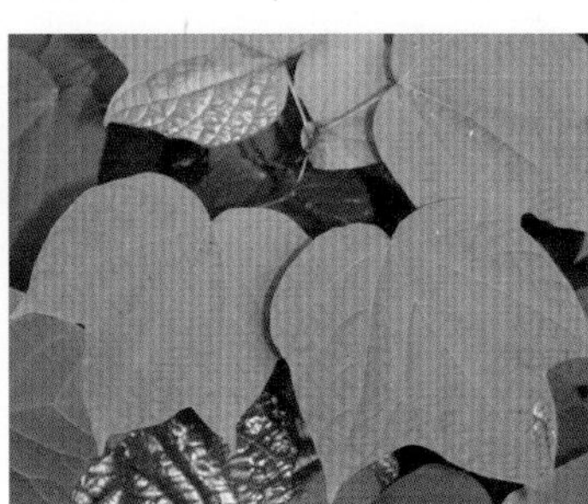
잎

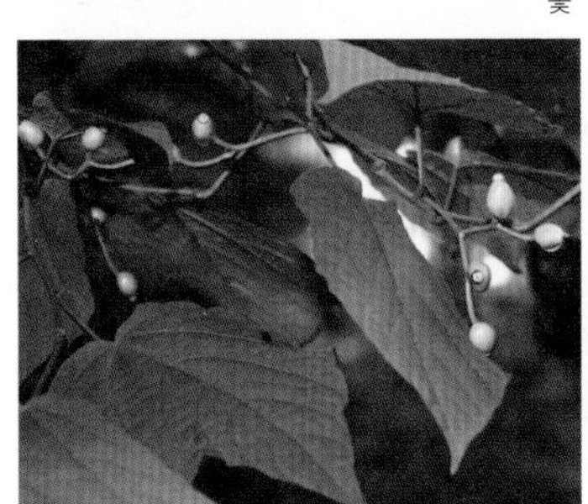
덜 익은 열매

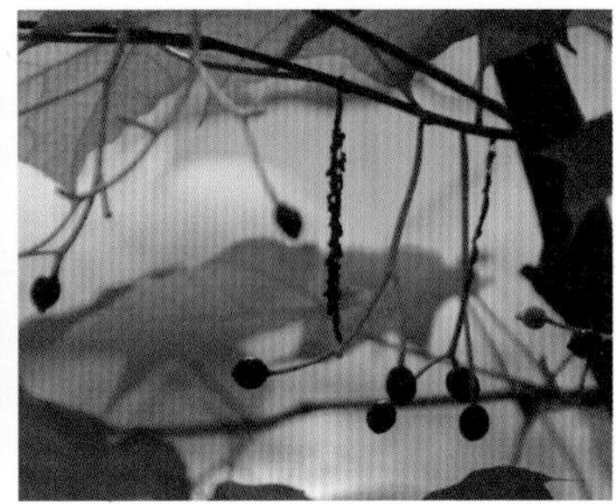
익은 열매

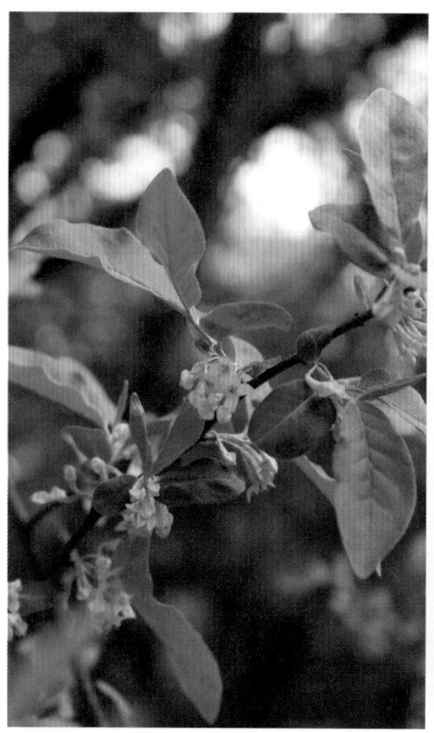

보리수나무

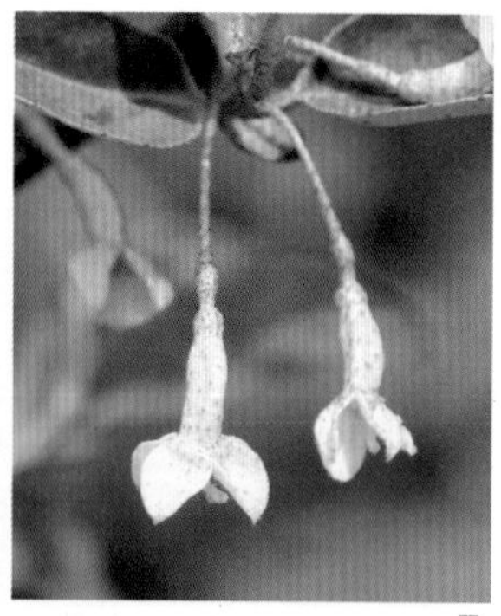

꽃

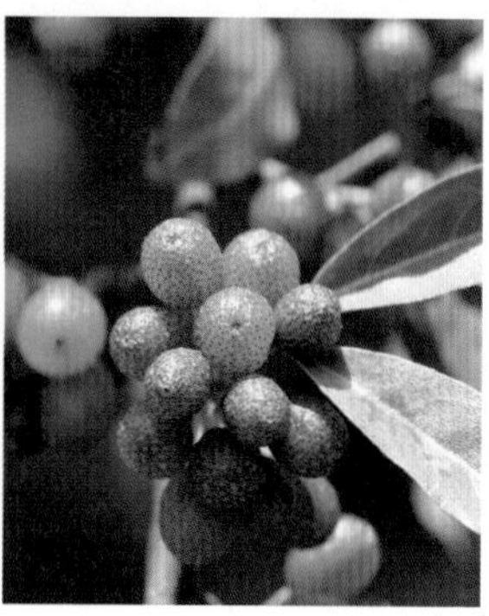

열매

천식·기침·가래에 효능

보리수나무

낙엽 관목 *Elaeagnus unbellata*

● 꽃 : 5~6월 노란색 ● 열매 : 9~10월 붉은색 ● 이명 : 보리똥나무, 보리장나무
● 생약명 : 우내자(전초를 말린 것), 호퇴자(胡頹子 열매를 말린 것)

잎은 어긋나고 타원형 또는 긴 타원형이다. 잎과 줄기에는 은백색의 털이 있고 끝은 뾰족하고 가장자리는 밋밋하며 톱니가 있다. 가지는 바늘과 같은 가시가 있고, 작은가지는 부분적으로 은백색의 비늘조각에 조밀하게 덮여 있는 것도 있다. 꽃은 잎겨드랑이에서 1~7개씩 모여 피며 흰색에서 점점 노란색으로 변한다. 열매는 핵과로 붉게 익고, 표면에 비늘털이 있다.

채취시기	1	2	3	4	5	6	7	8	9	10	11	12

효능 오장을 보(補)하고 번열(煩熱), 기침, 가래, 천식, 장출혈, 황달, 설사, 뿌리는 인후통, 가래를 삭이고 풍습을 제거하며, 잎은 각혈, 폐결핵, 자궁출혈, 기침에, 줄기는 주독을 푸는 데 사용한다.

성미 맛은 시고 쓰며 성질은 떫은맛이 난다.

이용부위 열매 잎, 줄기, 뿌리를 약용한다. 가을에 익은 열매를 봄, 가을에 껍질을 벗겨 햇볕에서 말려 이용한다.

용법용량 하루 9~15g을 물에 달여 복용한다.

TIP

약술
보리수나무 열매를 술로 우려내어 음용한다. 보리수 열매와 담금주를 1:1 비율로 담아 서늘한 곳에서 2~3개월 숙성시킨 후 건더기를 건져내고 음용하면 기침, 가래, 천식, 월경과다에 좋다.

유사종 뜰보리수는 보리수나무에 비해 잎겨드랑이에 1~3개의 꽃이 피고 열매는 크고 달며 약간의 떫은맛이 난다. 덩굴성의 **보리장나무** 잎은 어긋나고 타원형이며 상록성이며 가장자리에 물결 모양의 톱니가 있다. 열매는 다음해 4~5월에 붉은색으로 익는다. 남쪽 바닷가 섬 지방에서 주로 자란다.

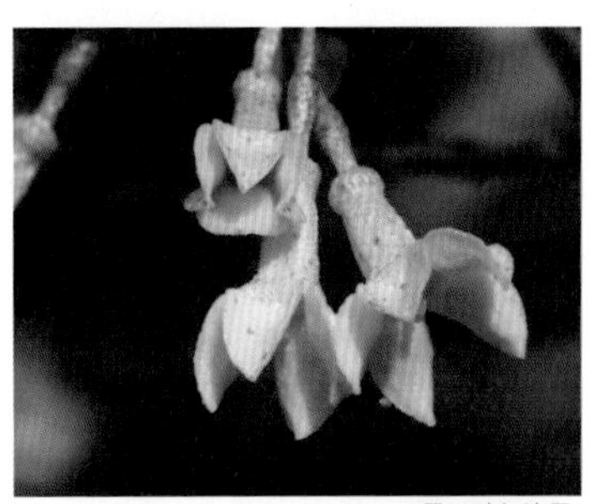

뜰보리수의 꽃

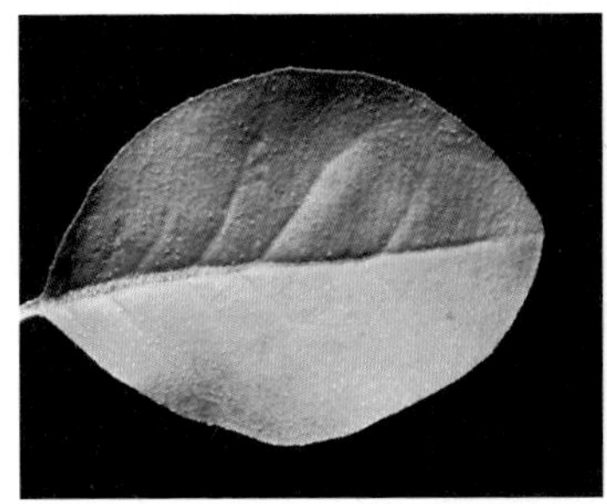

잎

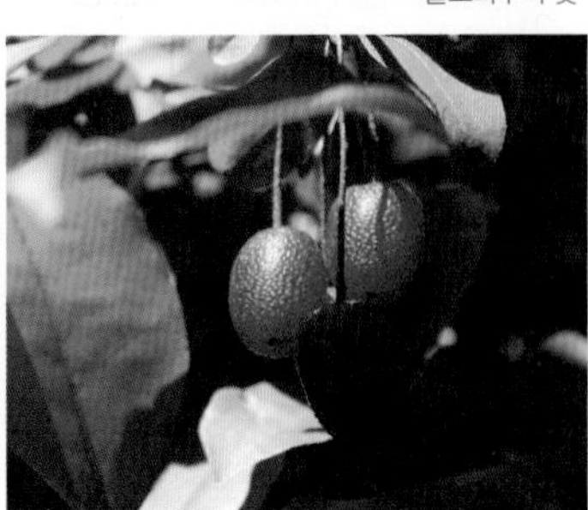

뜰보리수의 열매

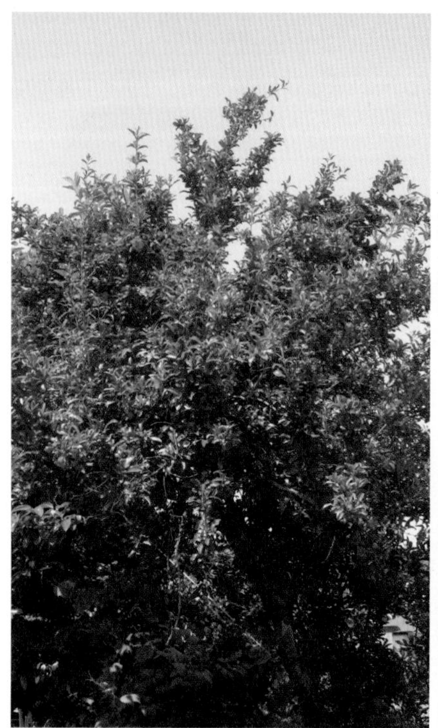
석류나무

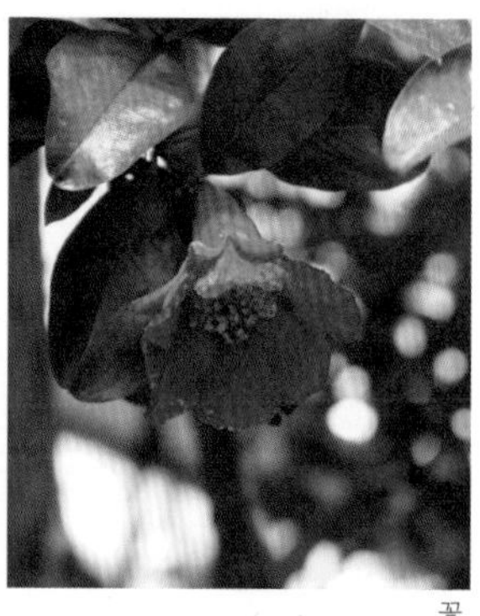
꽃

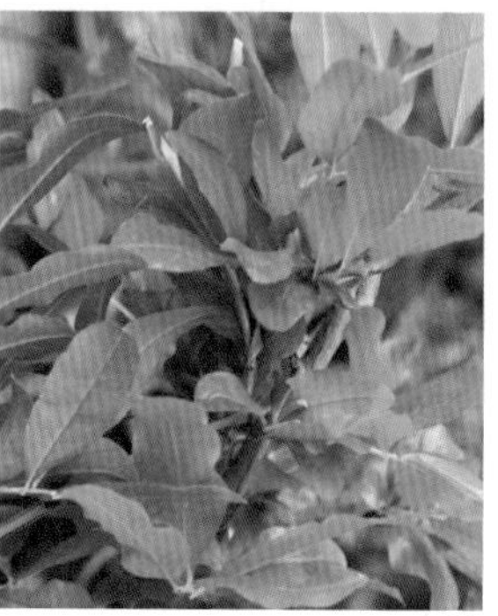
잎

강장·자궁출혈·이질에 효능

석류나무

과량 복용하지 않는다. 생으로 복용하면 치아가 상하고 대변이나 소변이 순조롭지 못한 사람은 복용을 피한다.

낙엽 소교목 *Punica granatum*

- 꽃 : 5~7월 붉은색 ● 열매 : 9~10월 ● 이명 : 석수나무, 안석류, 해류
- 생약명 : 석류자(石榴子 열매를 말린 것), 석류화(石榴花 꽃을 말린 것)

서남아시아 원산이다. 잎은 마주나고 긴 타원형 또는 버들잎 모양이다. 잎의 질은 좀 두텁고 양끝이 좁으며 가장자리는 밋밋하다. 수피는 회갈색이며, 어린가지는 네모나고, 짧은 가지는 가시로 변한다. 꽃은 가지 끝에서 1~5개의 붉은색으로 핀다. 열매는 둥글고 붉은색으로 익으며, 터지면 과육에 싸인 긴 난형의 씨가 드러난다. 씨앗 겉면에는 투명한 열매살이 붙어 있다.

채취시기	1	2	3	4	5	6	7	8	9	10	11	12

효능 강장, 노화억제, 항균, 자궁출혈, 복통, 월경통, 신경통, 열매껍질은 수렴작용, 구리(久痢 오래된 설사), 하혈, 탈항, 붕루 등에 쓴다.

성미 맛은 시고 떫으며 성질은 따뜻하고 약간의 독성이 있다.

귀경 대장경에 작용

이용부위 익은 열매를 약용한다. 가을에 열매가 벌어질 때, 채취하여 씨와 껍질을 제거하고 썰어 햇볕에 말리고, 가지와 뿌리껍질은 봄에 햇볕에 말려 이용한다.

이용방법 씨와 속을 제거하고 햇볕에 말려 이용한다.

용법용량 하루 열매 8~16g을 물에 달이거나 가루약 형태로 복용한다.

제법

이물질과 내과(內果) 및 종자를 제거하고 씻어 조각으로 썰어 햇볕에 말려 이용한다.

TIP

약차

껍질 안쪽의 석류 과육을 뜯어 그릇에 담는다. 석류 껍질은 큼직하게 뜯는다. 석류 껍질과 과육을 설탕에 재어서 실온에 잠시 둔다. 설탕에 재어 둔 석류를 용기에 담고 밀봉하여 냉장보관한다. 주전자에 물을 1컵씩 붓고 과육을 1큰술씩 넣어 주홍빛이 될 때까지 은근히 달여 음용한다.

약술

잘 익은 석류(열매 200~300g)를 골라 겉껍질의 이물질을 제거 한 후 석류를 반으로 자르고 항아리에 담아 정량의 설탕(기본은 열매와 1:1)과 담금주(2~3배)를 섞어 붓는다. 서늘하고 바람이 잘 통하는 곳에서 6개월 정도 숙성한 후 건더기는 건져낸 후 음용한다.

민간요법

외용으로 가루를 내어 뿌리거나 개어 바른다. 타박상을 치료 하려면 잎을 짓찧어 환부에 바른다. 민간에서 복통에는 열매 한 개를 짓찧어 즙을 복용 하거나 태워 가루를 만들어 복용한다. 편도선염, 목안의 염증이 있을 때 열매 한 개를 달여 입가심한다.

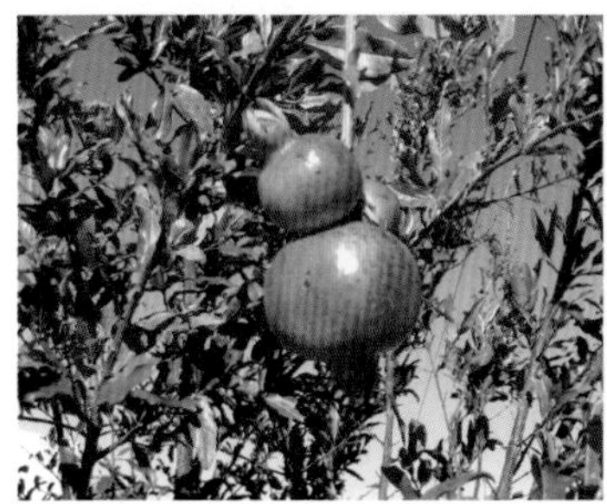

열매

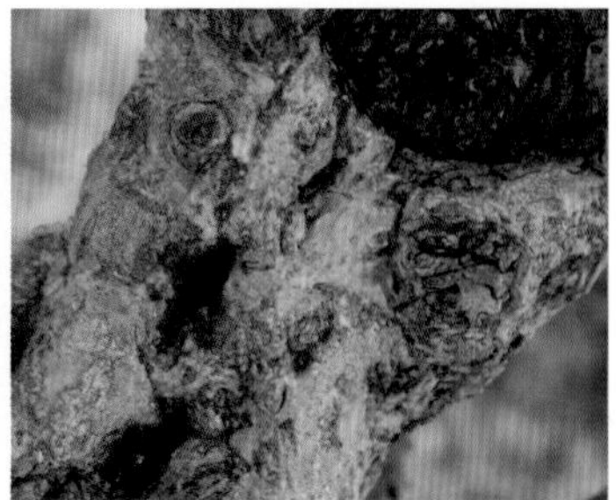

수피

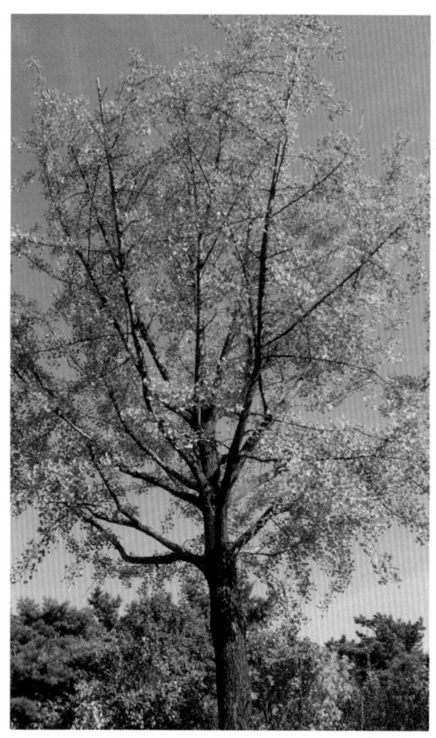
은행나무

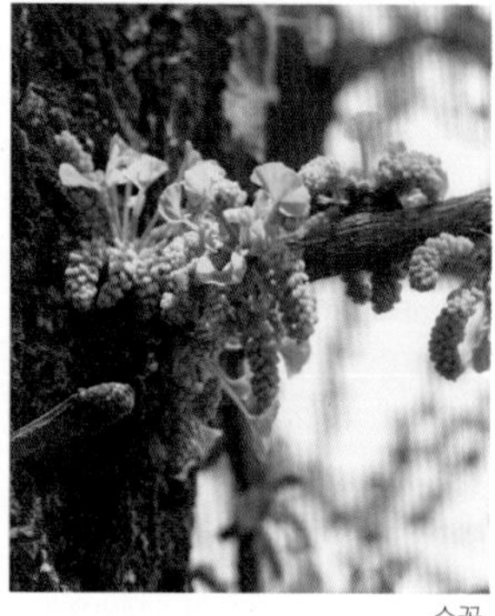
수꽃

잎

고혈압·천식·혈액순환에 효능

은행나무

사기(邪氣)에 의한 실증인 환자는 복용을 금한다.
과다 복용은 위장을 해친다.

낙엽 교목 *Ginkgo biloba*

● 꽃 : 4~5월 황록색 ● 열매 : 10월 황색 ● 이명 : 공손수, 압각수, 백과목
● 생약명 : 백과(白果 열매를 말린 것), 백과엽(白果葉 잎을 말린 것)

잎은 어긋나고 잎몸이 부채처럼 생겼다. 수피는 회색에 코르크질이 두껍고 세로로 깊게 잘라진다. 꽃은 암수딴그루로 수꽃은 연한 노란색으로 피고, 암꽃은 짧은 가지 끝에 녹색으로 핀다. 열매는 구형에 노란색으로 익는다. 종자는 달걀 모양이며 열매의 겉이 흰색이기 때문에 **'백과(白果)'**라고 부른다. 씨의 겉이 살구처럼 보이고 속은 은빛이 난다하여 '은행(銀杏)'이라 한다.

채취시기	1	2	3	4	5	6	7	8	9	10	11	12	毒

효능 해수, 천식, 가래, 진해, 호흡곤란, 혈액순환, 고혈압, 당뇨병, 여성의 냉대하, 잎은 혈행(血行)을 원활하게, 심장을 보익하고 폐를 수렴하며 심장병, 소변빈삭(小便頻數 소변이 빈번하거나 적을 때)에 이용한다.

성미 맛은 달면서 쓰고 떫고, 성질은 평하며 약간의 독성이 있다.

귀경 폐경, 심경에 작용

이용부위 열매, 잎을 약용한다. 가을에 열매를 채취해서 종피(種皮)외의 육질을 제거 후 햇볕에 말려 이용한다.

용법용량 하루 8~10g을 물로 달이거나 환 또는 가루 내어 복용한다.

TIP

약술
볶은 은행 300~500g의 껍질을 벗겨 담금주 1.8리터, 설탕 10~20g을 용기에 담아 밀봉한 후 서늘한 곳에서 약 1년 이상 숙성한다. 충분히 숙성되면 하루 1잔 정도 꿀을 타서 음용하면 기침, 천식, 혈액순환에 좋다.

효소
봄에 돋는 은행잎을 채취하여 깨끗한 물에 씻은 뒤 물기를 빼주고 잘게 잘라 1:1비율로 흑설탕과 섞어 밀봉한다. 서늘한 곳에서 약 3~6개월간 발효시켜 건더기를 건져내고 물에 타서 음용한다.

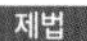

제법

백과인, 이물질을 제거하고 과피를 제거한다. 백과를 잘 찌거나 볶거나 약한 불에 오래 삶아서 껍데기를 제거한다.

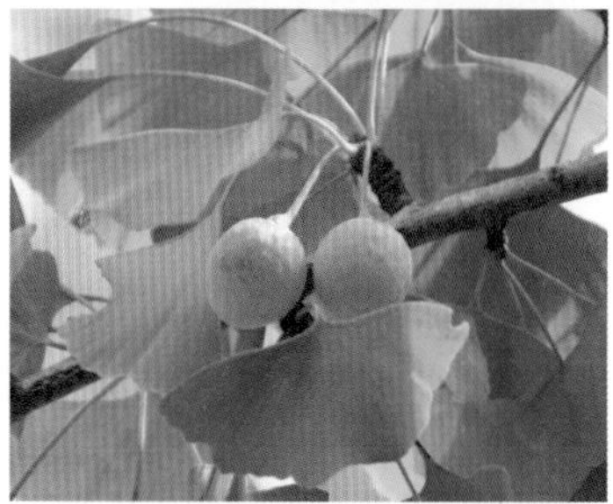

열매

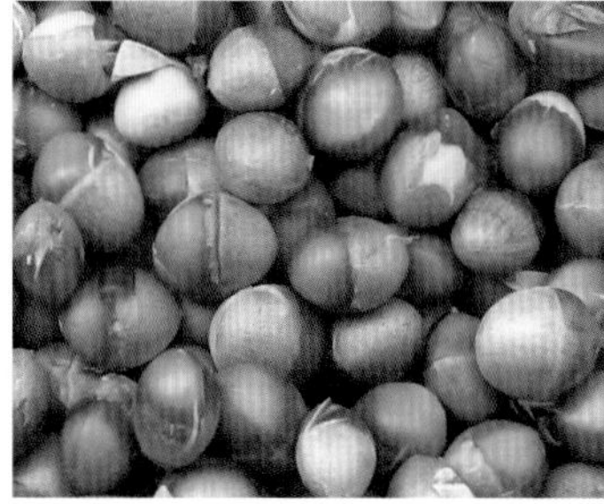

약재

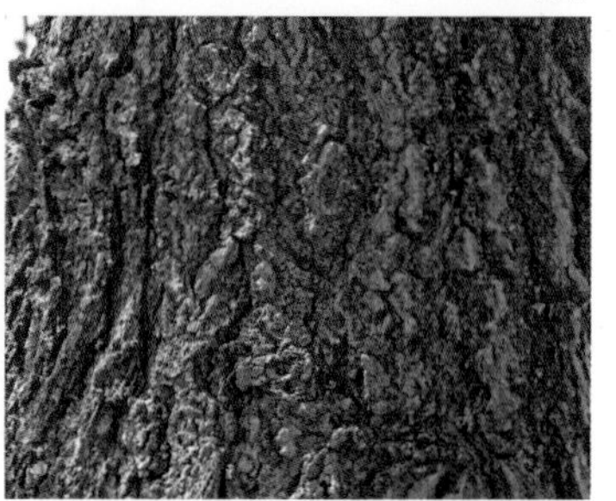

수피

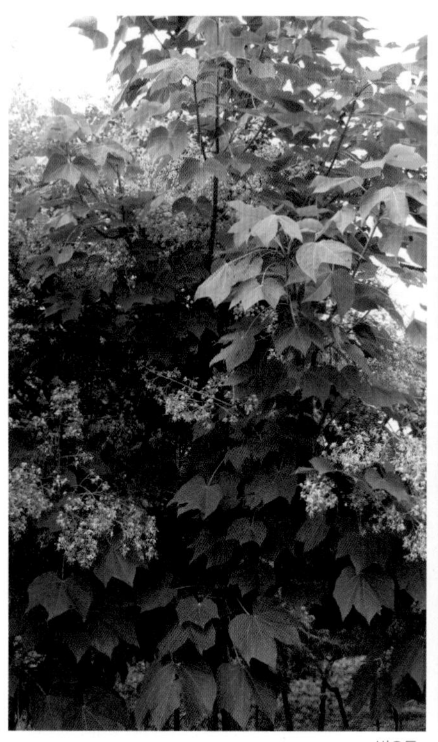
벽오동

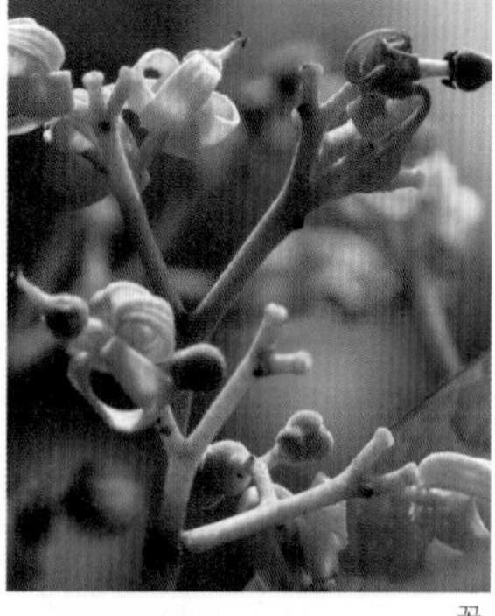
꽃

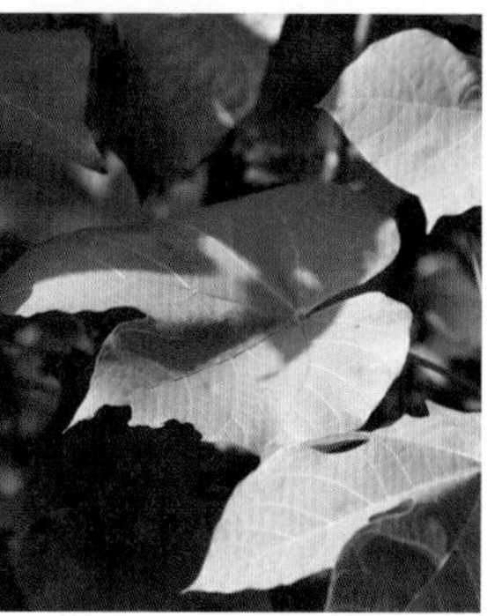
잎

진해·거담·해수·가래 제거에 효능

벽오동

낙엽 교목 *Firmiana simplex*

● 꽃 : 5~7월 노란색 ● 열매 : 10월 갈색 ● 이명 : 오동자, 오동, 청오, 동마
● 생약명 : 오동자(梧桐子 종자를 말린 것), 오동엽(梧桐葉 잎을 말린 것)

잎은 어긋나고, 심장상의 원형이다. 가장자리는 톱니가 없고, 밋밋하며 잎자루는 잎보다 길다. 뒷면에 짧은 털이 있다. 수피는 녹색으로 세로줄이 있다. 꽃은 암수한그루로 가지 끝에서 원추꽃차례로 노란색의 꽃이 모여 핀다. 열매는 골돌과로 익기 전에 4~5개로 갈라져서 벌어지며, 마치 작은 표주박과 같다. 참고로 오동나무는 현삼과이고 수피가 회갈색을 띤다.

채취시기	1	2	3	4	5	6	7	8	9	10	11	12

효능 감모고열(感冒高熱 감기로 인한 고열), 신장기능 강화, 양기부족, 풍습을 없애고 해열해독, 오동자(씨앗)는 순기화위(順氣和胃 기를 순조롭게 하여 위를 편한하게 함)를, 오동엽은 청열해독(清熱解毒), 오동근은 뼈마디가 아프거나, 해소, 진해, 장출혈 및 지혈작용과 꽃을 말려 부종, 화상치료 열매는 음료대용으로 쓴다.

성미 맛은 쓰고 성질은 약간 차다.

귀경 폐경에 작용

이용부위 잎, 뿌리, 종자, 나무껍질, 꽃을 약용한다. 잎은 여름에, 열매는 여름과 가을에 채취하여 종자를 빼고 햇볕에 말려 이용한다.

TIP

처방
만성기관지염 등에 단방으로 생오동자 240g을 물에 달여 찌꺼기를 버리고, 농축하여 고로 만들어 하루 3회 나누어 복용한다. 《임상한약대도감》

약차
잘게 썬 벽오동 수피나 종자, 또는 잎 적당량(5~30g)을 물 1.5리터 정도를 붓고 끓인 후 약불에서 30분~1시간 정도 졸여서 마시면 음료수 대용으로 좋다.

용법용량 하루 종자 9~15g을 물에 달여 복용한다.

유사종 **오동나무**나 **참오동나무**는 현삼과이고, 벽오동과 수피가 달라 회갈색이며 연한 보라색꽃이 핀다. **개오동**과 **꽃개오동**은 능소화과 목본식물이다.

민간요법

외용으로 적량을 사용한다. 소아구창(小兒口瘡), 피부습진에 쓴다.

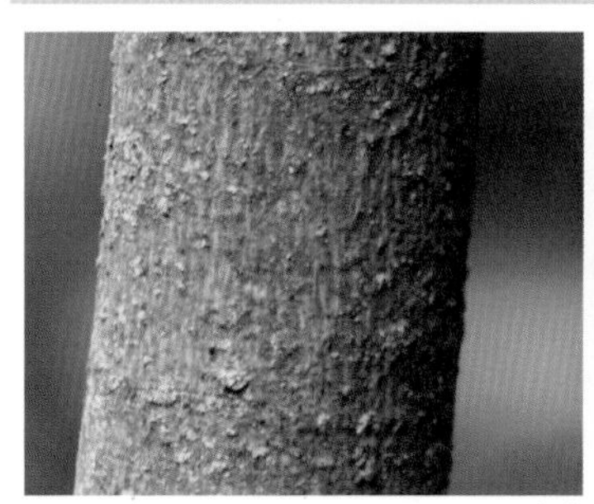
수피

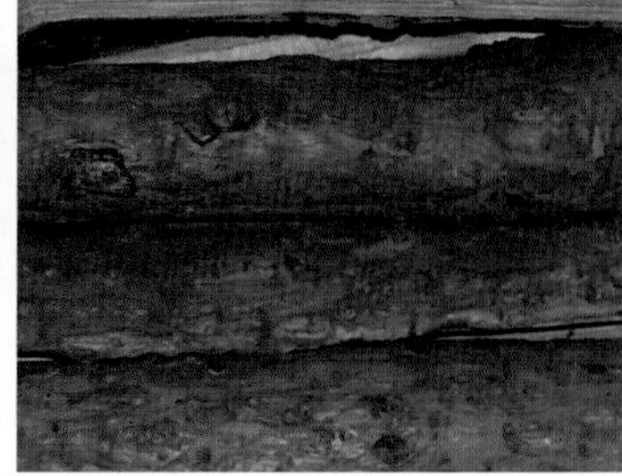
약재

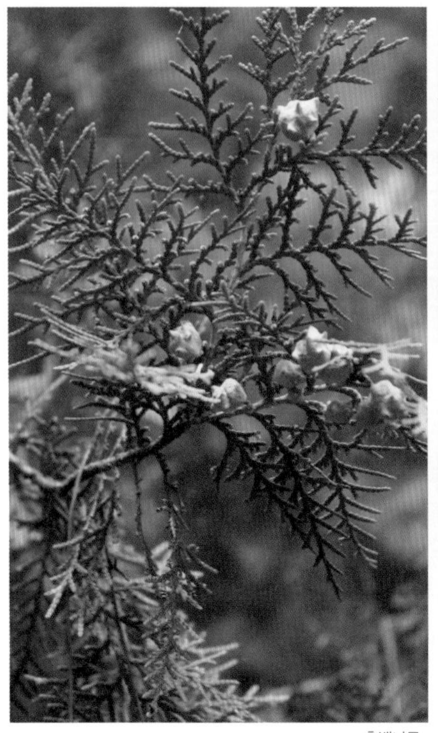

측백나무

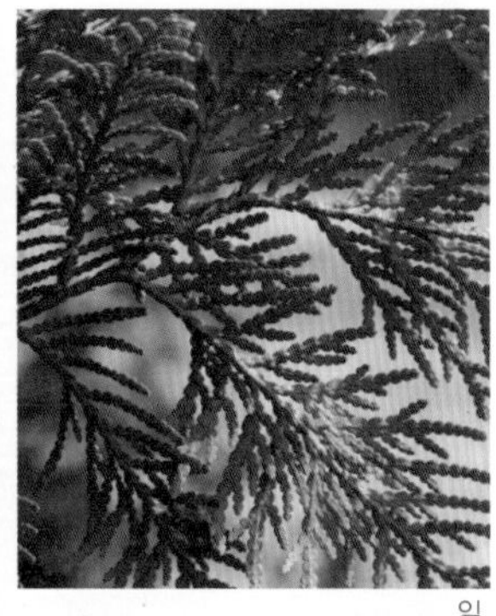

잎

조경용 수형

정신안정·불면증·변비에 효능

측백나무

담음(痰飮)이 많은 사람은 복용을 하지 않는다.
변이 묽으면 복용하지 않는다.

상록 침엽 교목 *Platycladus orientalis*

● 꽃 : 3~4월 적갈색 ● 열매 : 9~11월 적갈색 ● 이명 : 측백, 백자
● 생약명 : 백자인(柏子仁 열매를 말린 것)

잎은 비늘 모양으로 끝이 뾰족하며 V자 또는 X자 모양이 겹겹이 배열한다. 잎 뒷면은 앞면에 비해 색깔이 연하다. 수피는 연한 회갈색이며 세로로 갈라진다. 가지는 적갈색이다. 꽃은 암수한그루로 가지 끝에 갈색의 꽃이 달리고 구화(球花)는 짧은 가지의 끝에서 하나씩 달린다. 열매는 구과로 울퉁불퉁한 뿔이 달린 듯한 모양에 분백색을 띠다가 적갈색으로 익는다.

채취시기	1	2	3	4	5	6	7	8	9	10	11	12

효능 허약성 변비, 건망, 정신안정, 신장과 방광의 기능을 좋게 하며, 자양강장, 고혈압, 잎은 장출혈, 혈변시 지혈제로, 씨는 식은땀을 흘리는데, 신경쇠약, 불면증에 대장이나 직장의 출혈에 쓰인다.

성미 맛은 달고 성질은 평하다.

귀경 심경, 신경, 대장경에 작용

이용부위 열매, 잎을 약용한다. 가을에 익은 열매가 벌어지기 전에 따서 햇볕에 말린 후 종린(種鱗)과 종피를 제거하고 채로 쳐서 그늘에 말려 이용한다.

TIP

처방
가슴 두근거림, 불면, 건망이 있는 경우 백자인, 당귀, 산조인 15g을 달여 복용한다. 허약으로 인한 변비에 백자인, 마자인, 욱리인 각 15g, 행인, 해송자 각 1g, 창출 8g을 달여 복용한다.

제법

생으로 또는 볶아서 사용한다.

이용방법 햇볕에 말려 단단한 겉껍질을 없앤 뒤에 쓴다.

용법용량 하루 열매 10~15g을 달여 복용한다.

유사종 줄기가 누워서 자라는 **눈측백**은 잎 뒷면에 흰색의 숨구멍 2개가 있다. 잎은 마름모꼴이고, 갈색으로 익는 열매에는 5~10개의 종자가 들어 있다. **서양측백나무**는 측백나무에 비해 잎뒷면에 황록색을 띠어 앞뒤를 구별할 수 있다. 잎은 달걀 모양이며, 종자는 긴 타원형으로 좁은 날개가 10~11개가 있다.

민간요법

측백나무 잎을 쪄서 말리기를 아홉번 거듭하여(구증구포) 장기 복용하면 고혈압과 중풍을 예방할 수 있고, 몸이 튼튼해지며 불면증, 신경쇠약 등에 효과적이다.

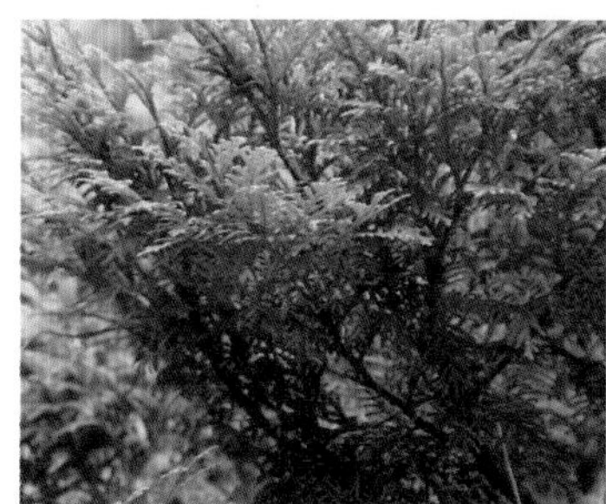

눈측백

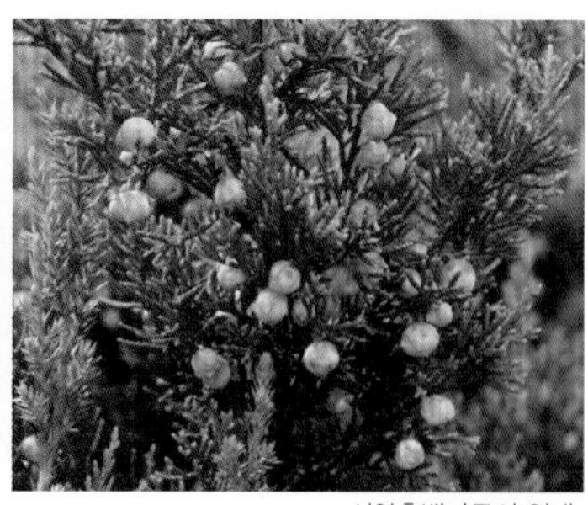

서양측백나무의 열매

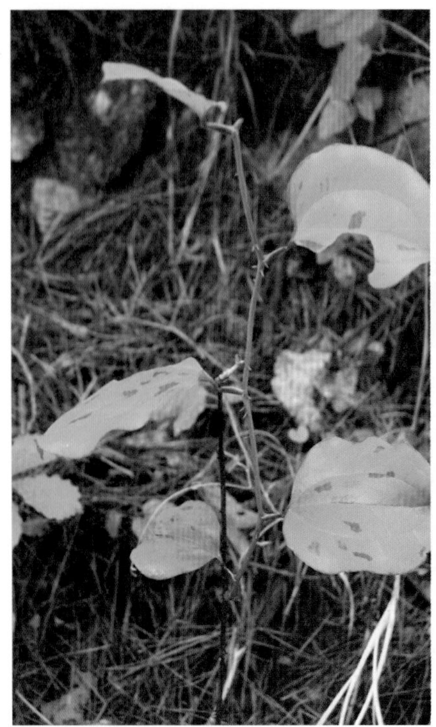
청미래덩굴

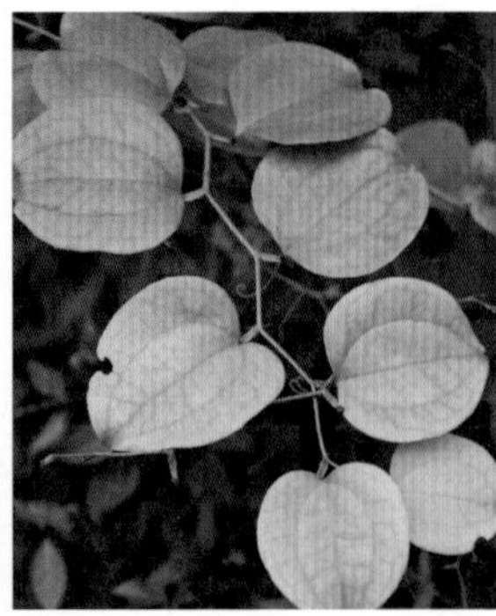
잎

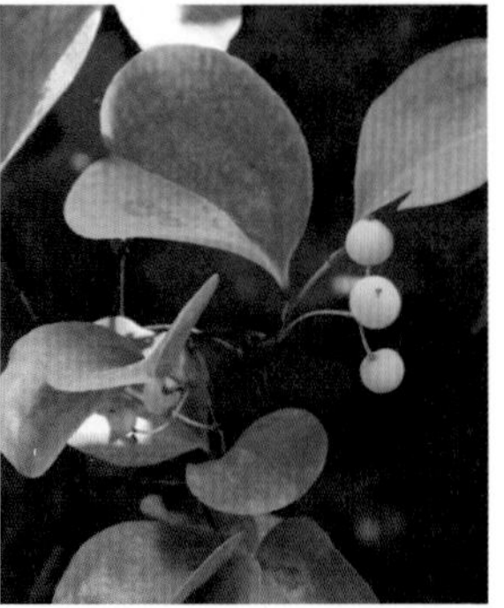
덜 익은 열매

항암·전신부종·해열해독에 효능

청미래덩굴

간장, 신장이 허약한 사람은 복용하지 않는다. 복용시에는 차(茶), 돼지고기, 술, 국수 등은 삼간다.

낙엽 만목 *Smilax china*

● 꽃 : 5월 황록색 ● 열매 : 9~10월 붉은색 ● 이명 : 망개나무, 명감나무, 발계, 산귀래
● 생약명 : 토복령(土茯苓 뿌리줄기를 말린 것), 발계(중국 명칭, 뿌리줄기를 말린 것)

잎은 어긋나고 타원형의 가죽질로 광택이 있고 양면 모두에 털이 없으며 뒷면은 분백색이다. 줄기는 마디마디가 굽으며 지그재그로 벋는다. 꽃은 잎겨드랑이에서 산형꽃차례로 황록색의 꽃이 모여 핀다. 뿌리는 굵고 꾸불꾸불 옆으로 벋으며 줄기에 갈고리 같은 가시가 있다. 열매는 장과로 둥글며 붉은색으로 익는다.

채취시기	1	2	3	4	5	6	7	8	9	10	11	12

효능 관절을 이롭게 하며, 항균, 항암, 피부건선, 직장탈수증, 근육마비, 허리와 등이 차고 아픈데, 전신 부종, 해독해열작용, 뿌리는 발한, 지사, 거풍 등의 효능이 있어 관절염, 요통, 습진, 종기, 뿌리는 풍습으로 인한 관절동통, 신장방광염, 대하증 등에 사용한다.

성미 맛은 달고 담담하며, 성질은 평하다.

귀경 간경, 신경, 비경, 위경에 작용

이용부위 뿌리줄기를 약용한다. 연중 뿌리줄기를 채취해서 절편해서 햇볕에 말려 이용한다.

용법용량 하루에 뿌리줄기 15~30g을 달여 가루, 환 또는 약술로 복용한다.

TIP

산나물
봄에 돋아나는 어린순이나, 연한 잎을 채취해 물에 담가 쓴맛을 제거한 후 나물로 이용한다.

산나물
전초를 물에 달여 차처럼 복용한다.

효소
전초를 설탕과 1 :1의 비율로 하여 10개월 정도 숙성시킨 후 희석하여 공복에 1컵씩 하루 3~4회 복용하면 공해로 인한 오염 독 제거에 좋다.

유사종 청가시덩굴은 청미래덩굴에 비해 잎이 난형이고 잎맥이 5맥으로 거의 평행맥이며, 잎 가장자리가 구불거린다. 열매는 검은색으로 익는다.

민간요법

구황식품으로 이용했으며, 뿌리를 장복하면 변비가 생길 수 있다. 쌀뜨물에 담갔다가 쓴다. 민간에서 식도암, 위암, 결장암, 코암, 자궁암에 바위손(卷柏), 까마중(龍葵)을 같이 쓴다.

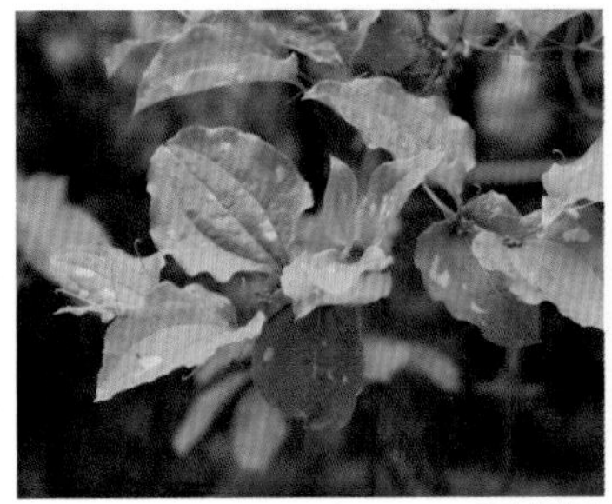
청가시덩굴

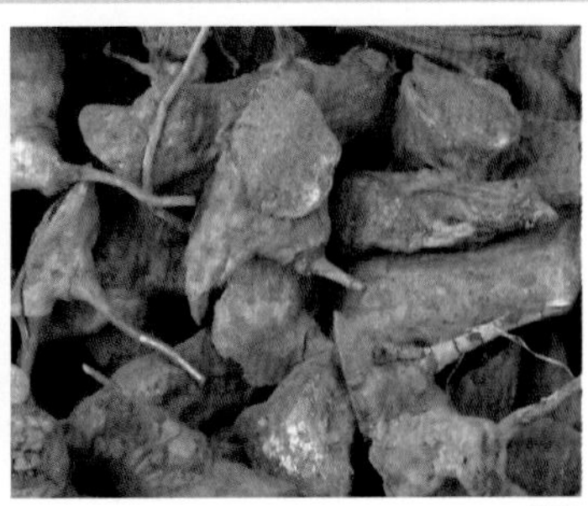
약재

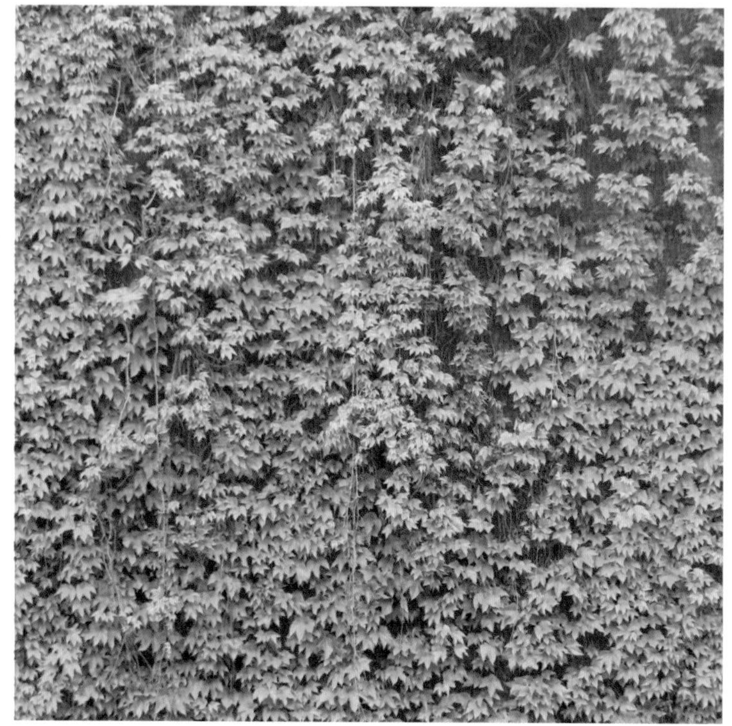
담쟁이덩굴

당뇨병, 혈액순환·통증에 효능

담쟁이덩굴

바위를 타고 올라간 것을 쓰면 독성이 있으므로 주의해야 한다.

낙엽 만목 *Parthenocissus tricuspidata*

● 꽃 : 6~7월 황록색 ● 열매 : 8~10월 ● 이명 : 돌담장이, 담장넝쿨, 담장이덩굴
● 생약명 : 지금(地錦 뿌리와 줄기를 말린 것), 석려벽

잎은 어긋나고 넓은 달걀 모양으로 끝은 뾰족하며 잎맥 위에 잔털이 있고, 가장자리에 불규칙한 톱니가 있다. 어린줄기 밑부분에 세 겹잎이 달리기도 한다. 줄기는 적갈색이며, 빨판 모양의 공기뿌리가 나와서 다른 물체를 타고 올라간다. 꽃은 가지 끝이나 잎겨드랑이에서 취산꽃차례로 황록색의 꽃이 모여 핀다. 열매는 장과로 검은색으로 익는다.

채취시기	1	2	3	4	5	6	7	8	9	10	11	12	毒

효능 활혈(活血), 지통, 당뇨병, 산후 어혈을 제거하며, 근골통, 두통, 편두통, 류머티스성, 골절, 반신불수, 방광염, 염증성 질염, 근육통 등을 치료한다.

성미 맛이 달고 떫으며 성질은 따뜻하다.

이용부위 줄기, 열매, 뿌리를 약용한다. 가을에 덩굴의 줄기와 열매를 그늘에 말려 이용한다.

용법용량 하루 10~15g쯤을 달여서 복용한다. 한방에서의 담쟁이덩굴은 소나무 줄기를 타고 올라간(송담) 것을 주로 사용하며, 그것을 으뜸으로 친다.

TIP

약술
전초를 담금주에 담가 3~6개월 정도 숙성시켜, 매일 소주잔으로 1~2잔 복용한다. 주로 풍습성 관절염, 근육통, 어혈 출혈 등에 효과가 있다.

제법

가을에 줄기를 채취해 겉껍질은 제거하고 속껍질을 세절하여 그늘에 말린다. 열매는 잘 익은 후, 뿌리는 가을에 채취해 세절 후 그늘에 말려 이용한다.

민간요법

잎이 붙은 가지를 지혈, 종양, 옹종, 베인 상처에, 껍질을 우려내어 강장약, 가래, 이뇨, 해열약으로 사용하였다. 그 외 줄기의 즙이 달콤하여 진하게 달여 설탕대용으로 쓰기도 하였다.

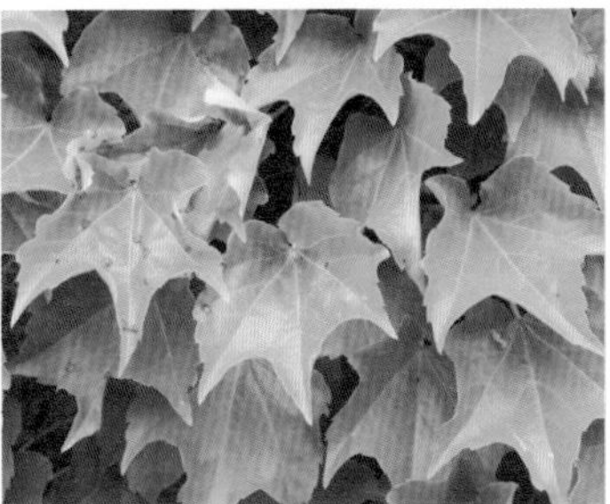
잎

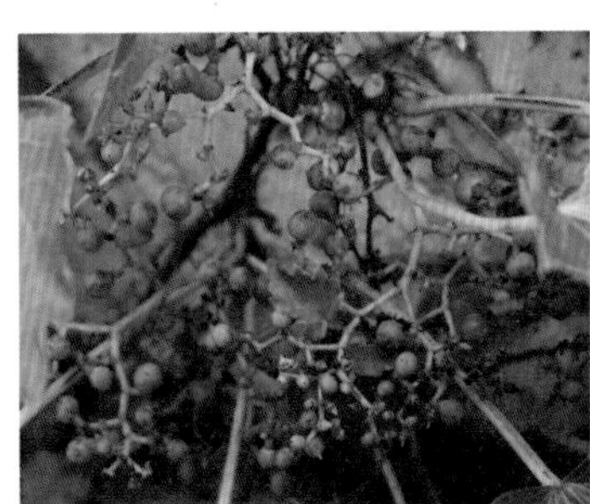
덜 익은 열매

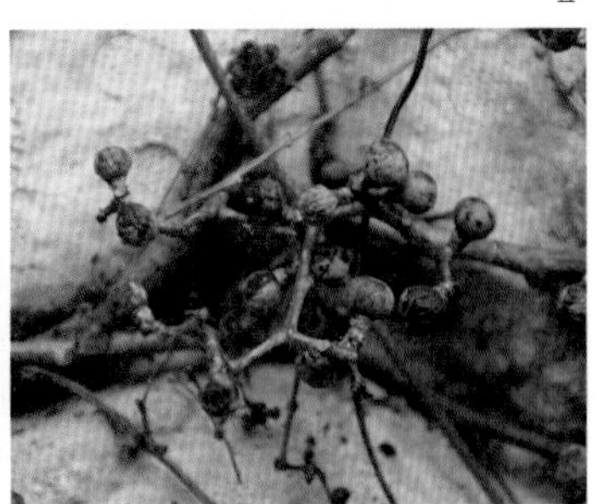
익은 열매

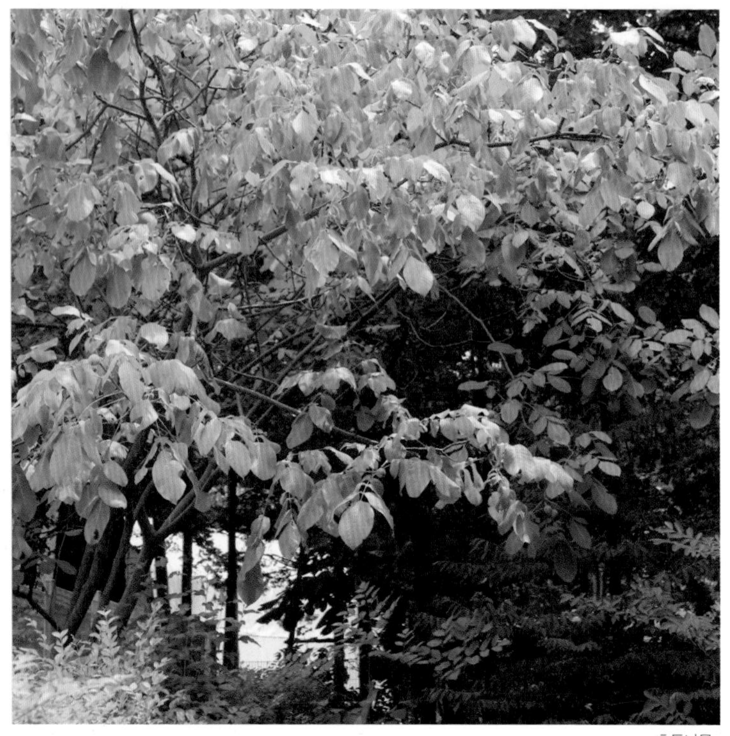

호두나무

머리를 맑게, 신장, 요통에 효능

호두나무

담수적열(痰水積熱)이 있거나 음허화왕(陰虛火旺) 한 자는 복용하지 않는다.

낙엽 교목 *Juglans sinensis*

● 꽃 : 4~5월 연두색 ● 열매 : 9~10월 붉은색 ● 이명 : 당추자, 호도, 만세자
● 생약명 : 호도인(胡桃仁 속씨), 호도엽(胡桃葉 잎), 호도수피(胡桃水皮 줄기껍질 말린 것)

잎은 어긋나고 깃 모양의 겹잎으로 가장자리는 밋밋하며, 물결 모양의 톱니가 있다. 작은잎은 3~7장이며, 가지는 어릴 때에 짧은 선모로 덮여 있고, 햇가지는 광택이 있다. 수피는 회갈색으로 세로로 깊게 갈라져 있다. 꽃은 암수한그루로 가지 끝에서 연두색의 꽃이 달린다. 열매는 핵과로 둥글며, 익으면 갈라지고 갈색의 견과가 드러난다. 견과 속 씨의 맛은 고소하다.

채취시기	1	2	3	4	5	6	7	8	9	10	11	12

효능 신(腎)과 폐(肺)를 보(補)하고 폐를 따뜻하게 한다. 진해, 유정, 천식, 변비, 잎은 대하, 호두껍질은 자궁출혈, 가지는 연주창(결핵성 경부 임파선염), 옴에, 뿌리는 보기약(기를 보충), 치통약으로 쓴다.

제법

열매의 겉껍질을 물에 담가 썩게 하여 핵각을 깨서 핵인을 취한 후, 햇볕에 말려 이용한다.

성미 맛은 달고 약간 떫으며 성질은 따뜻하다.

귀경 신경, 간경, 폐경에 작용

이용부위 열매를 약용한다. 가을에 익은 호두 열매살을 벗긴 다음 햇볕에 말려 이용한다.

용법용량 열매 9~18g을 물에 달이거나, 가루 또는 환으로 복용한다.

민간요법

외용으로 짓찧어 바른다.

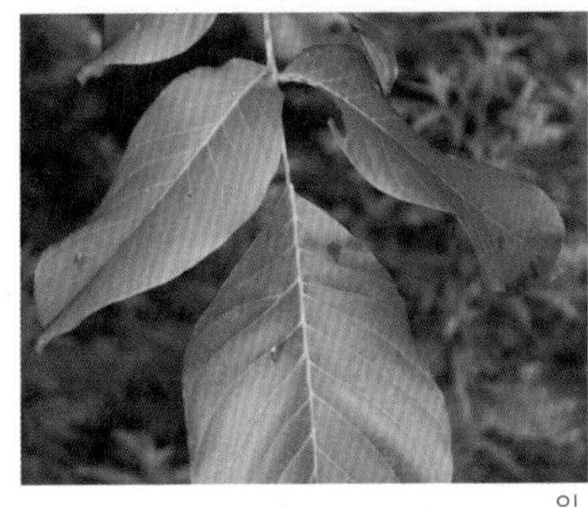

잎

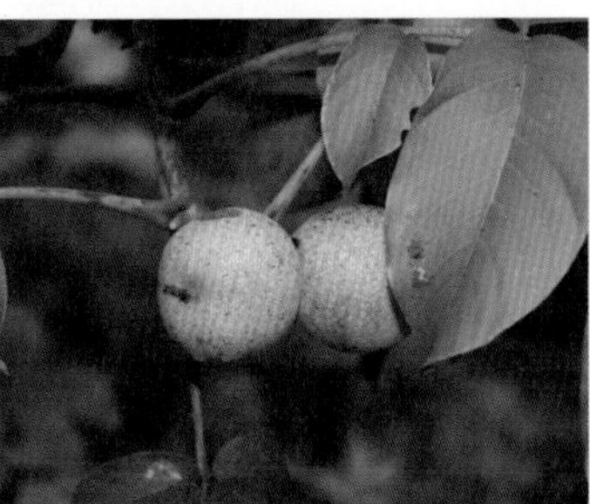

열매

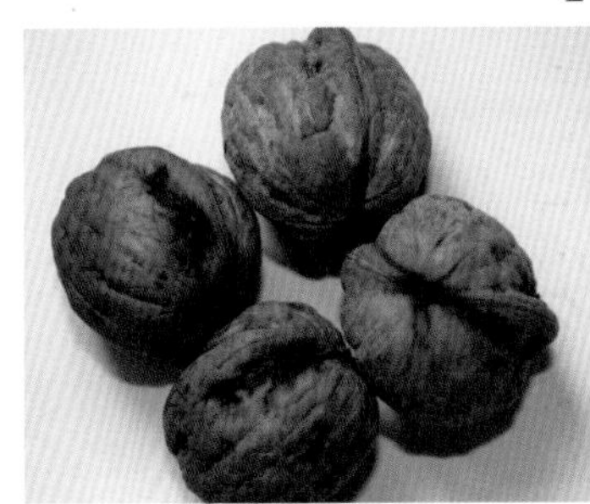

열매

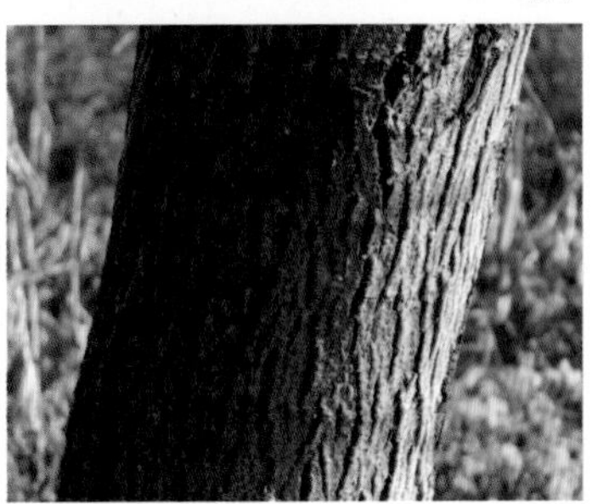

수피

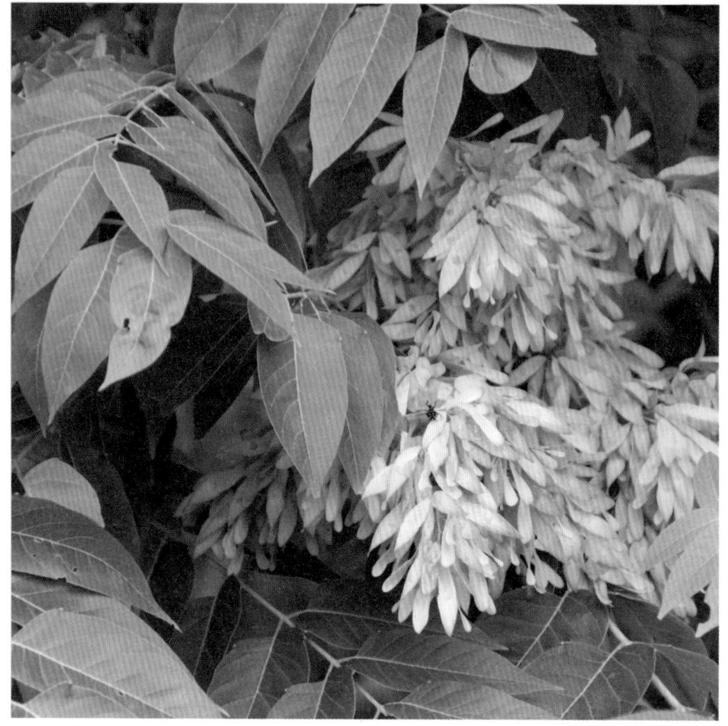

가죽나무

출혈성질환과 위통에 효능

가죽나무

비장, 위장의 기가 허약한 사람은 복용하지 않는다. 과다 복용 하지 않는다.(설사, 오심, 허탈감, 두통이 있을 수 있다)

낙엽 교목 *Ailanthus altissima*

● 꽃 : 6월 연녹색 ● 열매 : 9~10월 황갈색 ● 이명 : 가중나무, 호안수, 향춘수
● 생약명 : 저근백피(樗根白皮 뿌리껍질 말린 것), 봉안초(鳳眼草 열매를 말린 것)

중국 원산으로 주로 풍치수로 심는다. 잎은 어긋나고 깃 모양의 겹잎에 긴 난형이다. 둔한 톱니가 있고 사마귀 모양의 샘점이 있다. 수피는 회백색으로 고목이 될수록 세로로 얕게 갈라진다. 꽃은 가지 끝에서 원추꽃차례로 작은 연녹색의 꽃이 모여 핀다. 열매는 시과로 황갈색으로 익고, 피침 모양의 얇은 날개 가운데 씨가 있으며, 특유한 냄새가 있다.

채취시기	1	2	3	4	5	6	7	8	9	10	11	12

효능 해열, 습을 제거, 수렴, 염증 제거, 열매는 이질, 혈변, 혈뇨, 수피는 산후 지혈제, 종기, 지혈, 이질, 위궤양, 열매는 위통, 변혈(便血), 요혈(尿血) 등에 쓰인다.

성미 맛은 쓰고 떫으며 성질은 차다.

귀경 위경, 대장경에 작용

이용부위 뿌리껍질, 잎, 열매를 약용한다. 봄, 가을 뿌리껍질을 벗겨 햇볕에 말려 이용한다.

용법용량 하루 저백피 8~16g을 달이거나 가루 또는 환으로 복용한다.

TIP

산나물
어린잎을 생으로 먹거나 삶아 나물로 먹는다. 나물 특유의 냄새가 있다.

제법

봄에 뿌리를 채취해 외측, 내측 껍질(목질부와 껍질부)을 벗기고, 안쪽은 위로 향하게 하여 햇볕에 말린다. 또는 마른 껍질을 벗겨낸다. 볶거나 꿀에 축여 구어서 쓴다.(丹心)

민간요법

외용으로 달인 물로 환부를 씻거나, 달여 고(膏)를 만들어 바른다.
(자궁경부암에도 양호한 반응이 있었다).

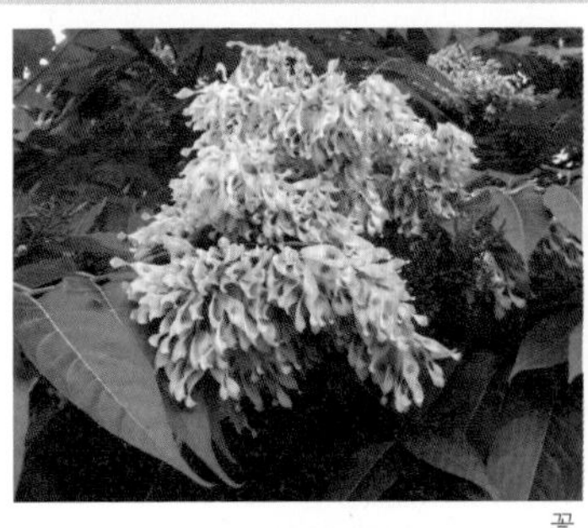

꽃

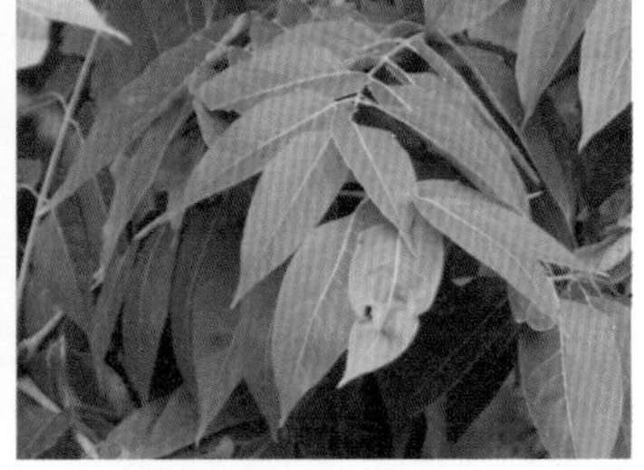

잎

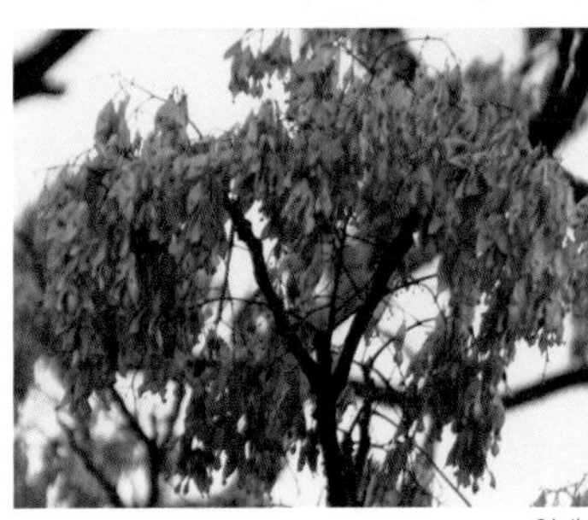

열매

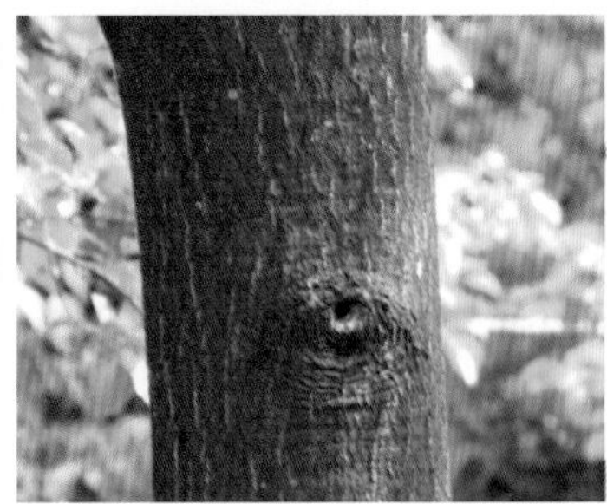

수피

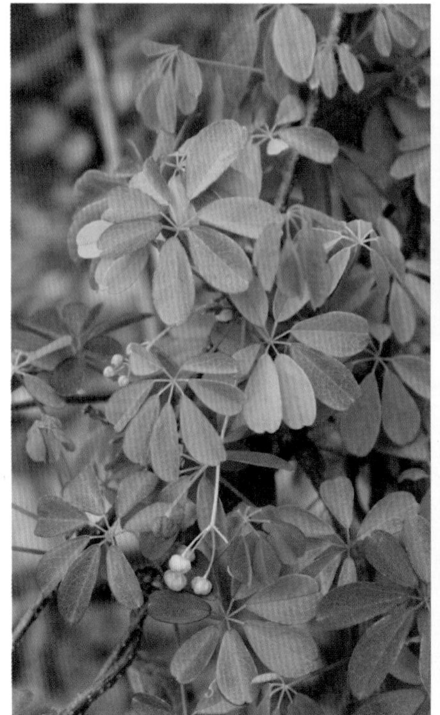
으름덩굴

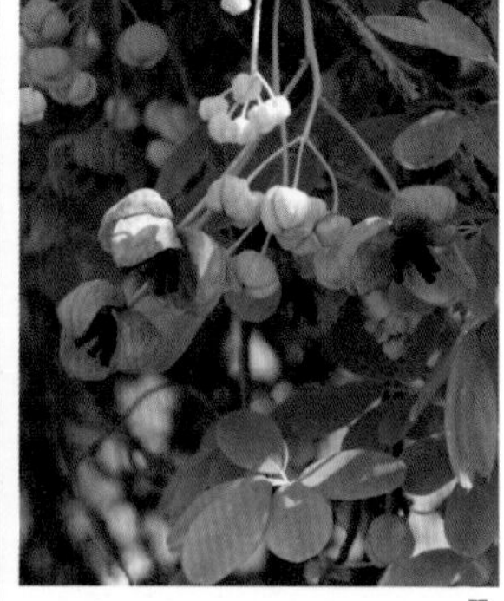
꽃

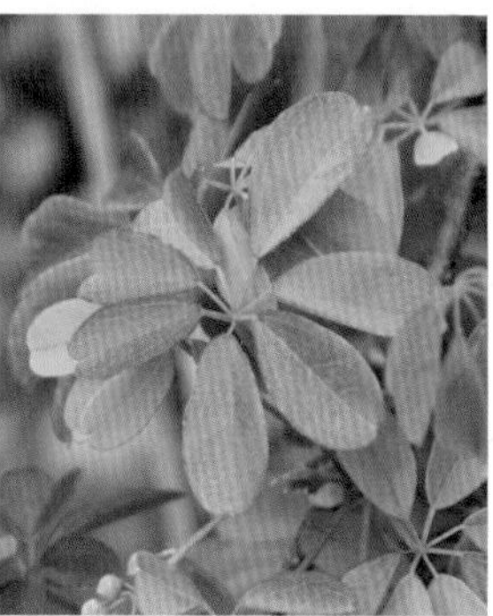
잎

항암·이뇨·혈액순환·생리통에 효능

으름덩굴

임신중이거나, 허약자, 유정이 있는 경우, 비장(脾)이 허(虛)해서 설사하는 사람은 복용하지 않는다.

낙엽 만목 *Akebia quinata*

● 꽃 : 4~5월 연한 자주색 ● 열매 : 9~10월 ● 이명 : 으름, 정웅, 목통어름, 통초
● 생약명 : 목통(木通 줄기를 말린 것)

잎은 3출복엽으로 어긋나며, 거꾸로 된 난형에 끝이 오목하다. 가장자리는 밋밋하며, 물결 모양이거나 둥근 톱니가 있다. 수피는 회갈색에 껍질눈이 있으며, 가지는 털이 없고 갈색이다. 꽃은 암수한그루로 잎겨드랑이에서 수꽃은 작게, 암꽃은 크게 달린다. 열매는 장과로 원통 모양으로 성숙한 후에는 앞쪽의 봉합선을 따라서 벌어지면서 단맛이 나는 흰색의 과육이 드러난다.

채취시기	1	2	3	4	5	6	7	8	9	10	11	12

효능 항암, 활혈지통(活血止痛), 소변불리(小便不利), 유즙분비, 이뇨, 신우염, 항균, 강심, 각종 염증(요도염, 방광염, 신장염), 뿌리와 줄기는 통경, 종자는 심장병으로 인한 부종, 신우신염, 복수가 찬데 쓰인다.

성미 맛은 달고 성질은 따뜻하고 독성이 없다.

귀경 심경, 소장경, 방광경에 작용

이용부위 줄기, 열매, 씨를 약용한다. 줄기는 봄과 가을에, 열매는 익었을 때 채취하여 신선한 채로 사용하거나 혹은 불에 쬐어 말리며, 잎과 가지는 햇볕에 말려 이용한다.

용법용량 하루 전초 5~10g을 물에 달여 환제나 산제로 복용한다.

TIP

산나물 | 약차

봄에 연한 새순을 살짝 데쳐 나물로 무쳐먹거나 효소로 이용할 수 있다. 으름차는 적당량의 열매와 줄기를 약한 불에 달여 하루 2~3잔 꿀을 타서 음용한다.

효소

열매를 씻어 통째로 혹은 반으로 썰어 설탕과 1:1 정도로 섞고 3개월 정도 숙성시킨 후 건더기를 건져내 바로 음용하거나 2차 발효시킨 후 음용한다.

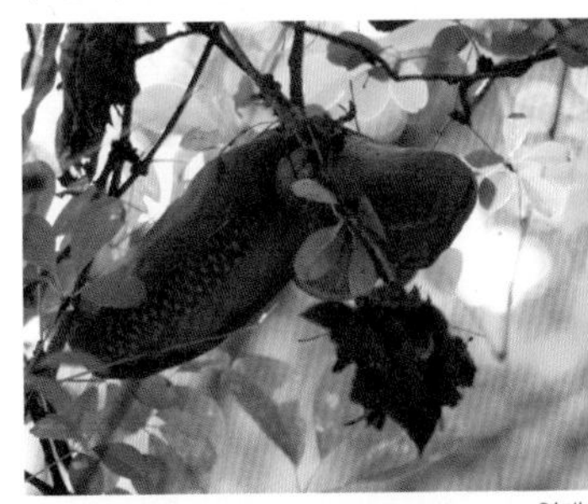
열매

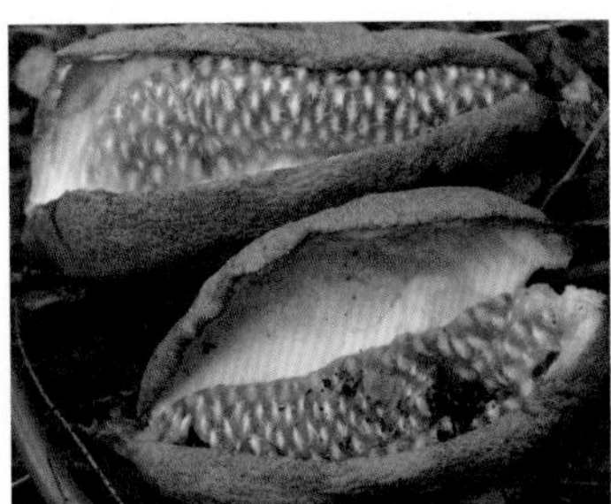
열매 속

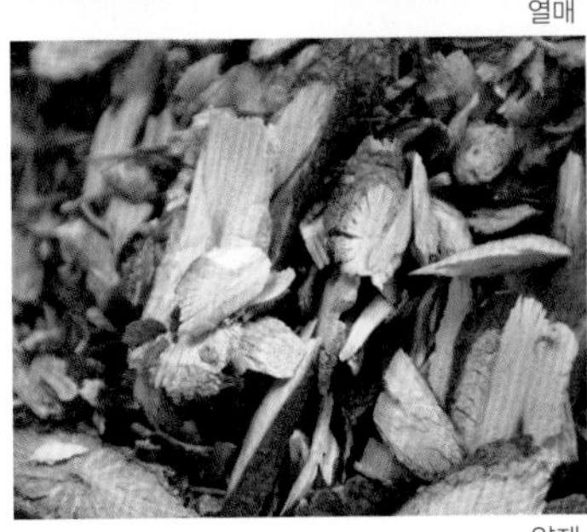
약재

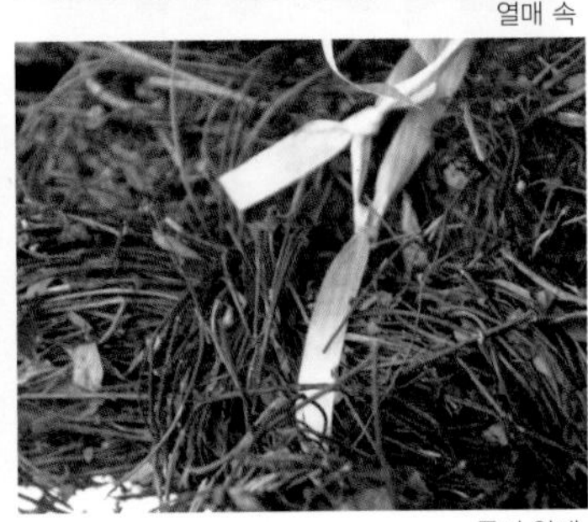
줄기 약재

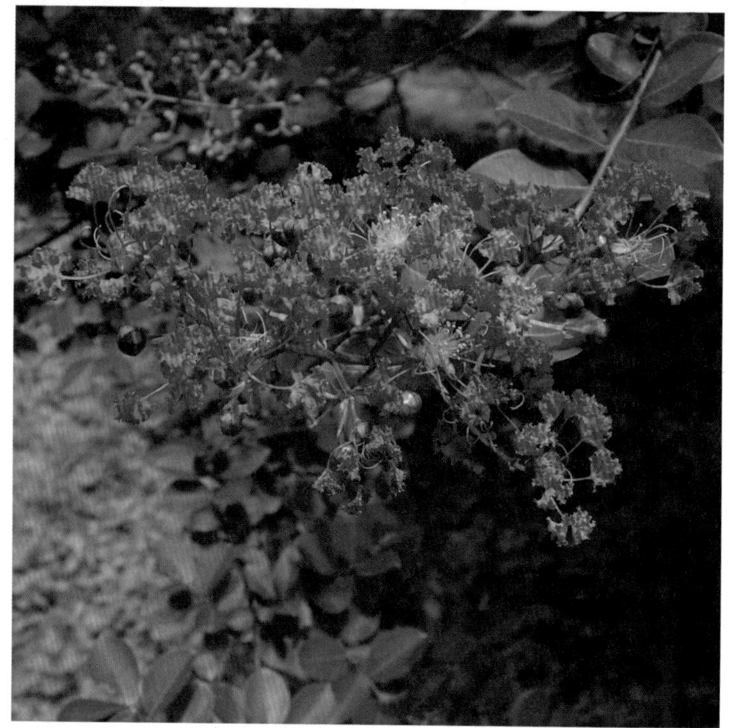

배롱나무

방광염·각종 출혈증상에 효능

배롱나무

임산부는 복용하지 않는다.

낙엽 소교목 *Lagerstroemia indica*

● 꽃 : 7~9월 홍자색 ● 열매 : 10월 ● 이명 : 간질나무, 백일홍나무, 목백일홍
● 생약명 : 자미엽(紫薇葉 잎을 말린 것), 자미근(紫薇根 뿌리를 말린 것)

중국 원산으로 **백일홍(百日紅)나무**가 변해서 된 이름이다. 잎은 마주나고 타원형으로 가장자리는 밋밋하다. 불규칙한 잔톱니가 있고 끝은 뾰족하며 뒷면의 주맥 근처에는 털이 있다. 수피는 연한 갈색에 무척 매끄러우며 얇게 벗겨지고 흰색의 무늬가 있다. 꽃은 가지 끝에 원추꽃차례에 홍자색의 꽃이 모여 핀다. 열매는 삭과로 원형 또는 타원형이고 씨에는 날개가 있다.

채취시기	1	2	3	4	5	6	7	8	9	10	11	12

효능 혈액순환, 생리불순, 불임증, 오줌소태(방광염)의 특효약으로 해독, 습진, 피부염, 소종(消腫), 이질, 천식, 각종 출혈 등에 이용한다.

성미 맛은 약간 시고 성질은 차다(꽃). 맛은 약간 쓰고 성질은 평하다(뿌리).

이용부위 나무껍질과 뿌리, 꽃을 약용한다. 뿌리는 연중 채취가 가능하고, 여름과 가을철에 나무껍질을 채취하여 햇볕에 말려 이용한다.

TIP

약차
치통 치료에 자미근을 돼지고기와 함께 달여 복용하고, 습진 치료에는 자미엽을 짓찧어 바르거나 달인 물로 환부를 씻는다.《호남약물지(湖南藥物誌)》

용법용량 뿌리, 나무껍질은 15~30g, 잎, 꽃은 4~12g쯤 달여서 복용한다.

민간요법

외용으로 잎을 달인 물로 씻거나 짓찧어 혹은 가루 내어 바르거나 뿌린다.

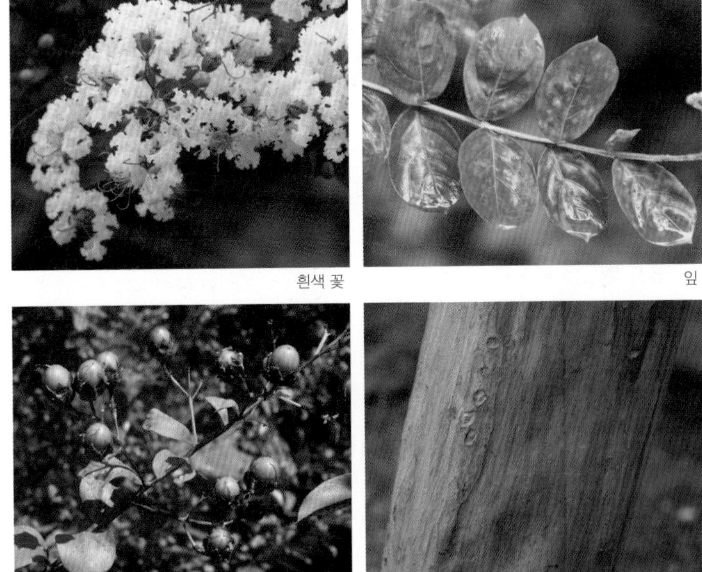
흰색 꽃

잎

열매

수피

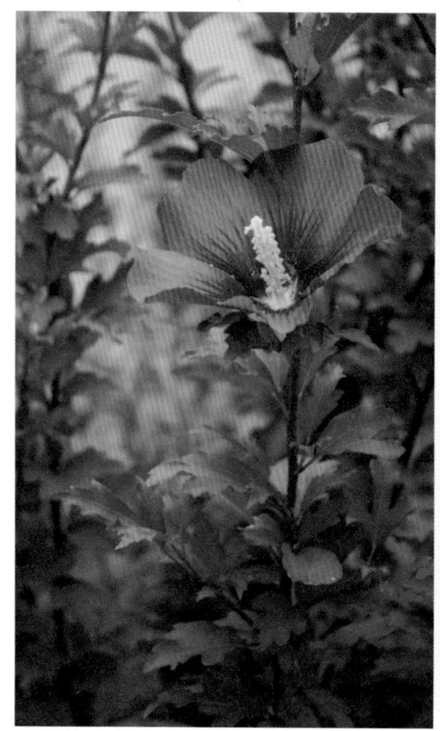
무궁화

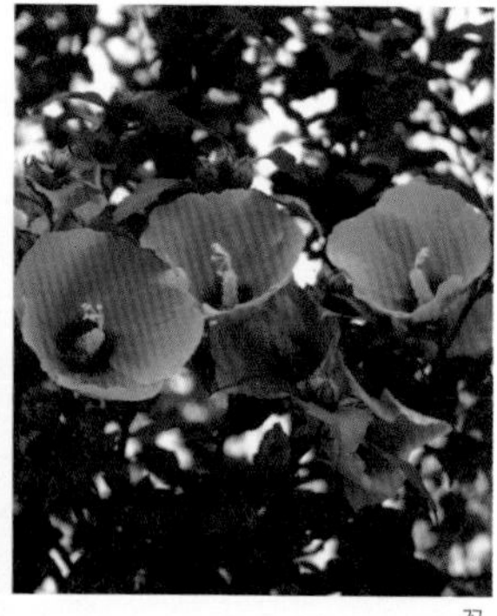
꽃

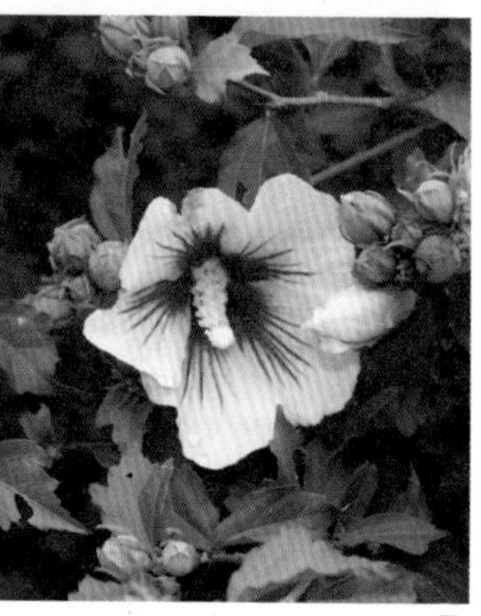
꽃

무좀·피부염·해열해독·살충에 효능

무궁화

습열(濕熱)이 없으면 복용하지 않는다.

낙엽 관목 *Hibiscus syriacus*

● 꽃 : 7~9월 홍자색, 흰색, 연분홍색 ● 열매 : 10월 ● 이명 : 근화, 훈화초
● 생약명 : 목근피(木根皮 뿌리껍질, 줄기를 말린 것), 목근자(木根子 종자를 말린 것)

잎은 어긋나고 달걀 또는 마름모형으로 3갈래로 갈라진다. 끝은 뾰족하고 가장자리에 불규칙한 거친 톱니가 있으며, 뒷면에 털이 있다. 수피의 외표면은 청회색 또는 회갈색이고, 세로 주름이 있다. 꽃은 잎겨드랑이에서 분홍색으로 피나 금방(보통 하루 정도) 떨어진다. 열매는 삭과로 타원형에 갈색으로 익는다. 무궁화는 그 품종이 매우 다양하다.

채취시기	1	2	3	4	5	6	7	8	9	10	11	12

효능 해열해독, 적백대하, 살충약, 위장염, 설사, 구토, 잎은 설사 후 갈증을, 껍질은 이질, 옴, 피부병, 꽃은 복통, 위장염, 이질, 급만성대장염에, 종자는 담천, 해수, 편두통, 뿌리는 간질, 이뇨작용, 백일해, 청열, 해독, 소종, 뿌리껍질는 대하증, 치질, 해열, 살충, 가려움증 등에 쓰인다.

성미 맛은 달며 쓰고 성질은 약간 차며 독성이 없다.(목근근), 맛은 달며 쓰고 성질은 차며 독성이 없다.(목근화)

귀경 대장경, 간경, 비경에 작용

이용부위 잎과 뿌리 꽃을 약용한다. 봄에 뿌리껍질을 채취해 그늘에 말리고, 꽃은 꽃이 필 무렵 꽃을 따 그늘에 말려 이용한다.

TIP

약차
꽃과 나무껍질을 차로 우려내어 마시면 불면증에 효능이 있다.

약술
목근피(뿌리껍질) 20g에 담금주 1.8리터를 붓고 3개월 이상 숙성시켜 음용한다. 소염작용으로 적백대하를 치료한다. 《임상한약대도감》

제법

뿌리를 깨끗이 씻은 다음 물에 담가 수분이 스며들게 하고 이를 햇볕에 말려 이용한다.

용법용량 하루 목근피, 줄기, 뿌리껍질 3~9g 정도를 달여서 복용한다.

민간요법

민간에서 외용약으로 달인 물로 피부질환에 바른다. 나무껍질 10g을 세절하여 독한 술과 함께 3개월을 숙성시켜 무좀약으로 쓴다.

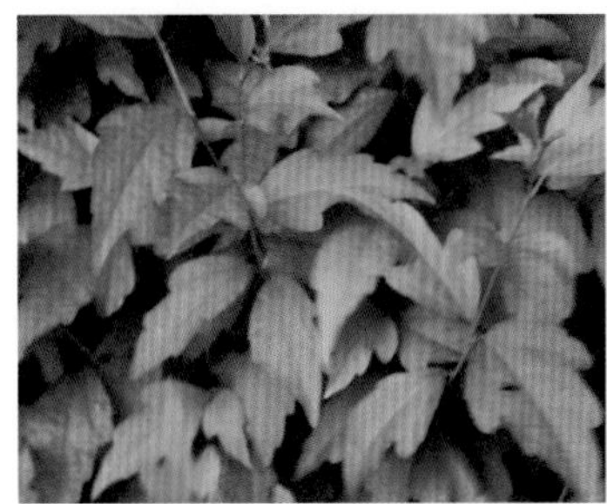
잎

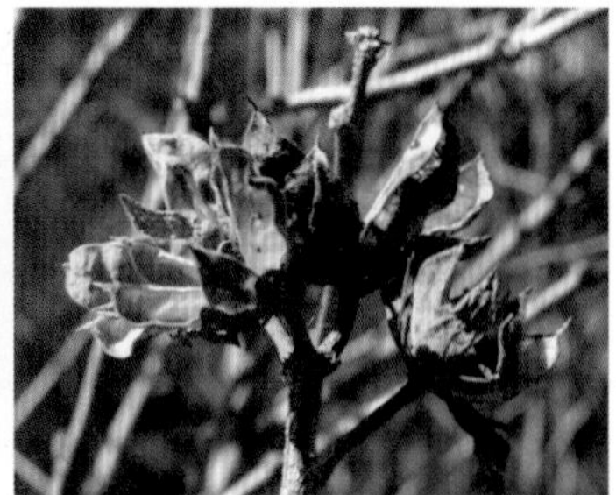
열매

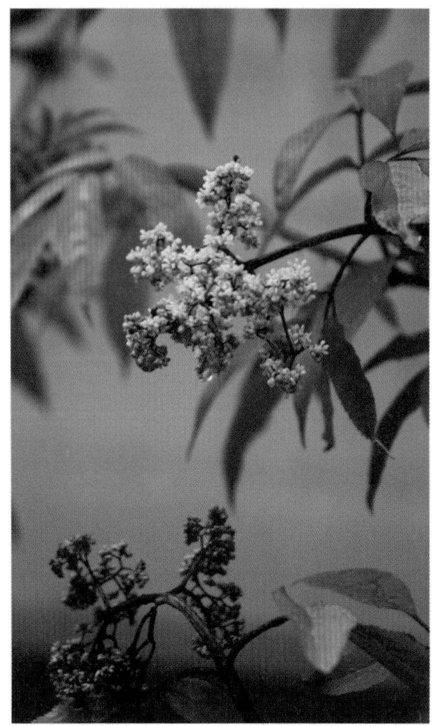
딱총나무

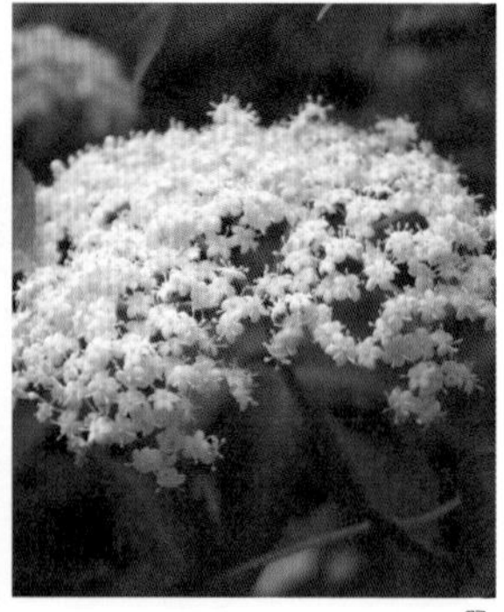
꽃

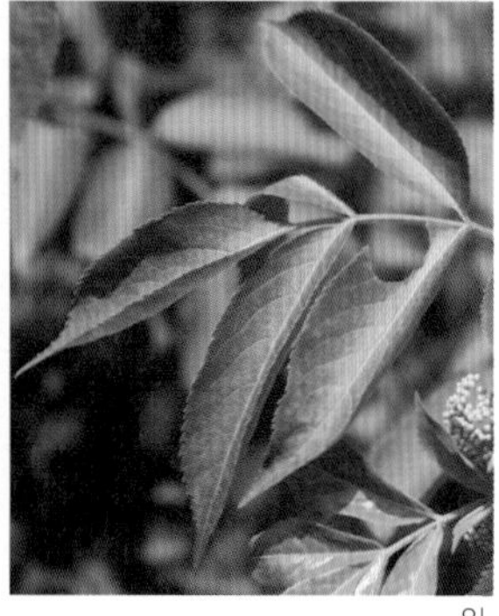
잎

뼈질환·혈액순환·타박상에 효능

딱총나무

임산부는 복용을 하지 않으며, 토하거나 설사의 부작용이 있다. 과다 복용시 구토하기도 한다.

낙엽 관목 *Sambucus racemosa* subsp. *kamtschatica*

● 꽃 : 4~5월 황록색 ● 열매 : 7월 붉은색 ● 이명 : 말오줌나무, 말오줌대나무
● 생약명 : 접골목(接骨木 줄기를 말린 것), 접골목근(接骨木根 뿌리껍질을 말린 것)

잎은 마주나고 깃 모양의 겹잎으로, 긴 난형이며, 끝은 뾰족하고 가장자리에 톱니가 있다. 가지는 회갈색이고 털이 없다. 줄기는 굵고 부드러운 연한 갈색이다. 수피는 갈색 또는 암갈색이며, 코르크질이 발달하고 껍질눈이 있다. 오래될수록 세로로 깊게 갈라진다. 꽃은 가지 끝에서 원추꽃차례에 황록색의 꽃이 핀다. 열매는 핵과로 둥글고 붉은색으로 익는다.

효능 접골, 관절염, 뼈를 튼튼하게 하며, 화상, 꽃, 줄기는 골절, 골다공증, 관절염, 타박상, 꽃을 차로 복용하기도 한다. 차는 땀을 나게 하고, 이뇨, 감기몸살에 이용한다.

귀경 맛은 달고 쓰며 성질은 평하며 약간의 독성이 있거나 없다.

이용부위 꽃, 잎, 줄기를 약용한다. 줄기와 뿌리껍질은 연중 고르게 채취할 수 있고 그늘에 말려 이용한다.

용법용량 하루 접골목 줄기 12~20g, 잎은 20~40g을 달이고, 그 외 환이나 가루로도 복용한다.

제법

아무 때나 줄기를 잘라 그늘에서 말려 잘게 썰어 약재로 이용한다.

TIP

산나물
이른 봄철에 새순을 채취해 살짝 데쳐서 물로 가볍게 우려내어 나물로 먹을 수도 있다.

약차
접골목 속껍질 30~40g을 물 반 되에 넣고 물이 반으로 줄어들 때까지 달여서 그 물을 차 대신 수시로 음용한다.

효소
열매를 같은 양의 흑설탕을 혼합하여 1개월 정도가 지난 후 잘 저어 주고 충분히 숙성시켜 2~3개월 후 그 액을 물에 타서 음용한다.

민간요법

- 외용으로 쓸 때는 달인 물로 찜질하거나, 짓찧어 바르거나 달여 김을 쐬고 씻는다.
- 절상(칼이나, 날카로운 도구)에 의한 출혈에 접골목을 가루로 만들어 바른다.
- 옻의 치료에 접골목(잎 160g)을 달여 환부를 씻는다.
- 짓찧어 바르거나 달인 액의 김을 쐬고 씻는다. 뿌리 속껍질을 염증, 지사, 이질약으로 쓴다.

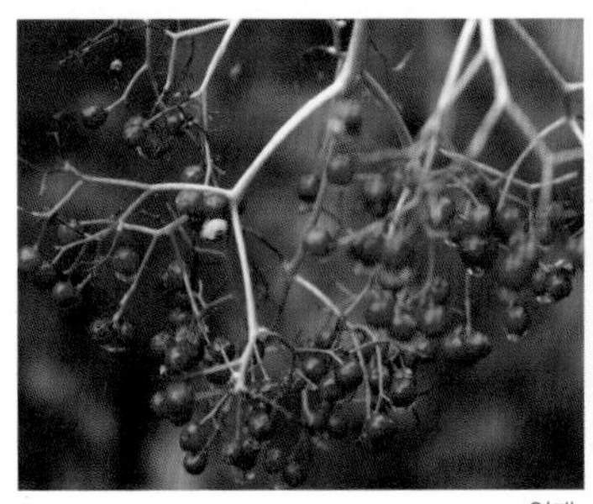
열매

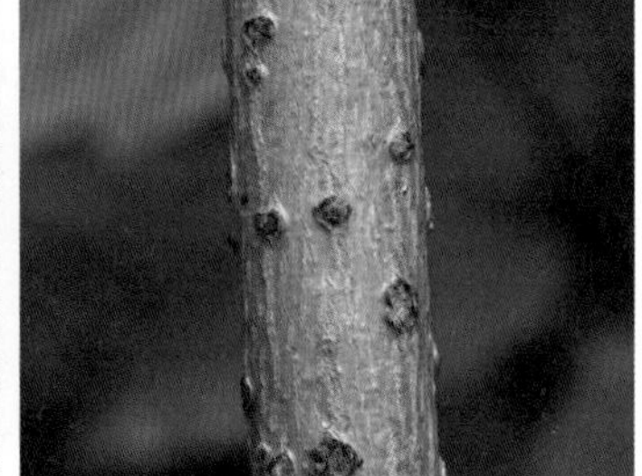
수피

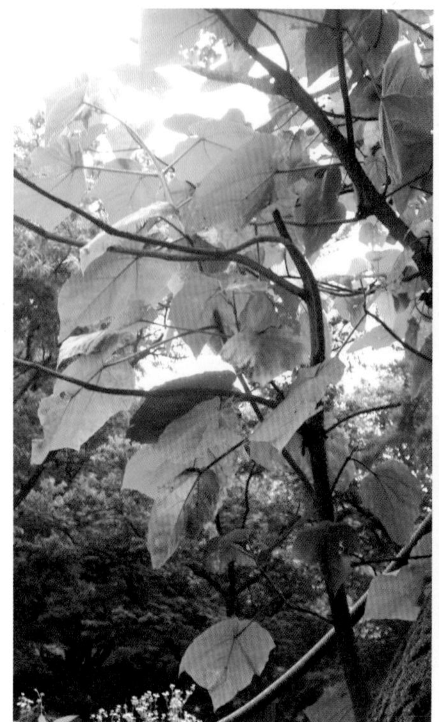

오동나무

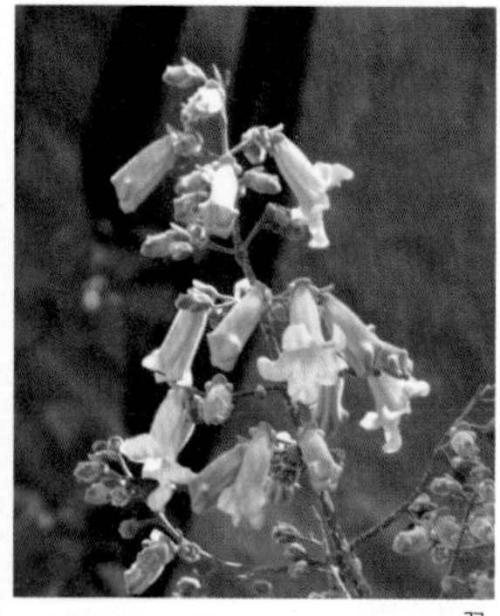

꽃

잎

살충·만성기관지염·타박상에 효능

오동나무

낙엽 교목 *Paulownia coreana*

● 꽃 : 5~6월 연보라색 ● 열매 : 10월 붉은색 ● 이명 : 머귀나무

● 생약명 : 동피(桐皮 줄기 껍질을 말린 것), 동엽(桐葉 잎을 말린 것), 동유(桐油 기름)

잎은 마주나고 둥근 달걀 모양으로 끝이 뾰족하며 가장자리는 밋밋하다. 잎 뒷면은 다갈색의 별 모양의 털이 있다. 수피는 회갈색이고 껍질눈이 발달하였다. 꽃은 가지 끝에서 원추꽃차례에 종처럼 생긴 연보라색 꽃이 달린다. 열매는 삭과로 달걀 모양이고 끝이 뾰족하다. 참오동나무와는 다르게 잎 뒷면에 갈색 털이 있고 꽃잎에 보라색 선이 없다.

채취시기	1	2	3	4	5	6	7	8	9	10	11	12

효능 염증, 살충효과, 신장병, 고혈압, 줄기껍질은 치질, 타박상, 열매는 지해, 꽃은 폐렴, 급성편도염, 세균성 설사, 급성결막염, 이하선염, 옹종에 이용한다.

성미 맛은 쓰며 성질은 차다.

귀경 심경, 폐경, 신경에 작용

이용부위 줄기껍질, 잎을 약용한다. 개오동은 열매가 익기 전에 채취하여 말려 이용한다.

용법용량 하루 열매 15~30g, 뿌리는 40~80g을 물에 달이거나, 짓찧은 즙을 바르거나 복용한다.

TIP

처방

만성기관지염 등에 적량의 오동나무 열매를 물에 달여 찌꺼기를 제거한 후, 물이 반으로 줄면 그 액을 하루 3번 나누어 음용하면 효과가 있다.

그외 오동나무는 방충, 방습, 살균효과가 뛰어나서 쌀벌레가 생기는 쌀통 속에 잎을 덮어두면 벌레가 생기지 않는다. 또한 오동나무로 만든 쌀통도 쌀벌레가 생기지 않는 것으로 알려져 있다.

유사종 능소화과의 **개오동**은 꽃 안쪽에 노란색과 자주색의 무늬가 있고 종자 양쪽에 털이 있다. 열매가 끈처럼 늘어져 달린다. 현삼과의 **참오동나무** 잎은 3~5개로 갈라지고, 어린가지에 털이 많다. 뒷면에 연한 갈색 털이 있고 꽃잎 안쪽에 자주색 줄무늬가 있다. 능소화과의 **꽃개오동**은 꽃이 흰색이고 암자색의 반점이 있다. **벽오동**은 벽오동나무과의 목본식물이다.

민간요법

외용으로 뿌리를 짓찧어 바른다. 재래식 화장실에 잎을 넣어 구더기와 냄새를 없애는 살충 목적으로 사용하였다.

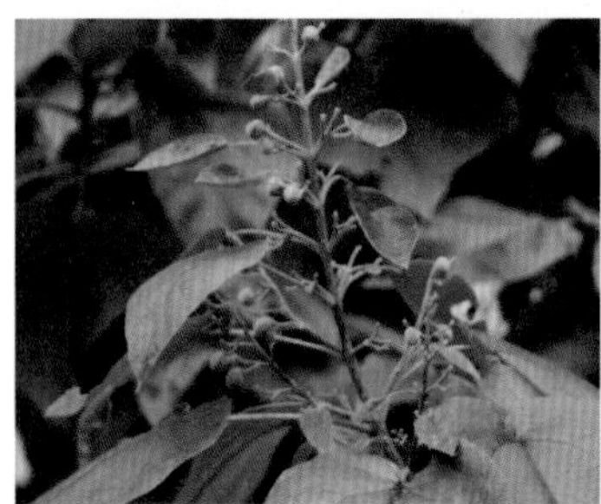

열매

수피

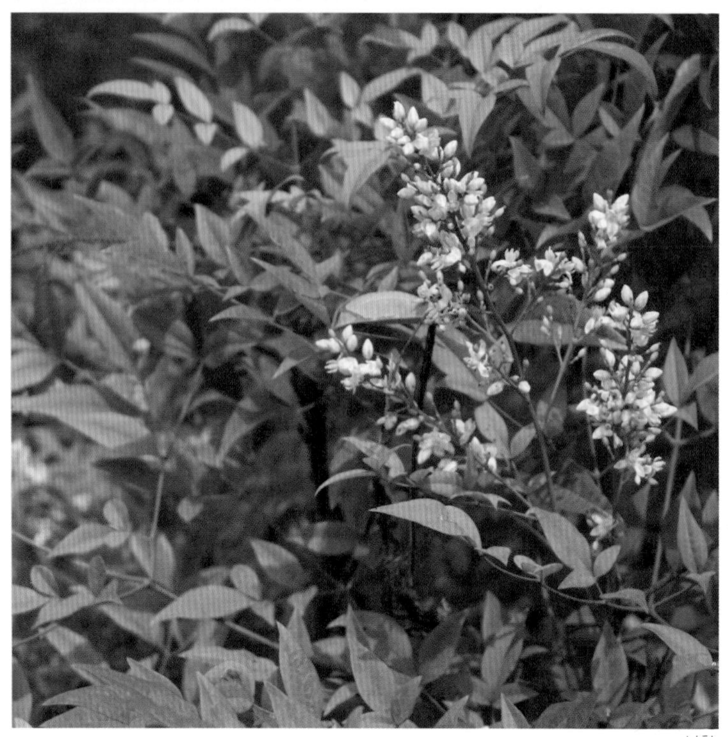

남천

감기·해수·황달·눈의 충혈에 효능

남천

상록 관목 *Nandina domestica*

● 꽃 : 6~7월 흰색 ● 열매 : 10월 붉은색 ● 이명 : 남천촉, 남천죽

● 생약명 : 남천자(南天子 열매를 말린 것), 남천죽엽(南天竹葉 잎을 말린 것)

잎은 어긋나고 3회 깃 모양의 겹잎으로 끝이 좁은 피침형이다. 가장자리는 밋밋하고 잎자루가 없으며 겨울철에 붉은색으로 변한다. 꽃은 원추꽃차례로 흰색의 꽃이 모여 피고, 꽃받침잎은 여러 개가 중첩되어 있다. 수피는 갈색 또는 흑갈색으로 세로줄이 길게 나있다. 열매는 장과로 둥글고 붉은색으로 익는다. **뿔남천**은 잎이 두껍고 가장자리에 뿔처럼 날카로운 가시가 있다.

효능 강장, 해독, 변비, 위장병, 열 나는 감기와 경락을 원활하게 하며, 열매는 열이 있는 해수나 기침, 천식에, 잎은 허열(虛熱)로 인한 감기, 안구출혈, 뿌리는 발열, 두통, 뿌리와 줄기는 청열제습(淸熱除濕 열과 습을 제거), 통경활락(通經活絡 낙맥을 활성화 하여 경락을 소통시킴)에 효능이 있다.

성미 맛은 쓰고 성질은 차며 독성이 없다.

귀경 폐경(수태음)에 작용

이용부위 열매, 줄기, 뿌리, 잎을 약용한다. 잎, 줄기, 뿌리는 연중 채취하여 짧게 잘라, 햇볕에 말리고, 열매는 가을에 채취하여 햇볕에 말려 이용한다.

TIP

약차
말린 남천의 잎과 가지 10g을 끓는 물에 넣고 우려내어 음용하면 시력회복, 숙취, 간장질환에 좋다.

약술
남천의 신선한 뿌리 30~60g을 담금주 1.8리터를 붓고 밀봉한 후에 서늘한 곳에서 3~6개월 정도 숙성시켜 건더기는 건져내고 음용하면 두통과 폐열로 인한 해수에 좋다.

용법용량 하루 뿌리와 줄기는 10~30g, 열매는 10g을 물에 달여 복용한다.

유사종 뿔남천의 잎은 깃꼴겹잎에 잎자루에 마디가 있다. 꽃은 노란색으로 모여 피고, 열매는 청색에서 검은색으로 익으며 흰가루가 덮여 있다. 회갈색 수피는 코르크질이 발달해 있다.

민간요법

외용으로 달인 물로 씻거나 눈을 점안(點眼) 한다.

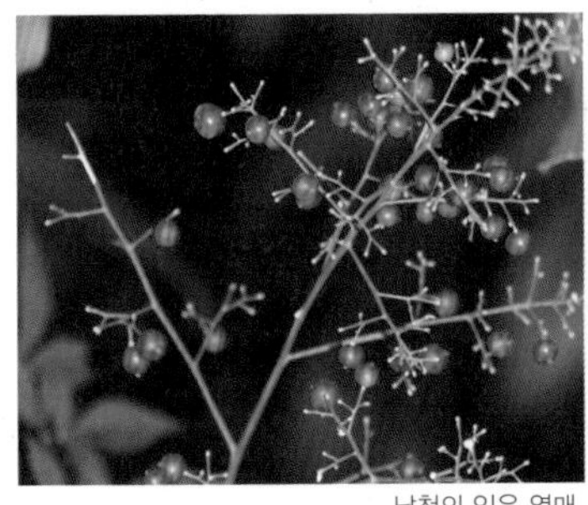
남천의 익은 열매

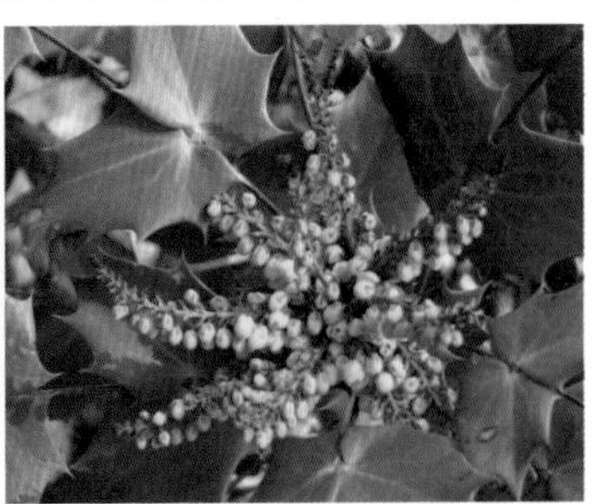
뿔남천의 덜 익은 열매

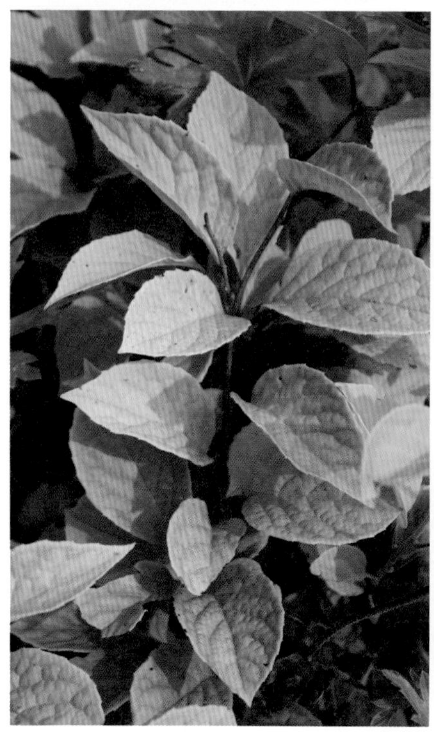

오미자

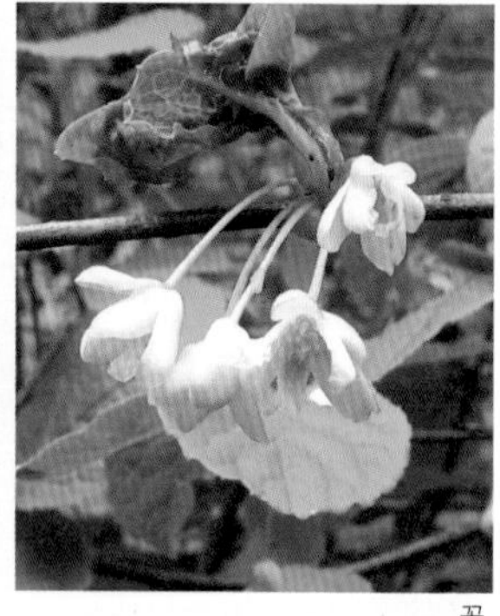

꽃

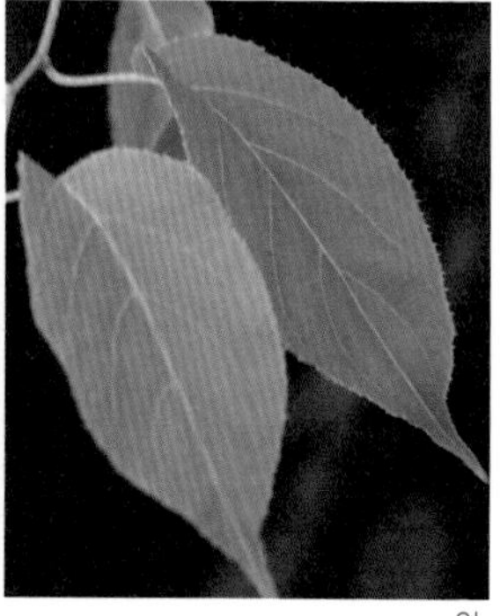

잎

자양강장·식은땀·신장에 효능

오미자

🔇 발열을 동반한 감기 초기, 해수초기, 홍역 초기에는 쓰지 않는다.
폐에 신열이 있을 때, 열이 있는 감기에는 쓰지 않는다.

낙엽 만목 *Schisandra chinensis*

● 꽃 : 5~7월 흰색 ● 열매 : 8~9월 붉은색 ● 이명 : 현급, 회급, 오매자, 면등, 산화초
● 생약명 : 오미자(五味子 열매를 말린 것)

잎은 어긋나며 타원형이며 가장자리에는 잔톱니가 있다. 줄기는 회갈색이며 피목(皮目)이 뚜렷하고, 수피는 벗겨지며 껍질눈이 있다. 작은가지는 갈색이고 약간의 모서리가 있다. 꽃은 암수딴그루로 흰색 또는 붉은색(수꽃)의 꽃이 달린다. 열매를 장과로 '오미자'라 하며 모양은 마치 작은 포도송이처럼 둥글고 붉은색으로 익는다.

채취시기	1	2	3	4	5	6	7	8	9	10	11	12

효능 신장을 자양하며 자양강장, 스트레스, 유정, 유뇨, 신경쇠약, 항균작용, 항산화작용, 두통, 천식, 만성설사, 이질, 기억력 감퇴, 땀을 멈추게 한다. 자한도한(自汗盜汗 밤에 흘리는 식은땀, 낮에 흘리는 식은땀), 신경안정, 숙취해소, 뇌 건강을 촉진하여 정신력을 강화시키고 사고력을 증진시키는 효능이 있다.

성미 맛은 시고 쓰며 성질은 따뜻하며 독성이 없다.

귀경 폐경, 심경, 신경에 작용

이용부위 열매를 약용한다. 가을에 익은 열매를 채취하여 햇볕에 말려 이용한다.

용법용량 하루 열매 3~6g을 물에 달이거나 환 또는 가루를 내어 복용한다.

TIP

산나물
봄에 어린순을 따서 끓는 물에 살짝 데쳐 찬물에 우려 쓰고 떫은 맛을 없앤 후에 나물로 이용한다.

약차
오미자, 인삼, 맥문동을 같은 양으로 달여 여름철 갈증해소 음료로 이용한다. 오미자는 신맛이 강하므로 달이지 말고 끓는 물을 부어 우려내어 차로 음용하는 것이 좋다.

약주
오미자 100g 정도를 담금주 1리터에 붓고 1~2개월 정도 숙성시켜 1회에 20㎖ 정도를 1일 3회, 공복에 음용한다.

효소
오미자 열매와 설탕을 1:1 비율로 용기에 켜켜이 넣고 서늘한 곳에 3개월 정도 숙성시키거나 그 이상 숙성시켜도 좋다. 숙성 후 건더기를 건져내어 그 액을 물에 타서 음용하면 식은땀을 흘리거나 자양강정에 좋다. 여름철에는 얼음에 타서 마시면 갈증해소에도 좋다.

제법

생으로 쓰던가 볶거나(炒) 식초나 술(酒炒)을 뿌린 후 말려서 사용한다.

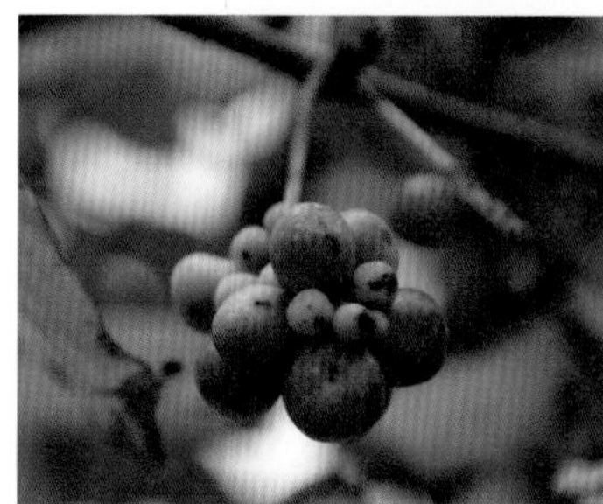

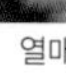
열매

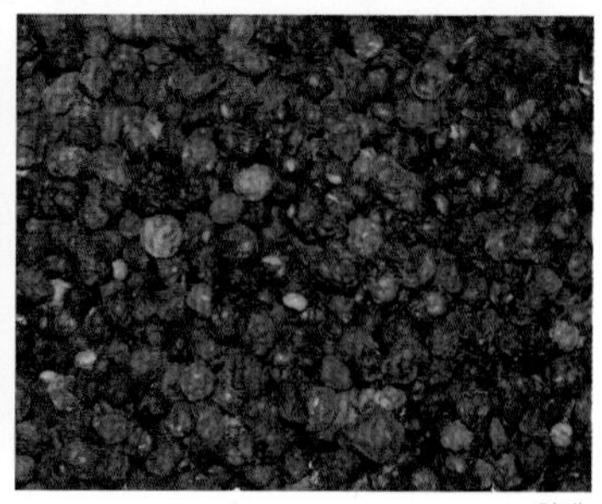
약재

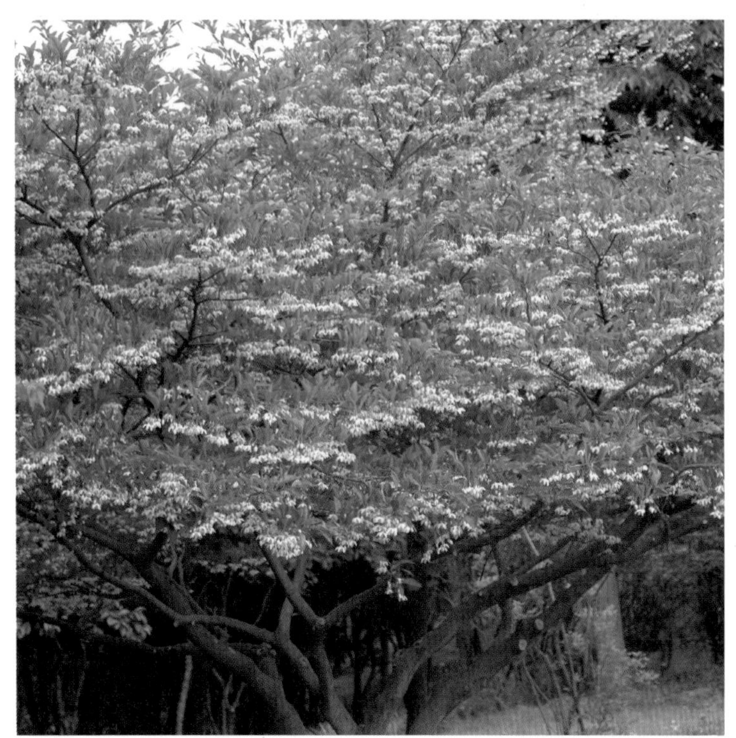

때죽나무

접골·혈액순환·타박상에 효능

때죽나무

독성이 있으므로 주의를 요한다.
위나 목 점막을 손상시키므로 함부로 복용하지 않는다.

낙엽 소교목 *Styrax japonica*

- 꽃 : 5~6월 흰색 ● 열매 : 7~8월 회백색 ● 이명 : 노가나무
- 생약명 : 매마등(買麻藤 꽃을 말린 것)

잎은 어긋나고, 긴 타원형 또는 달걀 모양의 타원형으로 끝은 뾰족하고 가장자리에 톱니가 있는 것도 있고 없는 것도 있다. 수피는 흑갈색이며, 매끈하고 세로로 얕게 갈라진다. 꽃은 잎겨드랑이에서 총상꽃차례로 종 모양의 흰꽃이 아래를 향하여 달린다. 열매는 삭과로 타원에 가깝고 익으면 껍질이 불규칙하게 갈라진다.

채취시기	1	2	3	4	5	6	7	8	9	10	11	12	毒

효능 활혈산어(活血散瘀 혈액순환을 개선하고 어혈을 제거), 살균, 치통, 타박상, 해열, 지통, 골절상, 인후염, 줄기와 잎은 타박상, 풍습, 골증을, 뿌리는 학슬통, 열매는 구충, 후두염에, 꽃은 관절염, 골절상에 쓴다.

성미 맛은 쓰고 성질은 따뜻하며 약간의 독성이 있다.

이용부위 꽃, 열매를 약용한다. 열매껍질과 꽃을 세척제로 이용하였다. 여름, 가을(열매)에 채취하여 햇볕에 말린다.

용법용량 하루에 매마등(꽃을 말린 것) 7~10g을 물에 달여 아침 저녁으로 복용한다.

민간요법

외용으로 쓸 때는 짓찧어 바르거나 짓찧어 술로 볶아 바른다. 골절의 치료에 신선한 접골등(接骨藤) 적당량을 짓찧어 술로 볶아서 부러진 뼈를 원래대로 맞춘 다음 뜨거운 것을 붙이고 붕대로 고정한다. 하루 1회씩 약을 바꾸어 붙인다.

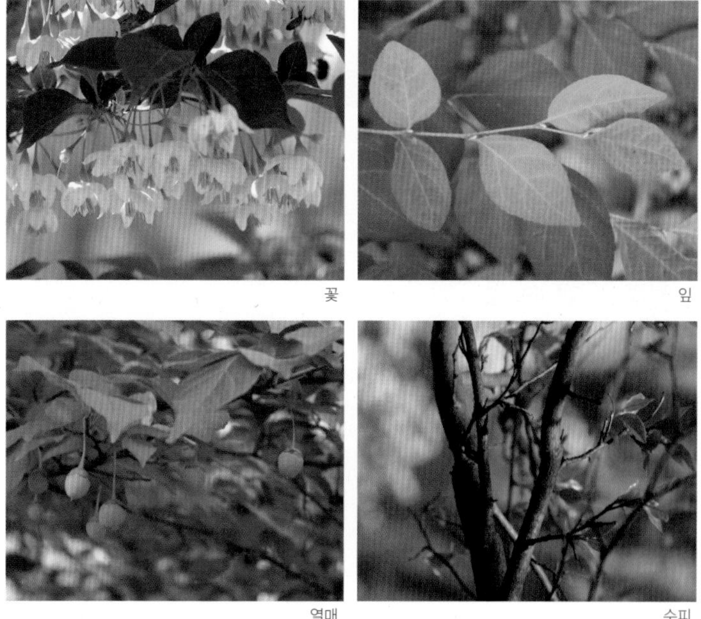

꽃 잎 열매 수피

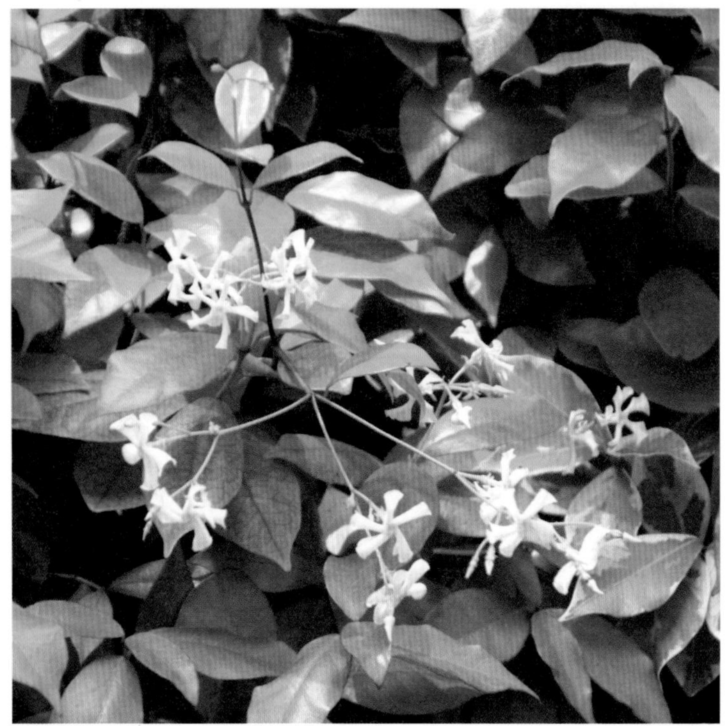

마삭줄

고혈압·신경통·근육의 경련에 효능

마삭줄

과용하면 복통 설사 피부 발진의 부작용이 있다.
대변이 묽은 증상에는 쓰지 않는다.

상록 만목 *Trachelospermum asiaticum*

● 꽃 : 5~6월 흰색 ● 열매 : 8~9월 적갈색 ● 이명 : 백화등, 운영, 내동
● 생약명 : 낙석등(絡石藤 줄기, 잎을 말린 것), 낙석과(絡石果 열매를 말린 것)

잎은 마주나고 난형으로 끝이 약간 뾰족하다. 표면은 녹색이고 광택이 있다. 가장자리는 밋밋하고 줄기는 적갈색이고 털이 있으며, 줄기를 자르면 우유 같은 유즙이 나온다. 어린가지는 짧고 부드러운 털이 난다. 바람개비처럼 생긴 꽃은 새로 난 가지 끝이나 잎겨드랑이에서 흰색 꽃이 모여 피며 차츰 노란색으로 변한다. 열매는 골돌과로 선 모양이다.

효능 혈압을 낮추고 항염증, 무릎이 아픈 증상, 소변출혈, 강심, 피부종기, 사지마비, 고혈압, 관절염, 신경통, 혈액순환, 잎, 줄기는 거풍, 지혈, 어혈 제거, 해열, 강장, 진통, 통경약 등의 효능이 있다.

성미 맛은 쓰고 성질은 평하며 독성이 있다.

귀경 심경, 간경, 신경에 작용

이용부위 꽃, 줄기, 잎, 열매를 이용한다.(잎이 떨어진 후 줄기를 약재로 이용) 꽃은 향이 좋아 향수로 이용한다. 잎은 봄, 가을에, 줄기는 아무 때나, 열매는 성숙했을 때, 채취해 이용한다.

용법용량 하루 잎, 줄기 5~10g을 물에 달여 복용한다.

TIP

약술
잎, 줄기, 꽃은 피기 시작 할 무렵 채취해 담금주를 붓고 서늘한 곳에 6개월 이상 숙성시켜 음용한다.

처방
오갈피, 우슬, 위령선을 첨가하여 술에 우려 복용하면 근육경련, 타박상으로 인하여 멍이들거나 삐었을 때 쓴다.

제법

잎은 그대로 달여 복용하거나 덖어 차로, 줄기는 잘게 절편하여 햇볕에 말리고, 열매는 말려 이용한다.

민간요법

외용으로 쓸 때는 짓찧어 바르거나 생즙을 바른다. 외용시에는 적량을 사용한다. 민간에서 줄기를 외상 및 관절염에 쓴다.

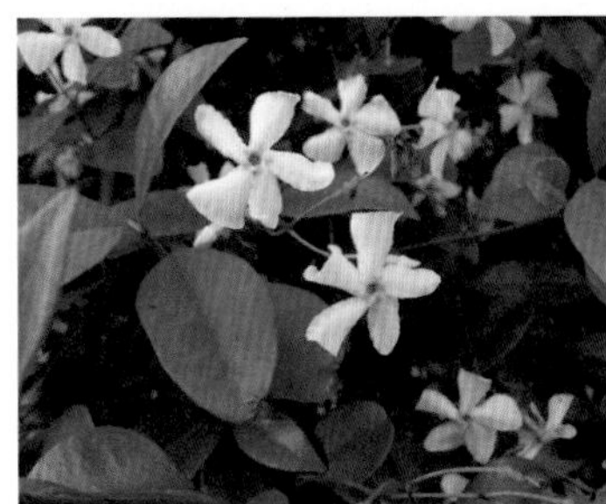
꽃

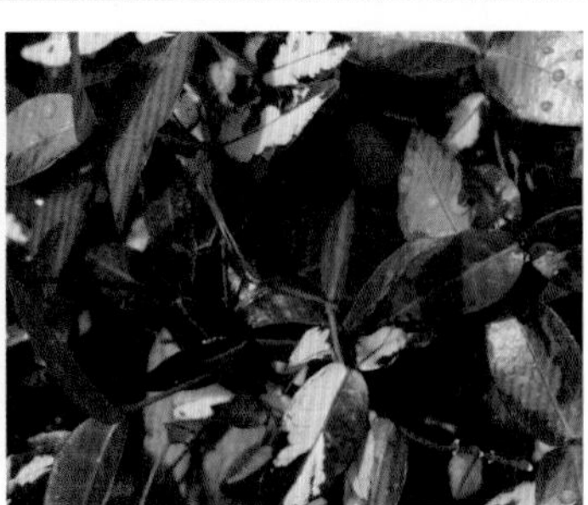
무늬마삭줄 품종

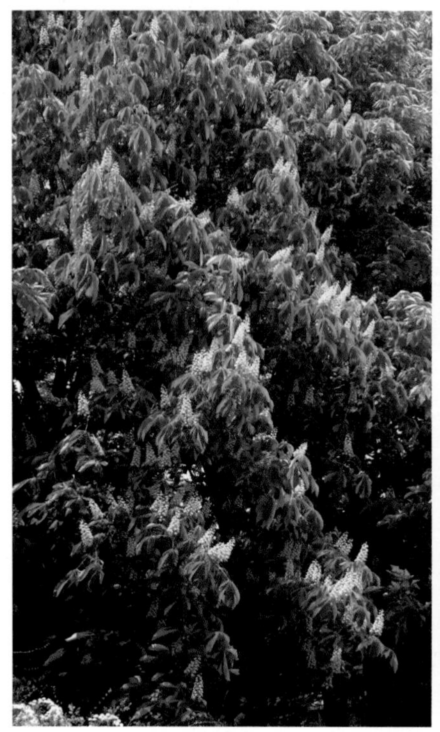

칠엽수

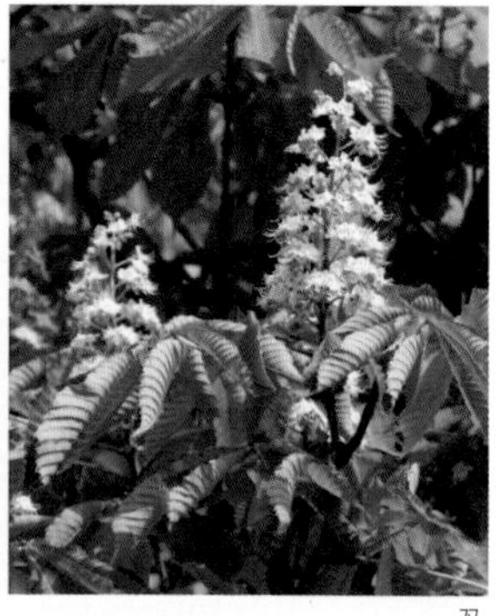

꽃

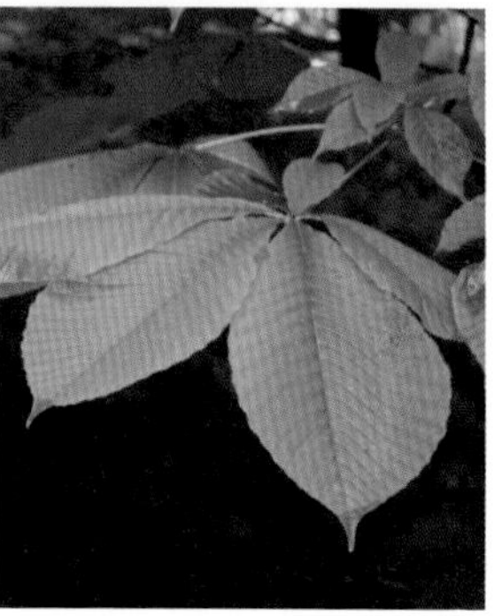

잎

소화기질환·통증을 멈추며 살충에 효능

칠엽수

낙엽 교목 *Aesculus turbinata*

● 꽃 : 5~6월 유백색 ● 열매 : 9~11월 갈색 ● 이명 : 일본칠엽수, 말밤나무, 칠엽나무
● 생약명 : 사라자(娑羅子 열매를 말린 것)

일본 원산으로 주로 가로수나 풍치수, 공원수로 심는다. 잎은 마주나고 손 모양의 겹잎이며 작은 잎은 5~7장이고 거꾸로 된 난형으로 잎 가장자리에 가는 톱니가 있다. 수피는 흑갈색이다. 꽃은 암수한그루로 가지 끝에서 원추꽃차례에 유백색의 꽃이 핀다. 열매는 삭과로 둥글고 표면은 황갈색에 반점이 있으며 속에는 쓰고 떫은 맛의 밤처럼 생긴 씨가 들어 있다.

채취시기	1	2	3	4	5	6	7	8	9	10	11	12

효능 이기관중(理氣寬中 기를 통하게 하고 속을 편하게 함), 지통, 위완창통(胃脘脹痛 윗배가 창만하면서 아픈 증상), 소염, 살충, 열매는 통규(通竅 막힌 것을 뚫어주는 효능), 위의 통증, 설사, 기침, 통증을 멈추는 효능이 있다.

성미 맛은 달고 쓰며 성질은 따뜻하며 독성은 없다.

이용부위 열매, 잎을 약용한다. 쓴맛(탄닌)을 제거하고 녹말로 이용한다. 가을철 열매가 익었을 때 채취하여 껍질을 벗기고 햇볕에 말려 이용한다.

용법용량 하루에 열매 3~9g을 물레 달여 복용한다.

민간요법

백선이나 피부염 등에 새싹에서 나오는 점액을 환부에 바르고, 동상에 씨앗을 가루내어 물로 갠 후에 환부에 바른다.

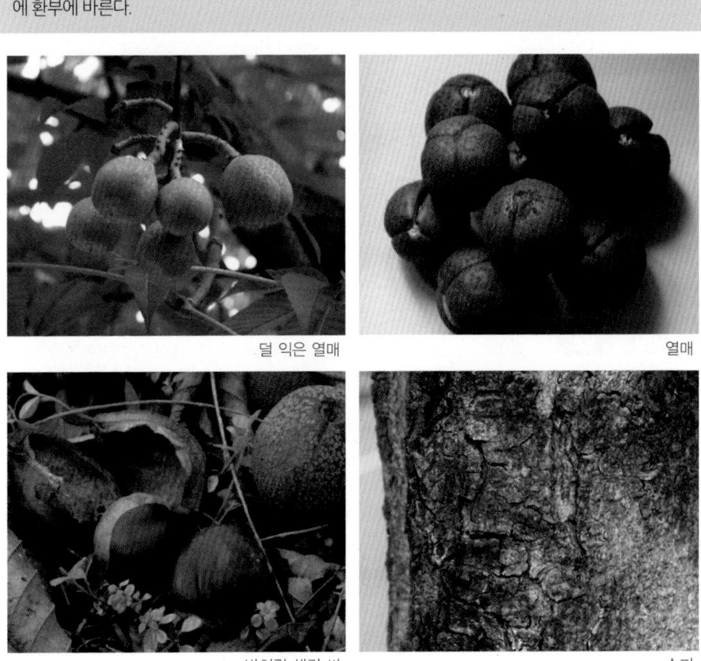

덜 익은 열매

열매

밤처럼 생긴 씨

수피

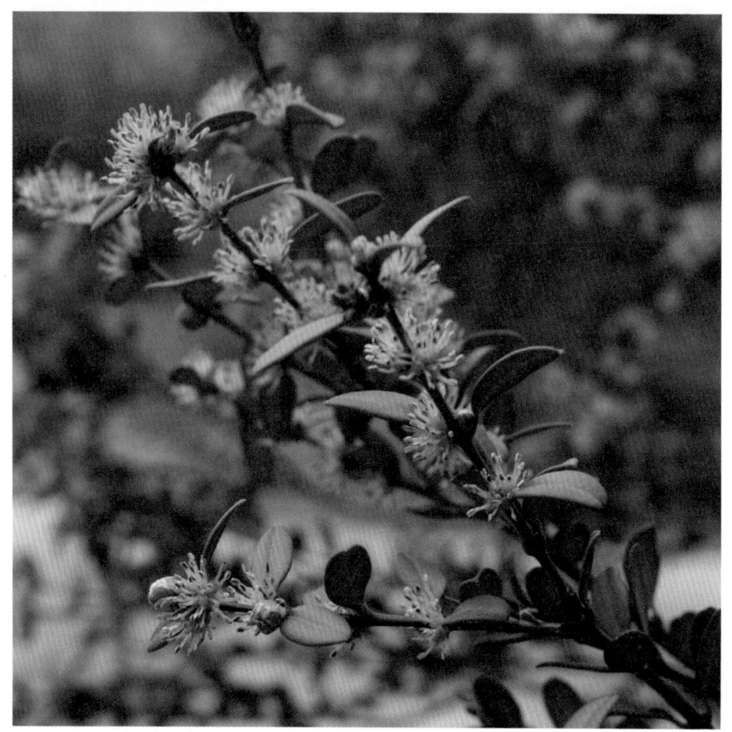

회양목

타박상·피부염·산통에 효능

회양목

과다 복용은 구토 설사의 부작용이 있을 수 있다.

상록 관목 *Buxus koreana*

● 꽃 : 3~4월 황록색 ● 열매 : 8~9월 갈색 ● 이명 : 도장나무, 황양목, 고양나무
● 생약명 : 황양목(黃楊木 줄기를 말린 것), 황양자(黃楊子 열매를 말린 것)

산기슭의 석회암지역에서 잘 자라며, 주로 화단의 경계목으로 많이 심는다. 잎은 마주나고 타원형으로 가장자리는 밋밋하며 가죽질에 광택이 있다. 수피는 회백색이며, 줄기와 가지는 네모나다. 꽃은 암수한그루로 잎겨드랑이나 가지 끝에서 황록색의 작은 꽃이 꿀 향기를 뿜어내며 모여 핀다. 열매는 삭과로 난형이며 끝에 암술대가 뿔처럼 달린다.

효능 거풍제습(祛風除濕 습사와 풍사를 제거), 이기(理氣 기를 원활하게 소통), 지통, 산통(疝痛), 진해, 진통, 피부병, 습진, 옴, 버짐, 알레르기, 줄기는 지혈작용, 타박상, 백일해, 치통을, 뿌리는 통증을, 열매는 중서(中暑 더위 먹은 병), 열사, 종기를 치료하는 효능이 있다.

성미 맛은 쓰며 성질은 평하다.

이용부위 줄기, 열매를 약용한다. 나무의 질이 아름답고 균일하기 때문에 도장을 만드는데 이용되기도 한다. 연중 채취해서 햇볕에 말려 이용한다.

용법용량 하루 줄기 말린 것 9~12g을 물에 달이거나 술을 담가 복용한다.

TIP

처방
타박상 치료에 황양목을 술에 담가 복용한다. (四川中藥誌)

황양목 전초 또는 줄기를 잘게 썰어 물에 달여 입욕제로 사용하면 아토피 피부염, 알레르기, 습진, 종기, 피부병 등에 효과적이다.

문헌

① 풍사를 몰아내고 습사를 없애며, 기의 순환을 조절하며, 통증을 완화시키는 효능이 있다. 풍습에 의한 동통 흉복기창(胸腹氣脹), 치통, 산통(疝痛), 타박상을 치료한다.
② 모든 풍습, 두통, 구종기통, 적백리를 치료한다.(四川中藥誌)

민간요법

· 외용으로 여름철에 뾰루지가 날 때, 여린 잎이나 열매를 짓찧어 바른다.
· 황양목으로 만든 빗은 두피 가려움증을 없애고 머리의 비듬을 제거한다.

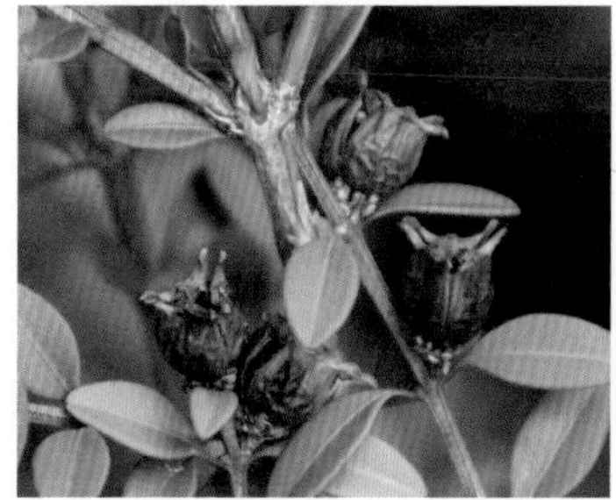
열매

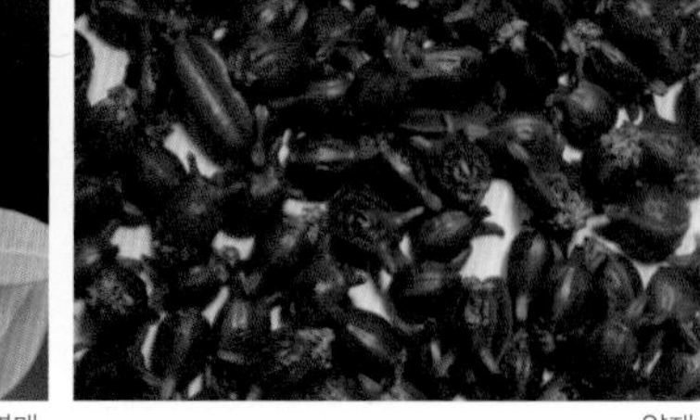
약재

부 록

- 초보자를 위한 한방 산약초의 이해와 원리
- 한 눈에 보는 목본 산약초 100가지
- 초보자를 위한 산약초의 채집 · 건조 · 저장법
- 알기 쉬운 한방용어
- 주요 질환별 목본 산약초 목록
- 찾아보기
- 참고문헌

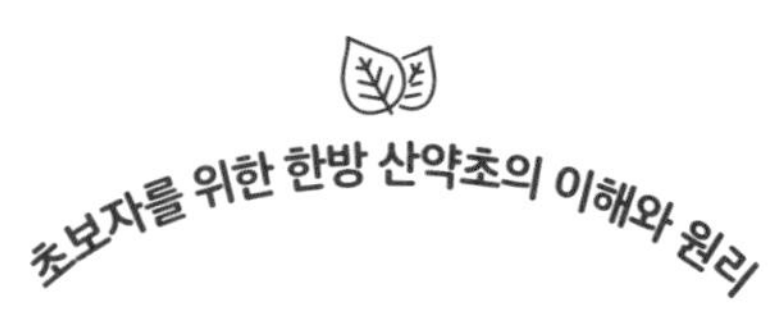

본초(本草)에 관하여

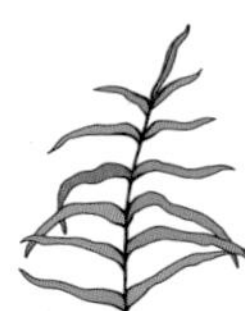

오랫동안 인류와 함께 산과 들에서 자라는 약초는 인간 생활과 분리할 수 없는 역사를 지녀왔다. 이미 농경이 시작되기 전부터 산과 들의 풀꽃 나무의 열매와 씨앗, 잎, 줄기, 뿌리 등은 손쉽게 얻을 수 있는 기본 식량이었고, 농경이 시작된 이후에도 산과 들의 풀꽃 나무등을 채취하여 인간의 문명 생활에 유용하게 활용하였다.

이렇게 사람이 먹을 수 있는 식물 가운데, 상처나 질병에 특별히 효과가 있는 유용한 식물에 관한 경험과 지식은 현대를 사는 우리에게도 '약초'라는 이름으로 고스란히 전해지고 있다.

이와 같이 인간은 약초로써 식물의 꽃, 잎, 씨앗, 줄기, 뿌리와 동물, 광물 등의 약물까지도 총망라하여 어떻게 하면 유용하게 쓸 수 있을까를 고민하여 왔는데 이것이 흔히 말하는 '본초학(本草學)'의 시초가 되었다고 볼 수 있다. 그 중에서 식물에서 얻어지는 약이 가장 많기 때문에 '본초(本草, 뿌리와 풀)'라고 명명하게 된 것 같다.

본초는 한의학적 원리에 기초하여 한약의 약리를 공부하는 학문이 되었다. 본초를 근거로 한 한방 치료원리는 의외로 간단하다. 가령, 무더운 여름날 뛰박질을 하고 나서, 갈증을 느끼는 사람은 차가운 물을 마시고나면 갈증이 해소되면서 시원한 기분을 만끽할 것이다. 만약, 이 사람에게 뜨겁고 매운 성질의 음료를 마시게 한다면 어떻게 될까. 생각만 해도 숨이 멎는 듯한 기분이 든다. 이처럼 사람이 병에 걸린다는 것은 열심히 뛰박질 한 상황처럼 특별한 상황에 놓일 때, 이를 한방으로 진단하여 사람의 몸을 차게(寒) 하든지, 서늘하게(凉) 하든지, 뜨겁게(熱) 하든지, 따뜻하게(溫)하든지를 결정하게 된다.

약초의 기미(氣味)와 음양오행

약초의 성질(性質)에는 따뜻한 것도 있고, 찬 것도 있다. 그리고 신맛, 쓴맛, 단맛, 매운맛, 짠맛 등 맛도 다르다. 또한 형태와 색도 서로 다르다. 이 맛과 색 차이로 인해 약초가 오장육부로 귀경(歸經, 약초가 작용하는 장기 또는 부위)하는 것이 다르다. 즉 파란색과 신맛의 약초는 간(肝)에 작용하고, 붉은색과 쓴맛은 주로 심장(心臟)에, 노란색과 단맛은 비위(脾

胃)에, 흰색과 매운맛은 폐(肺)에, 검은색과 짠맛은 신장(腎臟)에 주로 작용한다.

이와 같이 한방에서 차갑거나 따뜻한 성질을 기(氣)라 하고, 맛을 미(味)라 한다. 약초의 기미(氣味)는 4기5미(四氣五味)의 준말로 4가지 기운과 5가지의 맛을 의미한다.

① 약초의 4기(四氣)

4기(四氣)란, 4가지 성질로 사성(四性)이라고도 하며 한(寒), 열(熱), 온(溫), 량(凉)을 말한다. 여기에 평(平)한 성질을 더해 다섯 가지 기운으로 분류하기도 한다. 참고로 한(寒)과 량(凉)은 음의 성질을, 열(熱)과 온(溫)은 양의 성질에 해당하여 약초 사용시에 음양을 구별하여 사용한다.

구분	목(木)	화(火)	토(土)	금(金)	수(水)
오장(五臟)	간(肝)	심(心)	비(脾)	폐(肺)	신(腎)
육부(六腑)	담(膽)	소장(小腸)	위(胃)	대장(大腸)	방광(膀胱)
오미(五味)	신맛(酸)	쓴맛(苦)	단맛(甘)	매운맛(辛)	짠맛(鹹)
오기(五氣)	바람	더위	습기	건조	추위
오관(五官)	눈	혀	입	코	귀

한방에서는 사람 몸에 음양이 잘 조화를 이루어 균형이 깨지지 않는 것을 건강을 유지할 수 있는 비결로 본다. 흔히 음(陰)은 찬 성질로 어두운 것, 내려가는 것, 조용한 것 등을 말한다. 반대로 양(陽)은 뜨거운 성질로 밝은 것, 올라가는 것, 활발한 것을 말한다.

이러한 음과 양의 성질은 따로 떨어져 있지 않고 하나가 커지면 다른 하나가 작아지면서 서로를 연결하고 있다. 이때 음과 양이 조화를 이루지 못하고 균형이 깨질 때 병을 일으킨다.

음이 강하거나 부족할 때는 양의 성질을 가진 약으로, 혹은 양이 강하거나 부족할 때는 음의 성질을 가진 약으로 병을 다스린다. 가령 추운 겨울에 몸이 찬 사람이 녹차가 좋다고 찬 성질의 녹차를 마신다면 음양의 균형을 깨는 선택을 하게 된다.

② 음양오행

참고로 간단하게 음양과 오행을 설명하자면 음양(陰陽)은 한자로 어두운 곳(음지)과 밝은 곳(양지)을 의미하지만 한방에서는 사물 현상의 상반된 성질을 뜻한다. 즉, 달과 해, 물과 불, 땅과 하늘, 여자와 남자 등으로 말이다. 또한 오행(五行)은 목화토금수의 다섯 가지 물질을 말한다. 즉, 나무, 불, 흙, 쇠, 물이 오행의 특성을 잘 나타내는 물질이다.
나무는 자라고, 불은 위로 타오르며 번성한다. 흙은 생명을 키우고 모든 것을 받아드리며 변화시키고 쇠는 뭉쳐서 단단하다. 물은 근원적 에너지를 응축시켜 담고 있다. 동양철학에서는 이 다섯 가지 물질이 연쇄적인 상호관계를 이루며 유기적인 순환, 즉 우주의 움직임과 계절의 변화, 생물의 탄생과 죽음 등을 이루어 내는 것으로 설명하고 있다.

③ 약초의 오미(五味)

오미(五味란), 신맛, 쓴맛, 단맛, 매운맛, 짠맛을 말한다. 여기에 담백한 맛의 담미(淡味)를 더해 6미(六味)로 부르기도 한다.

· 산(酸, 신맛- 간에 영향) : 기운을 모으는 수렴작용

· 고(苦, 쓴맛- 심장에 영향) : 굳어지게 하는 작용

· 감(甘, 단맛- 비장에 영향) : 부드럽고 느슨하게 하는 작용

· 신(辛, 매운맛-폐에 영향) : 발산하며 건조한 작용

· 함(鹹, 짠맛- 신장에 영향) : 단단한 것을 무르게 하는 작용

앞의 다섯 가지 맛은 각각 오장육부(五腸六部)와 연결되어 신맛은 간/담에, 쓴맛은 심장/소장에, 단맛은 비/위장에, 매운맛은 폐/대장에, 짠맛은 신/방광에 귀경하여 영향을 미친다. 가령, 간이 안 좋은 사람이 간에 영향을 미치는 신맛을 피하면 간이 아주 불리하게 되는 식으로 오미(五味)를 골고루 섭취하여야 하는 이치다.

약초의 귀경과 승강부침 작용

귀경(歸經)이란 약초가 인체의 오장육부 중 어느 장기 또는 부위에 작용하는 지를 파악해 놓은 것이다. 오장육부에는 저마다 고유의 생리작용과 문제가 생겼을 때의 병리현상도 있는데 귀경을 알려면 약재의 성질을 알아야 하고 약재의 방향성인 '승강부침'을 정해야 해당 약재가 갖는 약성을 파악할 기초가 잡힌다.

약초는 저마다 약효의 작용방향이 다르므로 증세에 맞게 가려 써야 효과를 본다. 즉, 약초를 선택할 때는 약초의 기미(氣味)와 승강부침(乘降浮沈)을 고려하여 사용해야 만약의 돌발 상황을 최소화 하고 약초 본연의 성미도 알게 되는 것이다.

· 승(昇) : 약초의 작용방향(약효)이 위로 오는 것으로, 윗부분으로 약효가 가는 것을 말함

· 강(降) : 약초의 작용방향이 아래로 내리는 것을 말함

· 부(浮) : 약초의 작용방향이 뜨는 것으로 몸의 위와 밖으로 작용함

· 침(沈) : 약초의 작용방향이 가라앉는 것으로 약효는 몸의 아래와 안쪽으로 작용함

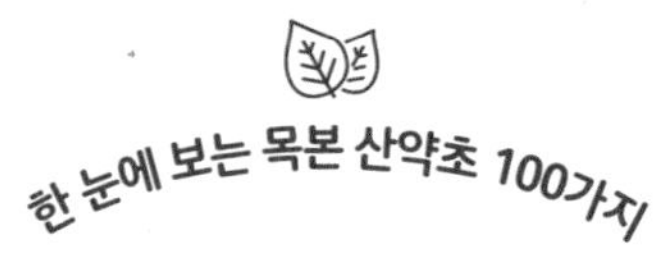

한 눈에 보는 목본 산약초 100가지

본문에 소개한 목본 산약초 100가지의 생약명과 주요 약효,
약용 부위와 독성 여부, 산나물, 약차, 약술, 효소 등
이용 가능 범위를 보기 쉽게 정리하였다.

● 표시는 해당 식물 전체 또는 특정 부위에 미량이라도 독성이 있음을 나타낸 것이므로 사용에 주의하여야 한다.

식물명	생약명	주요 약효	약용 부위	독성	이용법			
					나물	약차	약술	효소
마가목	정공등	관절염, 기침, 가래	전초			●	●	
매실나무	매실	피로회복, 해독작용	열매, 잎			●	●	●
산당화	사자	거풍습, 신진대사	열매, 꽃			●	●	●
모과나무	모과	목질환, 기침, 관절	열매			●	●	●
배나무	이	기관지, 해열, 해독	전초				●	●
벚나무	앵피	기침, 편도선염	열매 외				●	●
복분자딸기	복분자	신장, 자양강장	열매 외			●	●	●
산사나무	산사자	소화, 이뇨, 숙취	열매 외			●	●	●
살구나무	행인	기관지염, 인후염	씨	●		●	●	●
앵도나무	욱리인	피로회복, 복통	열매 외			●	●	●
쉬땅나무	진주매	타박상, 골절	줄기 외	●		●		
조팝나무	목상산	담, 해열, 강장	줄기 외		●	●		
찔레꽃	석산호	면역력, 생리통	열매 외			●	●	●
팥배나무	수육과	당뇨, 빈혈, 강정	열매			●	●	●
해당화	매괴화	당뇨, 항암, 두통	꽃봉오리		●	●	●	●

식물명	생약명	주요 약효	약용 부위	독성	이용법			
					나물	약차	약술	효소
황매화	체당화	기침, 해수, 이뇨	전초			✓		
산딸기	현구자	자양강장, 피로회복	전초			✓	✓	✓
골담초	골담초	관절염, 근골통	뿌리 외	●		✓	✓	✓
등	등채	부인병, 항암, 해열	잎, 씨		✓	✓	✓	✓
아까시나무	자괴화	통풍, 기관지, 해열	꽃			✓	✓	✓
자귀나무	합환피	신경쇠약, 항암, 어혈	수피, 꽃		✓	✓	✓	✓
싸리	호지자	해열, 어혈, 관절염	전초			✓		
회화나무	괴화	어혈, 해독, 고혈압	꽃, 열매			✓	✓	✓
박태기나무	자형피	혈액순환, 생리통	뿌리 외			✓	✓	✓
칡	갈근	해열, 주독, 당뇨	뿌리 외		✓	✓	✓	✓
개나리	연교	습진, 축농증, 소종	열매 외	●			✓	✓
물푸레나무	진피	눈질환, 위염, 이질	수피			✓	✓	
수수꽃다리	야정향	항균, 소염, 진정	꽃, 열매			✓		
쥐똥나무	수랍과	항암, 강장, 고혈압	열매 외			✓	✓	✓
산수유	산수유	신장, 자양강장	열매			✓	✓	✓
산딸나무	아여지	자양강장, 지혈	열매 외	●		✓	✓	✓
층층나무	등대수	관절염, 강장, 소종	열매 외			✓	✓	✓
말채나무	모래지엽	소염, 통증, 기순환	가지 외			✓	✓	✓

식물명	생약명	주요 약효	약용 부위	독성	이용법			
					나물	약차	약술	효소
가시오갈피	자오가	피로회복, 자양강장, 당뇨	수피 외			✓	✓	✓
음나무	해동피	당뇨, 신경통 외	수피 외		✓	✓	✓	
두릅나무	총목피	강장, 정신안정, 진통	수피 외		✓	✓	✓	
산초나무	전초	살충, 소양증, 설사	열매 외	●	✓	✓		
탱자나무	지실	소화기질환, 담적 외	열매			✓	✓	
황벽나무	황백	해열해독, 살균 외	줄기 외			✓	✓	✓
소나무	송절	심근경색, 고혈압 외	잎, 가지			✓	✓	
잣나무	해송자	자양강장, 변비, 치매예방	열매 외				✓	✓
무화과나무	무화과	자양강장, 치질, 변비 외	열매			✓	✓	✓
뽕나무	상근피	당뇨, 고혈압, 두통	열매 외			✓	✓	✓
대추나무	대조	노화방지, 고혈압 외	열매			✓	✓	✓
감나무	시화	고혈압, 중풍, 당뇨	꽃받침 외			✓	✓	✓
고욤나무	군천자	당뇨, 고혈압, 숙취	열매 외				✓	✓
만병초	석남엽	강장, 두통, 고혈압	잎, 뿌리	●		✓	✓	
산철쭉	산척촉	통증, 고혈압, 통풍	꽃, 잎	●		✓		
사철나무	화두충	생리불순, 어혈, 진통	줄기 외			✓		
화살나무	귀전우	항암, 고혈압, 출혈	가지 외		✓	✓	✓	✓
생강나무	황매복	산후풍, 타박상 외	꽃, 줄기		✓	✓	✓	
계수나무	육계	혈액순환, 진통, 어혈	수피 외			✓	✓	

식물명	생약명	주요 약효	약용 부위	독성	이용법			
					나물	약차	약술	효소
누리장나무	취오동	고혈압, 관절염 외	전초		○			○
작살나무	자주	출혈, 종기, 소염	잎, 줄기		○		○	○
수양버들	유지	옻독, 소염, 황달	수피 외					
능수버들	수양	해열해독, 이뇨, 옻독, 치통	수피					
고광나무	동북산매화	치질, 소종, 강장 외	전초		○	○	○	○
수국	팔선화	심장질환, 해열, 피로회복, 접골	전초	●			○	○
옻나무	칠수피	항암, 어혈, 부인병	수피 외	●	○	○	○	○
붉나무	오배자	항암, 항균, 당뇨	벌레집 외				○	○
모란	목단피	부인병, 항염, 어혈	뿌리	●		○	○	
주목	주목엽	항암, 당뇨, 이뇨	수피 외	●		○	○	○
비자나무	비자	구충, 변비, 해수	열매				○	
동백나무	산다화	어혈, 부종, 강정 외	꽃봉오리			○		
차나무	다엽	항균, 염증, 해열	잎, 열매			○		
신갈나무	작수피	해열해독, 골다공증	수피, 잎				○	○
밤나무	율자	위장질환, 옻독 외	전초				○	
개암나무	진자	눈질환, 혈액순환 외	열매				○	○
자작나무	백화피	간경화, 기관지염 외	수피 외			○	○	
구기자나무	구기자	자양강장, 고혈압 외	열매 외		○	○	○	○

식물명	생약명	주요 약효	약용 부위	독성	이용법			
					나물	약차	약술	효소
호랑가시나무	구골자	근골, 거풍습, 어혈	전초			○	○	
노린재나무	화산반근	지혈, 설사, 황달	줄기 외	●		○		
느릅나무	유근피	항암, 항균, 부종	전초			○	○	○
능소화	능소화	항혈전, 피부소양증	줄기 외	●			○	
다래	미후도	항암, 항균, 골다공증, 당뇨	열매 외		○	○	○	○
신나무	다조아	해열, 두통, 신경통	잎, 새순			○		
두충	두충	신장, 항암, 고혈압	전초		○	○	○	
목련	신이화	축농증, 고혈압 외	꽃, 열매			○	○	○
모감주나무	난수화	눈질환, 치질, 종통	꽃 외			○		
박쥐나무	팔각풍	중풍, 관절통 외	잎, 뿌리	●	○		○	
보리수나무	우내자	천식, 설사, 인후통	열매 외				○	○
석류나무	석류자	강장, 항균, 부인병	열매	●		○	○	○
은행나무	백과	혈액순환, 당뇨 외	열매, 잎	●			○	○
벽오동	오동자	진해, 거담, 해열	열매, 잎			○		
측백나무	백자인	신경쇠약, 고혈압 외	열매, 잎				○	○
청미래덩굴	토복령	관절, 항균, 항암 외	뿌리		○	○		○
담쟁이덩굴	지금	당뇨, 혈액순환 외	열매 외	●			○	○
호두나무	호도인	치통, 자궁출혈, 신장	열매				○	○
가죽나무	저근백피	출혈성질환, 염증	뿌리 외		○			
으름덩굴	목통	항암, 신우신염 외	열매 외		○	○	○	○

식물명	생약명	주요 약효	약용 부위	독성	이용법			
					나물	약차	약술	효소
배롱나무	자미엽	혈액순환, 오줌소태	수피 외				●	●
무궁화	목근피	살충, 소양증 외	뿌리 외			●		
딱총나무	접골목	뼈질환, 골다공증 외	꽃, 줄기		●	●	●	●
오동나무	동피	살충, 고혈압, 신장병, 치질	줄기, 잎			●		●
남천	남천자	감기, 해수, 황달 외	전초			●	●	
오미자	오미자	항암, 신장, 강장	열매			●	●	
때죽나무	매마등	혈액순환, 접골 외	열매, 꽃	●	●			●
마삭줄	낙석등	고혈압, 항염, 어혈	꽃, 줄기	●			●	
칠엽수	사라자	소화기질환, 통증 외	열매, 잎					
회양목	황양목	피부염, 종기, 두통	열매 외					

* 위의 목본 산약초 목록에 소개한 산약초 이용법은 각 지방이나 개인에 따라 이용 방법에 차이가 있거나 다를 수 있음을 명시하며 참고하시기 바란다. 표시한 이용법(나물, 약차, 약술, 효소)은 일반적인 사용 범위 내에서 표시한 것이며, 주요 약효는 해당 식물의 대표적인 약성만을 발췌하여 기록하였다. 아울러 독성 표시에 유의하여 그러한 산약초의 경우 반드시 전문가의 처방에 따라 법제화하여 사용할 것을 적극 권장한다.

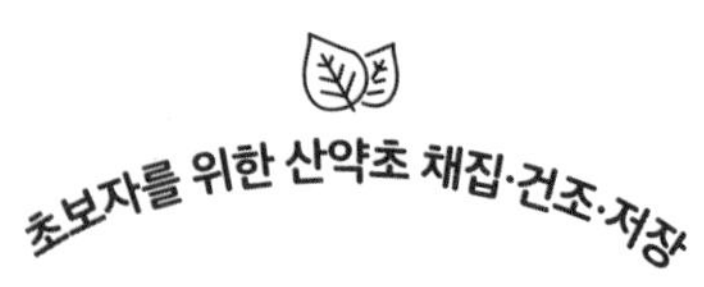

약재의 채취와 시기

약재(藥材)는 약을 짓는 데 쓰이는 재료를 말한다. 식물의 근(根: 뿌리), 경(莖: 줄기), 엽(葉: 잎), 화(花: 꽃), 과실(果實: 열매), 종자(種子: 씨), 전초 등 이용부위에 따라서 그 성숙의 시기와 유효성분은 다르게 나타나므로 채집 시기는 약재의 품질에 여러 가지 영향을 미친다고 볼 수 있다.

① 뿌리류의 약재

(뿌리, 뿌리줄기, 덩이뿌리, 덩이줄기, 비늘줄기)

비가 내리거나, 습기가 많은 날은 피하고, 가급적 날씨가 좋은 때에 맞춰 채취한다. 봄 채취는 주로 3월~5월, 가을 채취는 9월~11월 사이에 채취하는 것이 좋다. 가령, 인진쑥은 봄에, 삽주, 구릿대, 강활 등은 봄 또는 가을에 채취하며, 현호색, 반하, 족도리풀 등은 이른 여름에 채취하는 것이 일반적이다.

② 전초류의 약재

식물의 뿌리, 줄기, 잎, 꽃 등을 포함한 전초 약재는 꽃이 필 무렵이나 꽃이 완전히 핀 다음에 채취하는 것이 좋다. 이는 그 시기가 해당 식물의 유효성분이 가장 높게 나타나기 때문이다. 가령, 익모초는 꽃이 피기 직전에, 삼지구엽초는 꽃이 진 다음 채취하는 것이 일반적이다.

③ 잎류의 약재

잎은 꽃이 필 무렵이나 꽃이 완전히 핀 다음에 채취한다. 이 역시 그 시기가 해당 식물의 유효성분이 가장 높게 나타나기 때문이다. 소엽, 박하, 배초향 등을 예로 들 수 있다.

④ 꽃 약재

꽃이 완전히 피기 직전이나 활짝 필 무렵에 채취하여 빨리 건조시켜야 한다. 인동, 금불초, 갈근, 홍화, 부들 등은 일반적으로 봄이나 가을에 채취하는데, 봄에는 빨리하는 것이 좋으며, 가을 채취는 다소 늦게 이루어지기도 한다.

⑤ 열매 약재

열매가 익기 시작 할 때부터 완전히 성숙되기 전까지 채취한다. 매화, 복분자, 탱자나무 등을 들 수 있겠다.

⑥ 종자 약재

종자는 완전히 익었을 때 채취하고 이를 잘 말려 불순물(잡질)을 제거 한 뒤 채취하여야 한다.

⑦ 껍질 약재(줄기껍질, 뿌리껍질)

일반적으로 봄부터 여름 사이에 껍질을 벗기는데, 모란 뿌리껍질이나, 구기자 뿌리껍질 등은 가을에 벗긴다. 벗긴 껍질은 되도록 빨리 건조시키도록 한다.

약재 말리기

일반적으로 채취한 약재는 수분 함량이 많아 유효성분이 분해되거나 변질되어 부패할 수도 있으므로 가급적 빨리 말려두어야 한다. 참고로 수분 함량이 12~15% 정도면 크게 변질 될 우려는 없다. 건조방법으로는 양건(陽乾), 음건(陰乾), 증건(蒸乾), 화건(火乾)법 등이 있다.

① 양건(陽乾) : 햇볕에서 말리기

식물의 뿌리줄기, 껍질, 씨, 열매 등과 같이 조직이 견고한 부위를 건조하는 방법으로 택사, 당귀, 천궁, 강활, 작약 등은 주로 햇볕에서 말린다. 정유가 함유된 약재나 꽃, 잎, 방향성 약재는 성분이 파괴되므로 음건(陰乾), 즉 그늘에서 말려야 한다.

② 음건(陰乾) : 그늘에서 말리기

통풍이 잘되는 실내온도에서 건조시키는 방법으로 잎, 꽃, 방향성 약재 등에 이용하는 방법이다. 예를 들면, 박하나 배초향, 인동 등을 들 수 있다.

③ 증건(蒸乾) : 수증기로 쪄서 말리기

근(根), 근경류(根莖類)의 약재를 건조하는 방법으로 주로 전분을 많이 함유한 뿌리류 등을 말릴 때 쓰는 방법이다.

④ 화건(火乾) : 불을 이용하여 말리기

불을 피워 연기를 대상에 닿게 하거나 하는 건조법으로 임의로 온도를 조절하여 대량의 약재를 말릴 수 있고, 또 기후에 영향을 받지 않는 장점도 있다. 가령, 고추를 대량으로 말릴 때 주로 사용한다.

약재 저장하기

약재는 저장하기 전에 외부의 해충이나 습기, 곰팡이, 충난(蟲卵) 등을 제거해야 오랫동안 보관할 수 있다. 꽃이나 잎, 전초와 휘발성분의 식물, 유지(油脂)성분이 들어있는 약재 등은 20℃~30℃에서 건조하고, 뿌리줄기나 뿌리, 나무껍질 등은 30℃~60℃의 온도가 적당하다.

① 방습

습기는 화학적인 변화의 주요 원인이 되므로 기본범위 이하로 유지해 주어야 한다. 가령, 껍질 약재는 11~12%, 뿌리 약재는 11~15%, 잎 약재는 12~13% 꽃 약재는 13~14%, 열매 약재는 10~25% 이하로 유지되어야 한다.

② 온도

온도는 품질에 미치는 영향이 크므로 저온(5℃ 이하)에 보관해야 약재의 성분 변화를 막고 충난 등의 번식을 예방하거나 포자의 생장을 방지할 수 있다. 특히 유지(油脂)를 함유한 약재(당귀, 천궁, 백지 등)의 변질을 막을 수 있다.

③ 피광

약재는 직사광선을 받으면 변색되거나 성분 함량도 감소하므로 주의해야 한다. 특히 꽃, 잎 등은 쉽게 변색되어 약재의 품질을 저하시킨다.

④ 보관 장소

건조한 실내로 통풍이 좋고, 직사광선을 피하며, 암냉소(暗冷所)에 보관해야 좋은 품질의 약재를 유지할 수 있다.

약재(藥材)를 약제(藥劑)화 하는 방법

① 탕제(달임약)

약재 또는 여러 약재를 혼합한 약제(藥劑)에 물을 넣고 불로 달여 복용하는 방법이다. 탕제는 흡수가 빨라 효과가 빨리 나타나는 장점이 있다. 달이는 시간은 약제에 따라 차이가 있는데, 일반적으로 약제를 물에 불려 끓기 시작했을 때, 보약은 약 1~2시간, 방향성 약제는 약 20~25분 정도, 기타 약제는 약 30~40분 정도이다.

② 산제(가루약)

약재를 가루로 빻아 복용하는 방법이다. 탕제보다는 효과가 느리나 환제(알약)보다는 빠르다. 주로 급성질환의 환자에게 사용한다.

③ 환제(알약)

약재를 분말로 만들어 결합제 등을 첨가하고 과립형태로 만들어 복용하는 방법이다. 약효가 천천히 나타나지만 효과는 오래간다. 주로 만성질환의 환자에게 사용하다.

그 외 복용방법

① 일반적으로 약의 복용은 공복에 복용을 하나, 독성이 강한 약은 식후에 복용한다.
② 보약은 식전에, 구충약이나 설사약은 아침 공복에 복용한다.
③ 학질은 발작 전 2시간 전에 복용한다.
④ 기타 약은 식후에 복용한다.

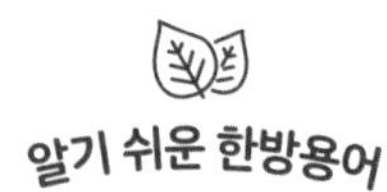

알기 쉬운 한방용어

본문내용 중 각종 질환이나 병명을 언급한 용어 중에
한방에서 사용하는 한자어를 가나다순으로 쉽게 풀이하였다.

각기병(脚氣病)	비타민 B1의 부족으로 다리가 붓는 병으로 쌀을 주식으로 하는 사람에게 주로 발생하는데, 이는 도정 과정에서 비타민 B1이 제거되기 때문이다.
각혈(객혈)	기관지나 폐의 혈관이 터져서 피를 토하는 것으로, 혈액이나 혈액이 섞인 가래를 기침과 함께 토해내는 증세를 말한다.
간경변(肝硬便)	간 조직에 발생한 염증으로 섬유화 또는 괴사가 진행되어 간이 굳고 오므라드는 증세를 말한다.
갑상선(甲狀腺)	목 앞쪽에 위치한 나비모양의 기관으로 신진대사를 조절하고 갑상선호르몬을 만든다.
강심(强心)	심(心)을 강하게 하는 효능을 말한다.
강장(强壯)	허약한 몸을 혈기 왕성하고 건강하게 하는 효능을 말한다.
강정(强精)	허약한 정력을 강하게 해주는 효능을 말한다.
거담(祛痰)	가래가 심할 때 이를 삭이거나 없애는 효능을 말한다. 가래는 폐에서 목구멍으로 이르는 사이에서 생기는 끈끈한 분비물로 이를 '담(痰)'이라고도 한다. (→ 진해거담 : 기침을 진정시키고 담을 없애는 효능)
거풍(祛風)	외부에서 들어온 풍사(風邪, 질병의 원인을 제공하는 바람)를 없애는 효능을 말한다. (→ 거풍습 : 풍사(風邪) 또는 습사(濕邪)로 인해 생기는 질병)

거풍습(祛風濕)	바람과 습기로 인해 뼈마디가 저리고 아픈 증세를 말한다.
건위(健胃)	위장을 튼튼하게 해주는 효능을 말한다.
건위제(健胃劑)	위의 소화와 분비운동 기능을 촉진 할 목적으로 사용되는 약제이다.
결석(結石)	몸 안 장기 내에 발생하는 돌처럼 딱딱한 물질을 말한다. (→ 요로결석 : 신장, 요관, 방광에 발생하는 결석)
골다공증(骨多孔症)	단단해야 할 뼈의 강도가 약해져 골소실이 발생하고 골절이 일어날 가능성이 높아지는 현상을 말한다.
골증(骨蒸)	오장(五臟)이 허약하여 생기는 허로병(虛勞病)으로 인해 뼛속에 열감(熱疳)이 있는 증세를 말한다.
곽란(癨亂)	음식물이 체하여 토하고 설사를 하는 급성 위장병을 말한다. (→ 토사곽란 : 위로는 토를 하고 아래로는 설사를 하면서 배가 아픈 급성중독성위장염)
관절굴신불리	관절을 구부리고 펴는 것이 어려운 증세를 말한다.
구갈(口渴)	입이 말라 갈증이 나는 증세를 말한다.
구안와사(口眼喎斜)	얼굴 좌우 중 한쪽만 굳으면서 입이 비뚤어지고 눈이 감기지 않는 증상을 말한다.
근골동통(筋骨疼痛)	날씨(환절기 등)에 따라 근골이 쑤시고 아픈 증세를 말한다.

기혈(氣血)	몸 안의 생체에너지, 즉 원기와 혈액을 말하며, 혈기라고도 한다. (→ 기혈순환)
늑막염(肋膜炎)	'흉막염'이라고도 하며, 폐를 둘러싸고 있는 얇은 막(늑막)에 생기는 염증을 말한다.
단독(丹毒)	살갗이 벌겋게 되면서 달아오르고 열이 나는 증세를 말한다.
담(痰)	가래 또는 담병(痰病)을 말한다. '담병'은 몸의 분비액이 열(熱)을 받아서 생기는 질병을 통틀어 이르는 말이다. 대개 한 군데에 머물러 있지 않고 몸의 이곳저곳을 돌아다니며 결리고 통증이 따른다. 흔히 '담이 결리다, 담이 쑤신다'는 표현을 한다.
담(膽)	쓸개를 말한다. (→ 예, 담낭염(膽囊炎), 웅담(熊膽))
담석(膽石)	담낭(쓸개)이나 담관 내부에 생기는 딱딱한 고형물을 말한다.
대하증(帶下症)	여성의 질에서 악취가 나거나 흰색 또는 황색의 액체가 흘러나오는 질환을 말한다. (→ 냉대하, 적대하, 백대하, 황대하)
독충교상(毒蟲咬傷)	흔히 독이 있는 벌레 따위에 물리거나 쏘인 상처를 말한다.
두창(痘瘡)	'천연두'를 말하며, 두창 바이러스 감염에 의해 발생하는 급성 발진성 질환을 말한다.
림프절염	신체의 말초부에 병원균이 침입하여 이것이 림프관을 거쳐, 림프절로 들어가 염증을 일으키는 증세를 말한다. (→ 임파선염)

마비동통(麻痺疼痛)	→ 사지마비동통, 몸이 마비되어 쑤시고 아픈 증세를 말한다.
면정(面疔)	얼굴에 생기는 화농성 종기로 여드름을 말한다.
목적(目赤)	눈의 흰자위가 빨갛게 충혈되는 증세를 말한다.
반신불수(半身不遂)	몸의 어느 한쪽을 쓰지 못하는 병증을 말한다.
배농(排膿)	곪은 곳을 째어 고름을 제거하는 효능을 말한다.
백대하	→ 대하증 참조
백일해(百日咳)	'백일동안이나 기침이 지속된다'하여 붙여진 이름의 감염성 호흡기 질환을 말한다.
백탁(白濁)	소변이 탁한 증세를 말한다.
백태(白苔)	열(熱) 또는 위(胃)의 병 때문에 혓바닥에 끼는 누르스름한 황백색의 물질을 말한다.
번열(煩熱)	몸 속에 열이 많이 나고 가슴이 답답하여 괴로운 증세를 말한다. (→ 수족번열)
법제(法製)	약의 성질을 그 쓰임새에 따라 알맞게 바꾸기 위하여 정해진 방법대로 가공 처리 하는 일을 말한다. 독성과 자극성, 치료 효능을 높이고 냄새를 없애는 것도 포함한다.
보익(補益)	쇠약해진 인체의 기혈을 치료하는 방법으로 혈의 기능을 보태고 늘여 면역력을 촉진하는 효능을 말한다.

복막염(腹膜炎)	복막(배 안쪽의 빈공간과 내장의 여러 기관들을 감싸는 얄팍한 막)에 생기는 염증으로 급성인 경우 격렬한 복통을 수반한다.
복수(腹水)	배에 물이 차는 증세를 말한다.
부인병(婦人病)	주로 여성에게 잘 나타나는 병으로 생리, 임신, 출산, 갱년기 등의 호르몬 장애에 의한 병증을 말한다.
부종(浮腫)	몸이 붓는 증상으로 몸 안에 체액이 고여 얼굴이나 손, 다리, 전신 등이 붓는다.
붕루(崩漏)	월경 등에 관계없이 여성의 자궁에서 비정상적인 출혈이 발생하는 증세를 말한다.
빈뇨(頻尿)	소변을 자주 보는 증세를 말한다.
선혈(鮮血)	피를 맑게 하는 효능을 말한다.
사교상(蛇咬傷)	뱀에 물린 상처를 말한다.
사기(邪氣)	몸에 좋지 않은 영향을 주거나 질병을 일으키는 기운
사지구련(四肢拘攣)	팔다리의 근육이 오그라드는 병증을 말한다.
산결(散結)	뭉치거나 맺힌 것을 풀어주는 효능
소갈(消渴)	물과 음식 등을 많이 마시고 먹어도 몸이 여위거나 소변 양이 많아지는 증세를 말한다. (→ 소갈증은 흔히 당뇨병을 말함)

소아감적(小兒疳積)	수유 또는 음식조절을 못하는 어린 아이에게서 나타나는 영양흡수 장애로 몸이 야위는 증세를 보인다.
소양증(瘙痒症)	가려운 증세를 말한다. (→ 피부소양증, 항문소양증 등)
소옹종(消癰腫)	종창을 없애는 효능을 말한다.
소종(消腫)	종기를 없애고 붓기를 빼는 효능을 말한다.
신염(腎炎)	신장에 생기는 염증을 말한다.
실열증(實熱證)	몸에 침범한 외부의 나쁜 기운이 열(熱)로 변하여 생기는 증세를 말한다.
양혈지혈(凉血止血)	혈을 서늘하게 식혀서(凉血) 피가 나는 것을 멎게(止血) 하는 효능
어혈(瘀血)	몸 안의 피가 제대로 순환하지 못하고 한 곳으로 몰리는 증세
오심구토(惡心嘔吐)	속이 메스껍고 울렁증이 발생하여 구토(嘔吐)하는 증세를 말한다.
요실금(尿失禁)	→ 유뇨(遺尿) 참조
유뇨(遺尿)`	인지하지 못하는 상황에서 소변이 저절로 나오는 증세를 말한다. (→ 요실금은 인지하면서도 참지 못하는 증세이다.)
유선염(乳腺炎)	유선의 젖이 배출되지 않고 고여 유방에 생기는 염증 (→ 젖몸살)
유정(遺精)	남성의 정액이 저절로 나오는 증세

	(→ 수면 중의 몽정과는 다름)
음허(陰虛)	몸 안에 물과 같은 혈액 모양의 물질(陰液)이 부족하여 잘 달아오르는 증상을 말한다. (→ 예, 음허내열, 음허화동)
이기(理氣)	기(氣)가 막히는 것을 없애는 효능을 말한다.
이뇨(利尿)	소변이 잘나오게 하는 효능을 말한다.
이명(耳鳴)	귀에서 여러 가지 소음 또는 소리가 들리는 증세 (→ 귀울림)
이하선염(耳下腺炎)	침샘에서 일어나는 염증을 말한다. (→ 유행성이하선염, 일명 볼거리)
임질(淋疾)	임균에 의해 감염되어 발생하는 생식기 감염증을 말한다.
자양강장(滋養强壯)	몸 안에 영양을 붙게 하고 기운을 돋우며 오장(심, 간, 비, 폐, 신)을 튼튼히 하는 효능을 말한다.
자한(自汗)	대낮에 이유 없이 저절로 땀이 많이 나는 증세
적취(積聚)	기혈순환이 되지 않아 뱃속에 덩어리가 생겨 아픈 증세를 말한다.
지통(止痛)	통증을 멎게 하는 효능을 말한다.
지혈(止血)	피를 멎게 하는 효능을 말한다.
진정(鎭靜)	정신을 안정시키는 효능을 말한다.

진해(鎭咳)	기침을 멎게 하는 효능을 말한다.
창독(瘡毒)	부스럼이나 헌데, 상처의 독기를 말한다.
창절(瘡癤)	화열로 인해 피부에 얇게 생긴 헌데를 말한다.
창종(瘡腫)	헌데나 부스럼을 말한다.
청열(清熱)	성질이 차고 서늘한 약으로 몸 안의 열을 내리게 하는 것을 말한다.
청열이습(清熱利濕)	몸에 좋지 않은 열과 습을 내리거나 제거하여 소변을 이롭게 하는 작용을 말한다.
최토(催吐)	먹은 음식을 게우게 하거나 구토를 유발시켜 사기를 제거하는 효능
탈항(脫肛)	항문부위가 외부로 튀어나온 것을 말한다. (→ 직장 탈출)
토사곽란(吐瀉癨亂)	→ 곽란 참조
통경(痛經)	월경 중이나 월경 전후, 아랫배나 허리가 아픈 병증을 말한다.
파상풍(破傷風)	상처로 인해 해당 부위로 들어간 균이 만들어낸 독소에 의해 감염되는 질환으로 몸이 쑤시고 아프며 근육수축 등이 일어난다.
피부소양(皮膚搔痒)	피부 가려움증을 말한다. (→ 소양증 참조)
하리(下痢)	수분의 증가로 액상 또는 그것과 유사한 변을 불규칙적으로 반복 배설하는 설사를 일컫는다.

학질(瘧疾)	말라리아 병원충에 의해 감염되는 급성전염병 (→ 말라리아)
한열(寒熱)교차	식은땀과 냉기의 반복, 즉 춥다가 덥다가 하는 증상을 말한다.
해수(咳嗽)	감기로 인한 기침을 말한다.
혈당강하(血糖降下)	혈액 속에 당(糖)을 내려주는 효능을 말한다. (→ 당뇨병에 작용)
화농성염증	곪아서 고름이 생기는 염증으로 통증이나 부종을 수반한다.
활혈(活血)	혈액순환, 즉 혈액이 잘 돌게 하는 효능을 말한다.
환부(患部)	병 또는 상처가 난 자리를 말한다.

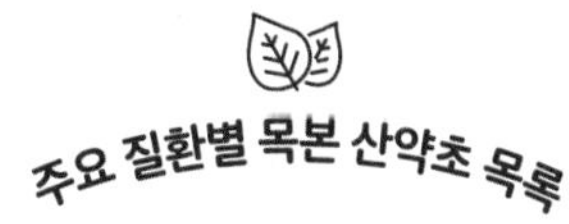

주요 질환별 목본 산약초 목록

항암	각종 암을 예방하거나 암세포의 증식을 억제하는 작용			
가시오갈피	느릅나무	대추나무	두충	등
무화과나무	밤나무	배나무	복분자딸기	붉나무
산사나무	살구나무	옻나무	으름덩굴	자귀나무
주목	쥐똥나무	청미래덩굴	해당화	화살나무

당뇨 및 혈당강하	당뇨의 예방과 혈당을 개선하는 작용			
가시오갈피	감나무	구기자나무	다래	담쟁이덩굴
말채나무	붉나무	뽕나무	은행나무	음나무
쥐똥나무	찔레꽃	칡	팥배나무	해당화

중풍 및 신경정신	중풍, 신경쇠약이나 불면증, 사지마비, 안면마비, 스트레스 등에 효능			
가시오갈피	감나무	고욤나무	누리장나무	두릅나무
박쥐나무	생강나무	수국	신나무	오미자
자귀나무	측백나무	화살나무		

내분비계 내과질환	갑상선 등 호르몬계, 간염, 폐렴, 늑막염, 간장질환 등에 효능			
보리수나무	수양버들	오동나무	음나무	호두나무

안과질환	충혈, 시력회복, 각종 안구질환에 효능			
남천	물푸레나무	모감주나무	비자나무	산수유
신나무	회화나무			

신경안정 및 우울증	불안, 초조, 불면증 등에 효능			
산수유	잣나무	주목	찔레꽃	측백나무

혈압	무기력증을 동반한 저혈압이나 뻣뻣한 두통의 고혈압을 예방하는 효능			
고사리	곰취	달맞이꽃	더덕	물레나물
엉겅퀴	산마늘	삼백초	쇠뜨기	앉은부채
어수리	컴프리	환삼덩굴	해바라기	

자양강장, 허약체질	정력증진과 신체 피로, 발기불능, 조루증에 효능			
가시오갈피	구기자나무	대추나무	등	매실나무
무화과나무	복분자딸기	살구나무	산딸기	산딸나무
산수유	소나무	수국	수수꽃다리	앵도나무
오미자	잣나무	쥐똥나무	찔레꽃	층층나무
팥배나무	호랑가시나무			

여성질환(부인병)	생리불순, 무월경, 생리통, 각종 대하증 등 여성질환에 효능			
골담초	능소화	등	만병초	모란
박태기나무	배롱나무	사철나무	생강나무	석류나무
옻나무	으름덩굴	은행나무	조팝나무	찔레꽃

타박상 및 외상출혈	각종 타박상이나 외상에 의한 출혈 등에 효능			
계수나무	대추나무	딱총나무	박태기나무	산철쭉
생강나무	소나무	쉬땅나무	오동나무	자귀나무

어혈제거, 혈액순환	피를 맑게 하고 혈액순환을 촉진하며 어혈을 제거하는 효능			
감나무	계수나무	골담초	능소화	담쟁이덩굴
대추나무	동백나무	딱총나무	때죽나무	마삭줄
밤나무	박쥐나무	박태기나무	배롱나무	사철나무
생강나무	싸리	옻나무	으름덩굴	은행나무
작살나무	쥐똥나무	해당화	호랑가시나무	회화나무

소변 및 항문질환	치질, 요실금, 유뇨, 탈항, 소변불리 등에 효능				
	가죽나무	개나리	고광나무	노린재나무	느릅나무
	능수버들	담쟁이덩굴	두충	모감주나무	무궁화
	무화과나무	배롱나무	산수유	신나무	으름덩굴
	은행나무	자작나무	차나무	황벽나무	

부종 및 신장질환	신장기능의 악화로 인한 각종 부종과 신장염, 결석 등에 효능				
	개나리	대추나무	두충	밤나무	벽오동
	복분자딸기	뽕나무	수양버들	신나무	싸리
	아까시나무	오동나무	으름덩굴	오미자	음나무
	자귀나무	자작나무	주목	찔레꽃	청미래덩굴

호흡기 및 두통	기침, 가래, 천식, 기관지염, 편도선염, 두통 등에 효능				
	감나무	남천	노린재나무	누리장나무	능수버들
	대나무	마가목	만병초	물푸레나무	벚나무
	벽오동	보리수나무	복분자딸기	뽕나무	산사나무
	살구나무	산딸나무	수국	수수꽃다리	신나무
	아까시나무	오동나무	오미자	은행나무	자작나무
	잣나무	칡	해당화	황매화	

통증과 관절	관절염, 요통, 신경통 등 각종 통증에 효능				
	감나무	고광나무	골담초	노린재나무	누리장나무
	능수버들	다래	두릅나무	딱총나무	때죽나무
	마가목	마삭줄	박쥐나무	산당화	생강나무
	석류나무	신갈나무	신나무	싸리	옻나무
	음나무	조팝나무	찔레꽃	청미래동굴	층층나무
	호랑가시나무	회양목			

소화 및 위장질환	소화불량, 장염, 설사복통 식욕부진, 구토, 위장염 등에 효능				
	가죽나무	개암나무	고욤나무	다래	마가목
	말채나무	매실나무	모과나무	밤나무	배나무
	벚나무	살구나무	산당화	산딸나무	산사나무
	산초나무	생강나무	칠엽수	탱자나무	팥배나무
	해당화				

중이염질환	중이염, 축농중, 이명 등에 효능				
	개나리	목련	쥐똥나무		

소아질병	이하선염, 백일해, 소아감적 등에 효능				
	무궁화	싸리	오동나무		

알레르기 및 피부질환	아토피피부염, 가려움증, 습진, 옴, 부스럼, 두드러기 등에 효능				
	고욤나무	능소화	두릅나무	모란	무궁화
	박태기나무	밤나무	배롱나무	벚나무	복분자딸기
	산초나무	수수꽃다리	아까시나무	자귀나무	화살나무
	황매화	회양목			

변비 및 다이어트	변비, 비만, 피부미용 등에 효능				
	감나무	남천	느릅나무	무화과나무	복분자딸기
	산딸기	살구나무	잣나무	찔레꽃	측백나무
	탱자나무	호두나무			

기타	옻독의 해독과 살균살충				
	비자나무	능수버들	때죽나무	모감주나무	무궁화
	무화과나무	밤나무	산초나무	수양버들	오동나무
	옻나무	칠엽수	탱자나무	황벽나무	

ㄱ

가시오갈피 80
가죽나무 190
갈참나무 145
감나무 102
개나리 64
개비자나무 139
개산초 87
개암나무 148
개오동 181, 201
갯버들 125
거제수나무 151
검노린재나무 157
계수나무 116
고광나무 126
고욤나무 104
골담초 48
구기자나무 152
굴참나무 145
꽃개오동 181, 201

ㄴ

남천 202
노린재나무 156
누리장나무 118
눈비자나무 139
눈측백 183
느릅나무 158
능소화 160
능수버들 124

ㄷ

다래 162
담쟁이덩굴 186
당느릅나무 159
대추나무 100
동백나무 140
두릅나무 84
두충 166
등 50
딱총나무 198
때죽나무 206
떡갈나무 145
뜰보리수 175

ㅁ

마가목 14
마삭줄 208
만리화 65
만병초 106
말채나무 78
매실나무 16
모감주나무 170
모과나무 20
모란 134
목련 168
무궁화 196
무룬나무 111
무화과나무 96
물푸레나무 66

ㅂ

박쥐나무 172
박태기나무 60
밤나무 146
배나무 22
배롱나무 194
벚나무 24
벽오동 180, 201
보리수나무 174
보리장나무 175
복분자딸기 26
붉나무 132
비자나무 138
뽕나무 98
뿔남천 203

ㅅ

사스레나무 151
사철나무 110
산개나리 65
산당화 18
산딸기 46
산딸나무 74
산사나무 28
산수유 72
산철쭉 108
산초나무 86
살구나무 30
상수리나무 145
생강나무 114

서양측백나무 183
석류나무 176
섬고광나무 127
섬오갈피나무 81
소나무 92
수국 128
수수꽃다리 68
수양버들 122
쉬땅나무 34
신갈나무 144
신나무 164
싸리 56

ㅇ

아까시나무 52
애기고광나무 127
앵도나무 32
얇은잎고광나무 127
오갈피나무 81
오동나무 181, 200
오미자 204
옻나무 130
왕버들 125
용버들 125
으름덩굴 192
은행나무 178
음나무 82
의성개나리 65

ㅈ

자귀나무 54
자작나무 150
작살나무 120
잣나무 94
조록싸리 57
조팝나무 36
졸참나무 145
주목 136
죽단화 45
줄사철나무 111
중국단풍 165
쥐똥나무 70
찔레꽃 38

ㅊ

차나무 142
참느릅나무 159
참싸리 57
참오동나무 181, 201
청가시덩굴 185
청미래덩굴 184
초피나무 87
측백나무 182
층층나무 76
칠엽수 210
칡 62

ㅋ

키버들 125

ㅌ

탱자나무 88

ㅍ

팥배나무 40

ㅎ

해당화 42
호두나무 188
호랑가시나무 154
호랑버들 125
화살나무 112
황매화 44
황벽나무 90
회양목 212
회화나무 58

참고문헌

- 『약초의 이용과 성분』 과학 백과사전출판사, 도서출판 일월서각
- 『동의보감』 동의보감출판위원회 도서출판 학력개발사
- 『동의약학』 과학 백과사전출판사, 도서출판 일월서각
- 『동의학 사전』 과학 백과사전출판사, 도서출판 까치
- 『본초학』 권승봉, 도서출판 영림사
- 『방약합편 해설』 신재용, 도서출판 성보사
- 『현대방약합편』 육창수, 도서출판 계축문화사
- 『한국의 나무』 김태영, 김진석, 돌베개
- 『민간요법』 안덕균, 대원사
- 『오감으로 쉽게 찾는 우리 나무』 이동혁, 이비락출판사
- 『우리 산에서 만나는 나무200가지』 국립수목원, 지오북
- 『임상방제학』 배승철, 도서출판 성보사
- 『한약방제학』 약학대학 한의학 교재연구회, 도서출판 정담
- 『중약대사전』 도서출판 정담
- 『원색한국본초도감』 안덕균, 교학사
- 『한국의 보약』 안덕균, 열린책들
- 『나에게 맞는 한방약』 안덕균, 열린책들
- 『우리 나무 백 가지』 이유미, 현암사
- 『한국의 약용식물』 배기환, 교학사
- 『특허로 만나는 우리 약초』 조식제, 아카데미북
- 『주머니 속 나무도감』 최호·임효인, 황소걸음
- 『한국의 나무 바로알기』 이동혁, 이비락출판사
- 『실용 동의 약학 과학백과』 출판사 일월서각

도서출판 이비컴의 실용서 브랜드 **이비락**樂 은 더불어 사는 삶의
긍정적인 변화를 가져다 줄 유익한 책을 만들기 위해 끊임없이 노력합니다.

원고 및 기획안 문의 : bookbee@naver.com